uECN

EN QUESTIONS ISOLÉES

Cancérologie

Pauline EYMARD

Editions Vernazobres-Grego
99 bd de l'Hôpital
75013 PARIS - Tél. : 01 44 24 13 61
www.vg-editions.com

NOVEMBRE 2014 - ISBN :978-2-8183-1303-9

Repère

Sommaire des questions isolées par item

UE questions isolées — Item 287

1 Enoncé

QCM 1	Quel est le cancer qui a la plus forte incidence en France métropolitaine ? (1 réponse)
A -	Cancer du pancréas
B -	Cancer de la vessie
C -	Cancer du sein
D -	Cancer du poumon
E -	Cancer des voies aéro-digestives
F -	Cancer de la prostate
G -	Cancer du rein
H -	Cancer colorectal
I -	Mélanome cutané
QCM 2	**Quelle est la première cause de décès par cancer en France métropolitaine ? (1 réponse)**
A -	Cancer colorectal
B -	Cancer du poumon
C -	Cancer du pancréas
D -	Cancer de la prostate
E -	Cancer du sein
F -	Mélanome cutané
QCM 3	**Quelle est approximativement l'incidence des cancers en France métropolitaine en 2012 ? (1 réponse)**
A -	100 000 cas
B -	200 000 cas
C -	350 000 cas
D -	450 000 cas
E -	500 000 cas
F -	650 000 cas
QCM 4	**Quels sont les facteurs de risque de cancer du sein ? (Jusqu'à 6 réponses)**
A -	Antécédents familiaux de cancer du sein
B -	Période d'exposition aux œstrogènes courte
C -	Alcool
D -	Obésité
E -	Multiparité
F -	Allaitement maternel
QCM 5	**Quels sont les facteurs de risque de cancer colorectal ? (Jusqu'à 7 réponses)**
A -	Tabagisme
B -	Obésité
C -	Alimentation riche en charcuterie
D -	Alimentation riche en fibres
E -	Aliments salés
F -	Antécédent familial de polype hyperplasique
G -	Maladie inflammatoire chronique de l'intestin
QCM 6	**Quels sont les facteurs de risque de cancer du poumon ? (Jusqu'à 5 réponses)**
A -	Prise de compléments alimentaires à base de thiamine
B -	Poussières de bois
C -	Tabagisme
D -	Prise de compléments alimentaires à base de β-carotène
E -	Amiante

QCM 7 — **Quels sont les facteurs de risque de cancer de la prostate ?**
(Jusqu'à 6 réponses)

A - Origine ethnique africaine
B - Consommation excessive d'alcool
C - Origine ethnique antillaise
D - Syndrome de Lynch
E - Origine ethnique asiatique
F - Age élevé

QCM 8 — **Quelle(s) est (sont) la (les) mesure(s) de prévention primaire parmi celles proposées ?**
(Jusqu'à 7 réponses)

A - Surveillance prolongée des professions exposées à des carcinogènes
B - Mesures de protection solaire
C - Dépistage de masse organisé de certains cancers
D - Dosage du PSA pour dépistage du cancer de la prostate
E - Interdiction de fumer dans les lieux publics
F - Consultation gynécologique avec frottis cervico-vaginal pour le cancer du col de l'utérus
G - Vaccination contre l'hépatite B

QCM 9 — **Quelle(s) est (sont) la (les) condition(s) pour qu'une pathologie soit accessible à un dépistage de masse ?**
(Jusqu'à 6 réponses)

A - Pathologie ayant une incidence forte
B - Population cible définie démographiquement
C - Pathologie fréquemment et rapidement létale en l'absence de traitement
D - Test de dépistage très spécifique
E - Test de dépistage ayant une valeur prédictive positive élevée
F - Test de dépistage validé existant permettant de confirmer la pathologie

QCM 10 — **Quels sont les cancers qui bénéficient d'un dépistage de masse organisé ?**
(Jusqu'à 5 réponses)

A - Cancer du sein
B - Cancer de la prostate
C - Cancer du col utérin
D - Cancer du poumon
E - Cancer colorectal

QCM — **Visualisez les photos numéros I et II.**
Une patiente de 55 ans s'est présentée à son examen de dépistage du cancer du sein. Que voyez-vous sur l'examen joint ?
(Jusqu'à 8 réponses)

A - Surdensité suspecte du quadrant inféro-externe droit
B - Surdensité suspecte du quadrant supéro-externe gauche
C - Surdensité suspecte du quadrant supéro-externe droit
D - Surdensité suspecte du quadrant inféro-externe gauche
E - Mammographie considérée comme normale

QROC 1	**Quel est le premier cancer chez l'homme en France métropolitaine en 2012 ?** **Texte libre (1 mot)**
QROC 2	**Quel est le premier cancer chez la femme en France métropolitaine en 2012 ?** **Texte libre (1 mot)**
QROC 3	**Quelle est approximativement la mortalité par cancers en France métropolitaine en 2012 ?** **Texte libre (1 mot)**
QROC 4	**Quel est le cancer qui est responsable du plus grand nombre de décès en France ?** **Texte libre (1 mot)**
QROC 5	**Donner, en les hiérarchisant du plus fréquent au moins fréquent, les 3 cancers qui ont la plus forte incidence dans la population française.** **Texte libre (3 mots)**
QROC 6	**Quel agent infectieux peut être responsable de cancers de l'estomac ?** **Texte libre (2 mots)**
QROC 7	**Quel agent infectieux peut être impliqué dans les lymphomes de Burkitt ?** **Texte libre (1 mot)**
QROC 8	**Quels sont les facteurs de risque environnementaux de cancers de la peau ?** **Texte libre (3 mots)**
QROC 9	**Quel est le test de dépistage de masse organisé du cancer colorectal ?** **Texte libre (2 mots)**
QROC 10	**De quoi est constitué le dépistage organisé du cancer du sein ?** **Texte libre (3 mots)**

2 Corrigé

		V F	Cotation	Commentaires, conseils et coaching
QCM 1	A -	F	1	ZERO à la question si plus d'une réponse donnée. Toutes les données d'épidémiologie proviennent de l'Institut National du Cancer pour l'année 2012. Cancer de la prostate = 1er cancer chez l'homme et 1er cancer tous sexes confondus en France.
	B -	F	1	
	C -	F	1	
	D -	F	1	
	E -	F	1	
	F -	V	1	
	G -	F	1	
	H -	F	1	
	I -	F	1	
QCM 2	A -	F	1	ZERO à la question si plus d'une réponse donnée. Cancer du poumon = 1ère cause de décès par cancer en France. Cancer du poumon = 25% de la mortalité par cancer.
	B -	V	5	
	C -	F	1	
	D -	F	1	
	E -	F	1	
	F -	F	1	
QCM 3	A -	F	1	ZERO à la question si plus d'une réponse donnée. 355 000 cancers diagnostiqués en France en 2012.
	B -	F	1	
	C -	V	5	
	D -	F	1	
	E -	F	1	
	F -	F	1	
QCM 4	A -	V	1	Possiblement liés à une prédisposition génétique.
	B -	F	3	Période d'exposition aux œstrogènes **longue.**
	C -	V	1	La consommation excessive d'alcool augmente le risque de cancer du sein.
	D -	V	2	L'aromatase transforme les androgènes en œstrogènes dans le tissu adipeux.
	E -	F	2	C'est la nulliparité / pauciparité qui est un facteur de risque.
	F -	F	1	L'allaitement maternel est un facteur **protecteur**.
QCM 5	A -	V	1	Le tabagisme augmente le risque de cancer colorectal.
	B -	V	2	L'obésité aussi.
	C -	V	2	La consommation excessive de viandes rouges et de charcuterie est un facteur de risque alors qu'une alimentation riche en fibres est un facteur protecteur.
	D -	F	1	
	E -	F	1	Une alimentation salée est un facteur de risque de cancer de l'**estomac**.
	F -	F	2	L'adénome est le seul polype à se transformer en cancer.
	G -	V	1	Les patients atteints de MICI ont un risque ~~très~~ élevé de cancer colorectal.
QCM 6	A -	F	2	La thiamine est la vitamine B1.
	B -	F	2	Poussières de bois = facteur de risque de cancer des fosses nasales et de l'ethmoïde.
	C -	V	2	Tabac = principal facteur de risque de cancer du poumon.
	D -	V	2	Facteur de risque démontré chez les fumeurs et les exposés à l'amiante.
	E -	V	2	Effet synergique de l'amiante avec le tabac.
QCM 7	A -	V	2	Les facteurs de risque de cancer de la prostate sont: • La présence d'antécédents familiaux, surtout si avant 55 ans (forme héréditaire). • Une origine ethnique afro-antillaise. • Un âge supérieur à 50 ans. • Une exposition à certains agents chimiques.
	B -	F	1	
	C -	V	2	
	D -	F	2	
	E -	F	2	
	F -	V	1	
QCM 8	A -	F	2	La prévention primaire vise à éviter la survenue de la maladie en supprimant l'exposition aux facteurs de risque. La prévention secondaire vise à dépister précocement une maladie déjà présente chez un individu pour augmenter les taux de guérison, la survie, les complications liées à la maladie et au traitement.
	B -	V	2	
	C -	F	1	
	D -	F	1	
	E -	V	1	
	F -	F	1	
	G -	V	2	

QCM 9	A -	V	1	Les critères justifiant un dépistage organisé sont déjà tombés à l'ECN, en 2004. • Pathologie: fréquente, grave, avec une histoire naturelle connue et **lente**. • Test de dépistage: - Très **sensible**. - Valeur prédictive **négative** élevée. - Le test de dépistage n'est pas assez ~~spécifique~~ pour confirmer, nécessité d'un 2ème test diagnotique pour la confirmation.
	B -	V	1	
	C -	F	2	
	D -	F	2	
	E -	F	2	
	F -	F	2	
QCM 10	A -	V	2	3 dépistages de masse organisés en France: cancers du sein, colorectal ~~et du col utérin.~~ Cancer de la prostate = dépistage individuel ciblé. Cancer du poumon: mortalité trop élevée pour qu'un dépistage plus précoce soit bénéfique.
	B -	F	2	
	C -	V	2	
	D -	F	2	
	E -	V	2	
QCM [illegible]	A -	F	2	Mammographie de face et oblique externe du sein droit montrant une surdensité suspecte du quadrant supéro-externe droit.
	B -	F	2	
	C -	V	2	
	D -	F	2	
	E -	F	2	
			110	**Total QCM**

	Réponses	Cotation	Commentaires, conseils et coaching
QROC 1	• Prostate	10	26,7% des cancers chez l'homme. ≈ 53 000 nouveaux cas par an.
QROC 2	• Sein	10	31,5% des cancers de la femme. ≈ 48 000 nouveaux cas par an.
QROC 3	• 148 000	10	Si nombre entre 130 000 et 165 000 = 10 points. Si nombre entre 100 000 et 200 000 = 3 points.
QROC 4	• Poumon	10	30 000 décès par an. 25% des décès par cancer.
QROC 5	• Prostate • Sein • Colorectal	2 2 2	Ordre de fréquence respecté = 4 points. **Cancers les plus fréquents: prostate, sein, colorectal, poumon.**
QROC 6	• *Helicobacter* • *Pylori*	5 5	L'infection à *Helicobacter pylori* est un facteur de risque d'adénocarcinome gastrique.
QROC 7	• EBV	10	Le virus d'Epstein Barr est impliqué dans les lymphomes de Burkitt et dans les cancers du nasopharynx.
QROC 8	• Rayonnements • UVA • UVB	 5 5	L'exposition répétée et intense aux rayonnements ultraviolets est un facteur de risque de mélanome et de carcinomes cutanés.
QROC 9	• Test • Hémoccult®	1 9	Dépistage du cancer colorectal = test Hémoccult®® Examen de confirmation du cancer colorectal = coloscopie.
QROC 10	• Examen • Clinique • Mammographie	2 3 5	Dépistage du cancer du sein = examen clinique + mammographie tous les 2 ans, pour toutes les femmes entre 50 et 74 ans.
		100	**Total QROC**

FICHE DE SYNTHESE : POINTS CLES UE POUR MIEUX REPONDRE AUX QUESTIONS ISOLEES ET AUX DOSSIERS CLINIQUES PROGRESSIFS	
Titres	**Eléments à cocher lors des QCM Mots clés des QROC**
ZEROS	Si une réponse demandée = ne donner qu'une seule réponse. Dépistage de masse organisé ≠ dépistage ciblé individuel.
Définition	**Prévention primaire**: réduire l'incidence d'une maladie en évitant l'exposition aux facteurs de risque (ex: loi anti-tabac, vaccins contre les HPV, l'hépatite B, alimentation,...). **Prévention secondaire**: dépistage précoce d'une maladie pour permettre un traitement curatif efficace et réduire la prévalence d'une maladie. **Prévention tertiaire:** réduire les complications, incapacités et rechutes liés à la maladie.
Epidémiologie	Cancers = 350 000 nouveaux cas par an et 150 000 décès par an. Cancers les plus fréquents dans la population: prostate, sein, colorectal, poumon. Cancers les plus fréquents chez l'homme: prostate, colorectal, poumon, VADS, vessie. Cancers les plus fréquents chez la femme: sein, colorectal, poumon, corps utérin, mélanome. Mortalité des cancers: poumon ++, colorectal, sein.
Facteurs de risque	Environnement: tabac, alcool, alimentation, agents physiques et chimiques. Infections: virales (EBV, HPV, VHB, VHC,...), bactériennes (*H. pylori*), parasitaires. Facteurs de risque professionnels (amiante,...) (cf. item 288). Facteurs iatrogènes. Facteurs génétiques.
Dépistages	Dépistage de masse organisé: • **Sein**: examen clinique + mammographie, tous les 2 ans, pour toutes les femmes de 50 à 74 ans. • **Côlon-rectum**: test Hémoccult®, tous les 2 ans, pour la population à risque moyen de cancer colorectal (hommes et femmes entre 50 et 74 ans, sans antécédent personnel ni familial de cancer colorectal) • **Col utérin**: frottis cervico-vaginal, tous les 3 ans (après 2 frottis normaux), pour toutes les femmes, de l'année qui suit le début de la vie sexuelle à 65 ans. Dépistage individuel ciblé: • **Prostate**: toucher rectal + dosage du PSA après information sur les bénéfices/risques, modalités et conséquences, pour les hommes de 50 à 74 ans qui le souhaitent.

☑ J'inscris mes notes personnelles pour mieux progresser

UE questions isolées — Item 288

1 Enoncé

QCM 1	Quelles sont les affirmations sur les bases génétiques de la cancérogenèse qui sont exactes ? (Jusqu'à 7 réponses)

A - Les mutations prédisposant aux cancers peuvent être acquises.
B - Les mutations peuvent affecter un gène suppresseur de tumeur.
C - Les gènes suppresseurs de tumeur ont pour fonction la promotion du cycle cellulaire.
D - Les mutations prédisposant aux cancers peuvent être constitutionnelles.
E - Les mutations peuvent affecter un proto-oncogène.
F - La mutation d'un proto-oncogène est un évènement récessif.
G - Les mutations peuvent affecter un gène de réparation de l'ADN.

QCM 2	Quelle(s) est (sont) la (les) propriété(s) des cellules cancéreuses ? (Jusqu'à 7 réponses)

A - Insensibilité aux signaux inhibiteurs de croissance
B - Déficit en système réparateur d'ADN
C - Capacité à induire une néoangiogenèse
D - Echappement à l'apoptose
E - Croissance illimitée favorisée par la surexpression des télomérases
F - Auto-activation de la prolifération
G - Perte de l'inhibition de contact

QCM 3	Quelle(s) est (sont) la (les) fonction(s) de la protéine p53 ? (Jusqu'à 5 réponses)

A - Promotion de la croissance cellulaire
B - Induction de la mort cellulaire programmée
C - Stimulation de la capacité à produire des nouveaux vaisseaux
D - Induction de l'expression de gènes impliqués dans l'arrêt du cycle cellulaire
E - Activation de la production de protéases permettant le franchissement de la membrane basale

QCM 4	Quel(s) est (sont) le(s) gène(s) dont la mutation peut constituer un syndrome de prédisposition génétique aux cancers du côlon ? (Jusqu'à 6 réponses)

A - MLH1
B - NF1
C - RET
D - MYH
E - APC
F - ABL

QCM 5	Quelles sont les tumeurs qui peuvent survenir dans le cadre du syndrome de von Hippel-Lindau ?(Jusqu'à 7 réponses)

A - Méningiome
B - Hémangioblastome rétinien
C - Cancer du rein
D - Carcinome médullaire de la thyroïde
E - Adénome hypophysaire
F - Cancer du poumon
G - Phéochromocytome

QCM 6	Quelle(s) est (sont) la (les) tumeur(s) qui peut (peuvent) apparaître suite à une exposition à l'amiante, reconnue(s) dans un tableau de maladies professionnelles ? (Jusqu'à 6 réponses)

A - Asbestose
B - Cancer du foie
C - Cancer broncho-pulmonaire
D - Plaques pleurales calcifiées
E - Cancer du rein
F - Mésothéliome

QCM 7	**Quelle(s) est (sont) la (les) pathologie(s) provoquée(s) par l'exposition au benzène, reconnue(s) dans un tableau de maladies professionnelle(s) ? (Jusqu'à 6 réponses)**
A -	Aplasie médullaire
B -	Leucémies aiguës
C -	Cancer broncho-pulmonaire
D -	Cancer du sein
E -	Syndromes myéloprolifératifs
F -	Cancer de la prostate

QCM 8	**Quelle(s) est (sont) la (les) pathologie(s) provoquée(s) par l'exposition aux rayonnements ionisants, reconnue(s) dans un tableau de maladies professionnelles ? (Jusqu'à 4 réponses)**
A -	Cataracte
B -	Leucémies aiguës
C -	Cancer broncho-pulmonaire
D -	Sarcome osseux

QCM 9	**Quel est le moyen de dépistage du cancer de la vessie chez des salariés exposés à un cancérogène ? (1 réponse)**
A -	Bandelette urinaire
B -	Cystoscopie
C -	Scanner pelvien
D -	Cytologie urinaire
E -	Echographie vésicale

QCM 10	**De quel suivi bénéficient généralement les salariés qui ont travaillé au contact de l'amiante ? (Jusqu'à 4 réponses)**
A -	Suivi post-professionnel
B -	Surveillance médicale renforcée
C -	Surveillance médicale simple
D -	Radiographies pulmonaires régulières
E -	Fibroscopies bronchiques régulières

QROC 1	**Quelles sont les 4 étapes de la cancérogenèse ?** **Texte libre (4 mots)**
QROC 2	**Quelle est l'anomalie initiale à l'origine de la formation d'un cancer ?** **Texte libre (3 mots)**
QROC 3	**Quel système de gènes est muté dans le syndrome de Lynch ?** **Texte libre (3 mots)**
QROC 4	**Citez 3 voies de dissémination des cellules tumorales.** **Texte libre (3 mots)**
QROC 5	**Quels sont les 2 principaux gènes de prédisposition aux cancers du sein et de l'ovaire ?** **Texte libre (2 mots)**
QROC 6	**Quel est le gène muté dans les néoplasies endocriniennes multiples de type 1 ?** **Texte libre (1 mot)**
QROC 7	**Quel est le gène muté dans les néoplasies endocriniennes multiples de type 2 ?** **Texte libre (1 mot)**
QROC 8	**Quel est le principal facteur de risque professionnel des tumeurs de la vessie ?** **Texte libre (2 mots)**
QROC 9	**Quel est le délai de prise en charge pour le cancer broncho-pulmonaire primitif chez un salarié exposé à l'inhalation de poussières d'amiante ?** **Texte libre (1 mot)**
QROC 10	**Quels sont les 2 agents qui peuvent provoquer un carcinome hépatocellulaire d'origine professionnelle chez les travailleurs dans le domaine de la santé ?** **Texte libre (2 mots)**

2 Corrigé

		V F	Cotation	Commentaires, conseils et coaching
QCM 1	A -	V	1	
	B -	V	1	Les mutations de l'ADN peuvent être acquises ou constitutionnelles.
	C -	F	3	Elles peuvent affecter un proto-oncogène, un gène suppresseur de tumeur.
	D -	V	1	Les gènes suppresseurs de tumeur ont pour fonction de **freiner** le cycle cellulaire.
	E -	V	1	La mutation d'un proto-oncogène est un évènement **dominant**.
	F -	F	3	L'altération des systèmes de répération favorise l'accumulation d'anomalies génétiques.
	G -	V	1	
QCM 2	A -	V	1	
	B -	V	2	
	C -	V	1	
	D -	V	1	Ce sont toutes des propriétés des cellules cancéreuses.
	E -	V	2	Maintien des télomères et absence de sénescence.
	F -	V	1	
	G -	V	2	
QCM 3	A -	F	2	p53 est un gène suppresseur de tumeur.
	B -	V	2	Les actions de la protéine p53 visent à réguler le cycle cellulaire:
	C -	F	2	• Arrêt du cycle cellulaire en cas de dommage pour permettre la réparation.
	D -	V	2	• Apoptose si les dommages si irréparables.
	E -	F	2	
QCM 4	A -	V	2	MLH1: syndrome de Lynch.
	B -	F	1	NF1: neurofibromatose.
	C -	F	2	RET: néoplasie endocrinienne multiple de type 2.
	D -	V	2	MYH: syndrome MAP (MYH Associated Polyposis).
	E -	V	2	APC: polypose adénomateuse familiale.
	F -	F	1	Transcrit de fusion BCR-ABL dans la leucémie myéloïde chronique.
QCM 5	A -	F	1	
	B -	V	2	Le **syndrome de von Hippel-Lindau** (VHL) est déjà tombé à l'ECN, en 2013: à connaître.
	C -	V	2	VHL = syndrome familial de prédisposition aux:
	D -	F	1	• Hémangioblastomes de la rétine, du cervelet et de la moelle épinière.
	E -	F	1	• Carcinomes à cellules rénales.
	F -	F	1	• Phéochromocytomes.
	G -	V	2	
QCM 6	A -	F	2	
	B -	F	2	
	C -	V	1	Bien lire l'énoncé: ici seules sont demandées les tumeurs liées à l'exposition à l'amiante et
	D -	F	2	non toutes les pathologies présentes dans le tableau n°30 du régime général.
	E -	F	1	
	F -	V	2	
QCM 7	A -	V	2	
	B -	V	3	
	C -	F	1	
	D -	F	1	Les maladies professionnelles liées à l'exposition au benzène sont des hémopathies.
	E -	V	2	
	F -	F	1	
QCM 8	A -	V	2,5	
	B -	V	2,5	Tableau n°6 des maladies professionnelles (à titre indicatif).
	C -	V	2,5	Le délai de prise en charge peut être très long (50 ans pour les sarcomes osseux).
	D -	V	2,5	
QCM 9	A -	F	2	ZERO à la question si plus d'une réponse donnée.
	B -	F	2	La cytologie urinaire vise à détecter des cellules tumorales dans les urines.
	C -	F	2	C'est l'examen de 1ère intention pour le dépistage du cancer de la vessie chez les salariés
	D -	V	2	exposés à un cancérogène.
	E -	F	2	Elle est à répéter tous les 6 mois.
QCM 10	A -	V	2	Le médecin du travail décide du suivi en fonction de la durée et de l'intensité d'exposition.
	B -	V	2	Chez les salariés avec exposition intermédiaire à forte: surveillance médicale renforcée et
	C -	F	2	suivi post-professionnel.
	D -	V	2	Les radios de thorax visent à dépister un cancer du poumon, une pleurésie,...
	E	F	2	La fibroscopie bronchique est invasive, à ne faire que si suspicion de cancer.
			100	**Total QCM**

	Réponses	Cotation	Commentaires, conseils et coaching
QROC 1	• Initiation • Promotion • Progression / Invasion • Dissémination	2 3 2 3	Initiation: mutation ponctuelle de l'ADN. Promotion: sélection et prolifération clonale des cellules, accumulation de mutations de l'ADN. Invasion: prolifération locale puis franchissement de la membrane basale. Dissémination: cellules tumorales à distance de la tumeur primitive.
QROC 2	• Mutation • De • L'ADN	8 2	Mutation de l'ADN avec altération des processus de réparation des lésions de l'ADN ou déficit d'apoptose.
QROC 3	• Système • Mismatch • Repair	 5 5	Les gènes MMR réparent les erreurs de mésappariement de l'ADN. Syndrome de Lynch = HNPCC.
QROC 4	• Lymphatique • Hématogène • Séreuse / Péritonéale / Pleurale	4 4 2	Différentes voies de dissémination, selon la localisation de la tumeur primitive: • Lymphatique • Hématogène: par la veine porte, la veine cave ou par voie artérielle. • Séreuse: péritonéale (cancers digestifs, ovaire), pleurale (cancer du poumon).
QROC 5	• BRCA 1 • BRCA 2	5 5	5-10% des cancers du sein sont dus à une prédisposition héréditaire. Des altérations constitutionnelles des gènes BRCA1 ou BRCA2 sont responsables des formes familiales des cancers du sein et/ou de l'ovaire.
QROC 6	• Ménine	10	**NEM 1: adénomes hypophysaires, tumeurs du pancréas endocrine, hyperparathyroïdie primaire.**
QROC 7	• RET	10	**NEM 2A: carcinome médullaire de la thyroïde, phéochromocytome, hyperparathyroïdie primaire.**
QROC 8	• Amines • Aromatiques	5 5	Travaux exposés: • Synthèse de colorants dans l'industrie chimique. • Fabrication d'encres et de peintures. • Mise en œuvre de colorants dans l'industrie textile, l'imprimerie,...
QROC 9	• 40 ans	10	Les maladies professionnelles dues à l'amiante sont à savoir.
QROC 10	• Hépatite B (VHB) • Hépatite C (VHC)	5 5	Contamination liée à un accident d'exposition au sang. Réduction des CHC liés à l'hépatite B chez les professionnels de santé depuis la vaccination obligatoire.
		100	**Total QROC**

FICHE DE SYNTHESE : POINTS CLES UE POUR MIEUX REPONDRE AUX QUESTIONS ISOLEES ET AUX DOSSIERS CLINIQUES PROGRESSIFS	
Titres	**Eléments à cocher lors des QCM Mots clés des QROC**
ZEROS	Oubli de la déclaration en maladie professionnelle indemnisable si cancer dû à un facteur de risque professionnel. Penser aux syndromes de prédisposition génétique si plusieurs cas de cancers chez des sujets liés au 1er degré, apparition à un âge jeune, plusieurs cancers chez un même individu.
Histoire naturelle du cancer	**Initiation**: mutation ponctuelle de l'ADN. **Promotion**: sélection et prolifération clonale des cellules, accumulation de mutations de l'ADN. **Invasion**: prolifération locale puis franchissement de la membrane basale. **Dissémination**: cellules tumorales à distance de la tumeur primitive, par voie lymphatique, hématogène, péritonéale, pleurale.
Oncogénétique	Prédispositions aux cancers: • Prédisposition au cancer colorectal: syndrome de Lynch, polypose adénomateuse familiale, MYH Associated Polyposis. • Prédisposition aux cancers du sein et de l'ovaire: BRCA 1 et 2. • Prédisposition aux cancers du rein: von Hippel-Lindau. 3 types de gènes dont la mutation peut conduire au développement d'un cancer: • Proto-oncogènes. • Gènes suppresseurs de tumeur. • Gènes de réparation de l'ADN.
Etiologies professionnelles	Amiante: cancers du poumon, mésothéliome. Amines aromatiques: cancer de la vessie. Benzène: hémopathies. Radiations ionisantes: nombreux cancers. Poussières de bois: cancer de l'ethmoïde.

UE questions isolées — Item 289

1 Enoncé

QCM 1	Quelles sont les circonstances de découverte possibles d'un cancer ? (Jusqu'à 7 réponses)
A -	Dépistage individuel
B -	Altération de l'état général
C -	Découverte d'une adénopathie rouge, chaude et douloureuse
D -	Thrombose veineuse profonde
E -	Anomalie d'un marqueur biologique
F -	Fortuite sur un examen paraclinique
G -	Signes de compression d'un organe de voisinage
QCM 2	**Quel(s) est (sont) le(s) signe(s) fonctionnel(s) présent(s) dans le syndrome cave supérieur ? (Jusqu'à 5 réponses)**
A -	Circulation veineuse collatérale thoracique antérieure
B -	Céphalées
C -	Turgescence jugulaire
D -	Acouphènes
E -	Baisse d'acuité visuelle
QCM 3	**Dans quels cancers peut-on retrouver la présence d'un ganglion de Troisier ? (Jusqu'à 8 réponses)**
A -	Cancer du rein
B -	Cancer du poumon
C -	Cancer du pharynx
D -	Cancer du foie
E -	Cancer du testicule
F -	Cancer du larynx
G -	Cancer colorectal
H -	Tumeur cérébrale
QCM 4	**Dans les cancers ORL, quel peut être le siège des adénopathies métastatiques ? (Jusqu'à 7 réponses)**
A -	Axillaire
B -	Jugulo-carotidien
C -	Sous-carénaire
D -	Cervical
E -	Lombo-aortique
F -	Occipital
G -	Sous-mandibulaire
QCM 5	**Quelle(s) est (sont) la (les proposition(s) sur la classification TNM qui est (sont) exacte(s) ? (Jusqu'à 6 réponses)**
A -	Le M correspond aux adénopathies métastatiques régionales.
B -	La hTNM est la classification TNM après examen histologique.
C -	Le N correspond à l'envahissement nerveux.
D -	La nTNM est la classification TNM après traitement néo-adjuvant.
E -	La eTNM est la classification TNM après écho-endoscopie.
F -	Le T correspond à la tumeur primitive.
QCM 6	**Quelle(s) est (sont) la (les proposition(s) sur la stadification qui est (sont) exacte(s) ? (Jusqu'à 5 réponses)**
A -	Le stade 0 correspond à un cancer localisé.
B -	Le stade II correspond à un stade métastatique.
C -	Elle comporte 5 stades.
D -	Le stade III correspond à un cancer loco-régionalement avancé.
E -	Le stade I correspond à un cancer localisé.

QCM 7	**Quelle stadification est utilisée pour les cancers gynécologiques ? (1 réponse)**

A - Breslow
B - FIGO
C - D'Amico
D - GOLD
E - Scarff Bloom Richardson
F - Gleason

QCM 8	**Quel score histo-pronostique est utilisé par les anatomopathologistes dans les cancers de la prostate pour refléter l'agressivité d'une tumeur ? (1 réponse)**

A - Breslow
B - FIGO
C - D'Amico
D - GOLD
E - Scarff Bloom Richardson
F - Gleason

QCM 9	**Quel est le principal intérêt des marqueurs tumoraux ? (1 réponse)**

A - Diagnostic positif de cancer
B - Facteur pronostique
C - Détection d'une récidive
D - Confirmation du diagnostic de cancer

QCM 10	**Quelle(s) hormone(s) peut (peuvent) provoquer une gynécomastie dans le cadre d'un syndrome paranéoplasique ? (Jusqu'à 3 réponses)**

A - HCG
B - Gastrine
C - Calcitonine
D - Erythropoïétine
E - ACTH

QCM 🎬	**Visualisez la vidéo numéro III. Patiente suivie pour un cancer du sein. Elle vous consulte pour dyspnée. Quelle(s) lésion(s) observez-vous sur l'examen d'imagerie présenté ? (Jusqu'à 8 réponses)**

A - Dissection de l'aorte thoracique descendante
B - Pneumopathie infectieuse bilobaire du poumon gauche
C - Epanchement pleural liquidien droit basal
D - Métastases hépatiques
E - Embolie pulmonaire proximale
F - Dilatation des voies biliaires intra-hépatiques
G - Epanchement péricardique circonférentiel
H - Dissection de l'aorte thoracique ascendante
I - Pneumothorax complet compressif droit
J - Epanchement pleural lobaire supérieur gauche

QROC 1	**Quel est le type d'ictère retrouvé dans les cancers de la tête du pancréas localement avancés ? Texte libre (1 mot)**
QROC 2	**Comment sont qualifiés les 3 types de métastases par rapport au moment de la découverte de la tumeur primitive ? Texte libre (3 mots)**
QROC 3	**Quelle hormone est sécrétée en excès dans le syndrome de Schwartz-Bartter ? Texte libre (2 mots)**
QROC 4	**Que signifie R1 dans la classification de la qualité de l'exérèse chirurgicale ? Texte libre (2 mots)**
QROC 5	**Citez les 2 classifications les plus utilisées en cancérologie pour évaluer l'état général d'un patient. Texte libre (3 mots)**
QROC 6	**Citez 2 cancers dont l'alpha-fœtoprotéine peut être un marqueur tumoral. Texte libre (3 mots)**
QROC 7	**Citez un cancer dont l'ACE est un marqueur tumoral. Texte libre (2 mots)**
QROC 8	**Quel est le principal marqueur tumoral des cancers du sein ? Texte libre (1 mot)**
QROC 9	**Que signifie l'abréviation PSA ? Texte libre (3 mots)**
QROC 10	**Dans le syndrome myasthéniforme de Lambert-Eaton, à quel endroit la libération d'acétylcholine contrôlée par les canaux calciques est-elle inhibée par des anticorps ? Texte libre (2 mots)**
QROC 11	**Quel est le nom de la polyneuropathie sensitive subaiguë d'origine paranéoplasique ? Texte libre (4 mots)**
QROC 12	**Quel est l'élément qui est utilisé en médecine nucléaire pour les scintigraphies osseuses ? Texte libre (1 mot)**
QROC 13	**Quels sont les examens d'imagerie les plus utilisés pour le diagnostic de cancer du sein ? Texte libre (2 mots)**
QROC 14	**Citez 3 organes où l'écho-endoscopie est utilisée dans le bilan paraclinique d'un cancer. Texte libre (3 mots)**
QROC 15	**Citez 2 cancers où l'IRM pelvienne est très utilisée dans le bilan d'extension locorégionale. Texte libre (2 mots)**

2 Corrigé

		V/F	Cotation	Commentaires, conseils et coaching
QCM 1	A -	V	1	Circonstances de découverte des cancers variées: fortuite, dépistage, signes en rapport avec la tumeur primitive, une adénopathie, une métastase, syndrome paranéoplasique,...
	B -	V	1	
	C -	F	4	Ce sont les caractéristiques d'une adénopathie inflammatoire, d'origine infectieuse.
	D -	V	1	
	E -	V	1	
	F -	V	1	
	G -	V	1	
QCM 2	A -	F	2	C'est un signe physique, découvert par le médecin lors de l'examen et non un symptôme.
	B -	V	2	Liée à l'hypertension intracrânienne.
	C -	F	2	C'est un signe physique et non un signe fonctionnel.
	D -	V	2	Peuvent être présents dans le syndrome cave supérieur.
	E -	V	2	Liée à l'œdème papillaire causé par l'HTIC.
QCM 3	A -	V	1	Ganglion de Troisier = adénopathie sus-claviculaire gauche. Il draine les organes sous-diaphragmatiques.
	B -	F	1	
	C -	F	1	
	D -	V	2	
	E -	V	1	
	F -	F	1	
	G -	V	2	
	H -	F	1	
QCM 4	A -	F	1	Les cancers ORL peuvent être accompagnés d'adénopathies cervicales, qui peuvent être situées dans différents territoires de drainage selon le primitif.
	B -	V	2	
	C -	F	1	
	D -	V	1	
	E -	F	1	
	F -	V	2	
	G -	V	2	
QCM 5	A -	F	2	M: métastases **à distance**.
	B -	F	2	**p**TNM: classification TNM après examen histologique ("pathologic examination ").
	C -	F	1	N: envahissement des **ganglions lymphatiques**.
	D -	F	2	**y**TNM: classification TNM après traitement néo-adjuvant.
	E -	F	2	**us**TNM: classification TNM après écho-endoscopie ("ultrasonography").
	F -	V	1	T: tumeur primitive.
QCM 6	A -	F	2	Pas de stade 0.
	B -	F	2	Stade II: cancer localement avancé / stade IV: cancer métastatique.
	C -	F	2	Elle comporte **4** stades.
	D -	V	2	Stade III: cancer avec extension locale très importante ou adénopathies.
	E -	V	2	Stade I: cancer localisé.
QCM 7	A -	F	1	ZERO à la question si plus d'une réponse donnée. Stades FIGO utilisés pour les cancers de l'utérus et de l'ovaire.
	B -	V	5	
	C -	F	1	
	D -	F	1	
	E -	F	1	
	F -	F	1	
QCM 8	A -	F	1	ZERO à la question si plus d'une réponse donnée. Score de Gleason: addition du grade des 2 composants cellulaires les plus représentés sur les biopsies. Plus le score est élevé, plus le pronostic est mauvais.
	B -	F	1	
	C -	F	1	
	D -	F	1	
	E -	F	1	
	F -	V	5	
QCM 9	A -	F	2	Les marqueurs tumoraux sont surtout utiles pour le suivi si leur taux était élevé avant le traitement carcinologique. Une réascension du taux d'un marqueur antérieurement élevé évoque une récidive.
	B -	F	2	
	C -	V	4	
	D -	F	2	

QCM 10	A -	V	2	Possible dans certains cancers du testicule (choriocarcinomes).
	B -	F	2	Sécrétion de gastrine dans le syndrome de Zollinger-Ellison (gastrinome).
	C -	F	2	Sécrétion de calcitonine dans les carcinomes médullaires de la thyroïde.
	D -	F	2	Sécrétion d'EPO dans les cancers du rein.
	E -	F	2	L'hypersécrétion d'ACTH provoque un syndrome de Cushing.
QCM	A -	F	1	Le scanner thoraco-abdominal montre la présence: • D'un épanchement péricardique circonférentiel. • D'un épanchement pleural lobaire supérieur gauche. • D'un épanchement pleural liquidien droit et gauche basal.
	B -	F	1	
	C -	V	1	
	D -	F	1	
	E -	F	1	
	F -	F	1	
	G -	V	1	
	H -	F	1	
	I -	F	1	
	J -	V	1	
			110	**Total QCM**

	Réponses	Cotation	Commentaires, conseils et coaching
QROC 1	• Cholestatique	10	Ictère à bilirubine conjuguée par compression de la voie biliaire principale.
QROC 2	• Précessives • Synchrones • Métachrones	3 3 4	Métastases précessives = découvertes avant la tumeur primitive. Métastases synchrones = découvertes en même temps que la tumeur primitive. Métastases métachrones = apparition à distance de la découverte de la tumeur primitive.
QROC 3	• Hormone • Antidiurétique	1 9	Donne un syndrome de sécrétion inappropriée d'ADH avec hyponatrémie.
QROC 4	• Reliquat • Microscopique	3 7	Marges classées R0, R1 ou R2. • R0: marges d'exérèse saines. • R1: marges non saines, reliquat microscopique. • R2: marges non saines, reliquat macroscopique.
QROC 5	• Performance • Status • Karnofsky		Le performance status est la classification OMS. Il va de PS 0 (asymptomatique) à PS 5 (décédé). L'indice de Karnofsky va de 100% (asymptomatique) à 0% (décédé).
QROC 6	• Carcinome • Hépatocellulaire • Testicule	2 3 5	Alpha-fœtoprotéine souvent élevée dans les CHC. α-fœtoprotéine dans tumeurs vitellines et carcinomes embryonnaires pour les tumeurs testiculaires.
QROC 7	• Cancer • Colorectal	10	L'ACE est aussi peut être aussi élevé dans certaines cancers du sein, du poumon, du pancréas, de l'estomac, de l'ovaire (réponse acceptée). Il n'est pas spécifique.
QROC 8	• CA 15-3	10	Les principaux marqueurs tumoraux sont à savoir. Sein : CA 15-3.
QROC 9	• Prostate • Specific • Antigen	4 3 3	Traduction française acceptée: Antigène spécifique de la prostate. PSA: marqueur tumoral du cancer de la prostate mais aussi élevé dans d'autres pathologies prostatiques.
QROC 10	• Pré- • Synaptique	6 4	Le syndrome de Lambert-Eaton est un syndrome paranéoplasique. Il est principalement retrouvé dans les cancers broncho-pulmonaires à petites cellules.
QROC 11	• Polyneuropathie • De • Denny • Brown	1 1 4 4	Tableau de douleurs, paresthésies, dysesthésies des extrémités des 4 membres. Précède souvent la découverte du cancer.

QROC 12	• Technétium 99m	10	Abrégé ^{99m}Tc.
QROC 13	• Radiographie / Mammographie • Echographie	5 5	La mammographie est l'examen de 1ère intention pour le dépistage. L'échographie est utilisée en complément et chez la femme jeune.
QROC 14	3 au choix parmi: • Rectum • Estomac • Œsophage • Pancréas	 4 3 3 3	3 réponses maximum autorisées, total de 10 pour cette question. L'écho-endoscopie est utile pour le bilan d'extension locale.
QROC 15	2 au choix parmi: • Utérus • Rectum • Ovaire	 5 5	L'IRM pelvienne est très employée dans le bilan d'extension loco-régionale des cancers gynécologiques et des cancers du rectum.
		150	**Total QROC**

FICHE DE SYNTHESE : POINTS CLES UE POUR MIEUX REPONDRE AUX QUESTIONS ISOLEES ET AUX DOSSIERS CLINIQUES PROGRESSIFS	
Titres	**Eléments à cocher lors des QCM Mots clés des QROC**
ZEROS	Ne pas évoquer un cancer devant un tableau d'altération de l'état général. Oublier la biopsie dans le bilan paraclinique pour le diagnostic de cancer. Bilan d'un cancer = diagnostic positif, extension locale, régionale et à distance, bilan de l'état général et pré-thérapeutique.
Définition	Syndromes paranéoplasiques: survenue de signes cliniques, biologiques ou radiologiques au cours de l'évolution d'un cancer mais qui sont indépendants du processus métastatique.
Circonstances de découverte d'un cancer	Fortuite sur un examen effectué pour une autre raison. Dépistage de masse ou individuel. Découverte de la tumeur primitive. Signes généraux: asthénie, anorexie, amaigrissement. Signes de compression locorégionale, envahissement d'organes de voisinage. Découverte de métastases. Syndrome paranéoplasique.
Syndromes paranéoplasiques	Thromboses veineuses profondes +++. Hypercalcémie par sécrétion de PTH rp. Polyglobulie par sécrétion d'EPO. Syndrome de sécrétion inappropriée d'ADH: syndrome de Schwartz-Bartter. Polyneuropathie sensitive de Denny Brown. Syndrome myasthéniforme de Lambert-Eaton.
Examens complémentaires	Radiographies: os, sein. Echographie: sein, thyroïde, gynéco, foie. Scanner: nombreuses indications (poumon, cerveau, abdomen, pelvis,...). IRM: meilleure analyse des tissus mous. Scintigraphie osseuse au ^{99m}Tc pour recherche de métastases. Echo-endoscopie: rectum, estomac, pancréas, œsophage, voies biliaires. TEP-scan: métabolisme cellulaire plus important au niveau des cellules tumorales.
Classification avec incidence pronostique	TNM: T = tumeur primitive, N = ganglions lymphatiques, M = métastases. Stadification: 4 stades (localisé, localement étendu, loco-régionalement avancé ou adénopathies métastatiques, métastases à distance). Qualité de l'exérèse chirurgicale: R0, R1, R2. Stades FIGO pour les cancers gynécologiques.
Marqueurs tumoraux	Non spécifiques d'un cancer ni d'un organe. Utilisés pour le suivi si positifs avant le traitement: une réascension évoque une récidive. Principaux marqueurs: • PSA: prostate. • CA 15-3: sein. • Alpha-fœtoprotéine: carcinome hépatocellulaire et testicule (carcinome embryonnaire). • ACE: cancer colorectal, sein, ovaire,... • Calcitonine: carcinome médullaire de la thyroïde. • CA 125: ovaire.

UE questions isolées — Item 290

1 Enoncé

QCM 1	Quel est le nombre minimal de biopsies de prostate habituellement réalisé dans le cadre d'une suspicion de cancer de la prostate ?(1 réponse)

A - 2
B - 4
C - 6
D - 8
E - 10
F - 12
G - 14
H - 16
I - 18
J - 20

QCM 2	Que doit contenir la fiche de renseignement accompagnant un prélèvement devant être analysé en anatomie pathologique ?(Jusqu'à 6 réponses)

A - Coordonnées du prescripteur
B - Identité du patient
C - Antécédents importants du patient
D - Identité de celui qui a réalisé le prélèvement
E - Siège et nature du prélèvement
F - Renseignements cliniques sur le motif du prélèvement

QCM 3	Quelle(s) est (sont) la (les) méthode(s) de prélèvement à effectuer pour réaliser une analyse en cytologie ? (Jusqu'à 8 réponses)

A - Ponction à l'aiguille d'un liquide
B - Envoi d'une pièce opératoire fixée dans du formol
C - Raclage ou brossage d'un organe dont les cellules desquament spontanément
D - Ponction à l'aiguille d'un organe
E - Recueil de liquides émis spontanément
F - Apposition d'un tissu à l'état frais sur une lame
G - Congélation d'un prélèvement dans de l'azote liquide
H - Ponction à l'aiguille d'une tumeur

QCM 4	De quelle couleur sont colorés les noyaux cellulaires avec la coloration HES ? (1 réponse)

A - Rouge
B - Orange
C - Jaune
D - Vert
E - Bleu
F - Violet
G - Rose
H - Marron
I - Gris

QCM 5	De quelle couleur sont colorés les cytoplasmes avec la coloration HES ? (1 réponse)

A - Rouge
B - Orange
C - Jaune
D - Vert
E - Bleu
F - Violet
G - Rose
H - Marron
I - Gris

QCM 6	De quelle couleur sont colorées les fibres de collagène avec la coloration HES ? (1 réponse)

A - Rouge
B - Orange
C - Jaune
D - Vert
E - Bleu
F - Violet
G - Rose
H - Marron
I - Gris

QCM 7	Quel(s) est (sont) le(s) produit(s) le(s) plus utilisé(s) pour la fixation des tissus dans le cadre d'une analyse histologique ? (Jusqu'à 4 réponses)

A - Liquide de Bouin
B - Alcool
C - Rouge Congo
D - Formol
E - Ether
F - Ziehl

QCM 8	A quelle technique d'étude morphologique l'immunofluorescence directe appartient-elle ? (1 réponse)

A - Dosage d'anticorps sanguins
B - Hybridation *in situ*
C - Cytologie
D - Biologie moléculaire
E - Histologie
F - Immunohistochimie

QCM 9	Quelle(s) est (sont) la (les) technique(s) de biologie moléculaire parmi les suivantes ? (Jusqu'à 6 réponses)

A - Immunohistochimie
B - Southern Blot
C - PCR
D - Cytologie
E - Micro-arrays
F - Anatomopathologie

QCM 10	Quelles sont les pathologies où l'immunohistochimie est fréquemment utilisée pour le diagnostic ? (Jusqu'à 6 réponses)

A - Sclérose en plaques
B - Néphropathie diabétique
C - Néphropathies glomérulaires
D - Dermatoses bulleuses auto-immunes
E - Psoriasis
F - Spondylarthrite ankylosante

QROC 1	**Une cytoponction négative peut-elle exclure le diagnostic de cancer ?** **Texte libre (1 mot)**
QROC 2	**Quelle est la principale limite de la cytologie par rapport à l'histologie ?** **Texte libre (3 mots)**
QROC 3	**Quelle est la taille minimale nécessaire de fragment d'artère temporale à biopsier dans le cadre d'une maladie de Horton ?** **Texte libre (1 mot)**
QROC 4	**Quels sont les 2 types d'autopsie ?** **Texte libre (2 mots)**
QROC 5	**Quelle est la signification des 3 composants de la coloration HES ?** **Texte libre (3 mots)**
QROC 6	**Quel est le produit le plus utilisé pour l'inclusion des blocs dans les analyses histologiques ?** **Texte libre (1 mot)**
QROC 7	**Que met en évidence la coloration de Perls ?** **Texte libre (2 mots)**
QROC 8	**Quelle est la nature de la cible localisée lors de l'hybridation *in situ* ?** **Texte libre (2 mots)**
QROC 9	**Quel est le nom de l'examen anatomopathologique pratiqué dès que le prélèvement est effectué, non fixé, pendant une intervention chirurgicale, afin de fournir rapidement au chirurgien un diagnostic pouvant modifier le déroulement de l'intervention ?** **Texte libre (3 mots)**
QROC 10	**Quelle est la technique utilisée en vue de pouvoir conserver des prélèvements qui seront utilisés pour la recherche ?** **Texte libre (3 mots)**

2 Corrigé

		V F	Cotation	Commentaires, conseils et coaching
QCM 1	A -	F	1	ZERO à la question si plus d'une réponse donnée. Habituellement, 12 biopsies au minimum, réparties sur l'ensemble du volume prostatique, sont réalisées.
	B -	F	1	
	C -	F	1	
	D -	F	1	
	E -	F	1	
	F -	V	1	
	G -	F	1	
	H -	F	1	
	I -	F	1	
	J -	F	1	
QCM 2	A -	V	1	La fiche de renseignements accompagne systématiquement tout prélèvement envoyé en anatomie pathologique. Elle est remplie par le médecin prescripteur. Elle aide le pathologiste dans son analyse.
	B -	V	1	
	C -	V	2	
	D -	V	2	
	E -	V	2	
	F -	V	2	
QCM 3	A -	V	1	Exemples: épanchement de séreuse, liquide articulaire, liquide céphalo-rachidien,...
	B -	F	2	Pas pour la cytologie mais pour l'histologie.
	C -	V	1	Exemple: frottis cervico-vaginal pour le dépistage du cancer du col utérin.
	D -	V	1	Exemple: cytoponction d'un nodule thyroïdien.
	E -	V	1	Exemples: urine, expectoration, liquide de fistule,...
	F -	V	1	Exemple: dans le cadre d'une exérèse d'adénopathie.
	G -	F	2	Pas pour la cytologie mais pour l'immunohistochimie.
	H -	V	1	Exemples: adénopathie de lymphome, nodule mammaire.
QCM 4	A -	F	1	ZERO à la question si plus d'une réponse donnée. L'hématéine colore les noyaux en violet.
	B -	F	1	
	C -	F	1	
	D -	F	1	
	E -	F	1	
	F -	V	2	
	G -	F	1	
	H -	F	1	
	I -	F	1	
QCM 5	A -	F	1	ZERO à la question si plus d'une réponse donnée. L'éosine colore les cytoplasmes en rose.
	B -	F	1	
	C -	F	1	
	D -	F	1	
	E -	F	1	
	F -	F	1	
	G -	V	2	
	H -	F	1	
	I -	F	1	
QCM 6	A -	F	1	ZERO à la question si plus d'une réponse donnée. Le safran colore les fibres de collagène en jaune.
	B -	F	1	
	C -	V	2	
	D -	F	1	
	E -	F	1	
	F -	F	1	
	G -	F	1	
	H -	F	1	
	I -	F	1	
QCM 7	A -	V	3	Le formol ou le liquide de Bouin sont utilisés pour la fixation. L'alcool est utilisé pour la déshydratation qui est réalisée avant l'inclusion. Le Rouge Congo et le Ziehl sont des colorants spéciaux.
	B -	F	1	
	C -	F	1	
	D -	V	3	
	E -	F	1	
	F -	F	1	

QCM 8	A -	F	2	ZERO à la question si plus d'une réponse donnée. L'immunofluorescence directe est une technique d'immunohistochimie. Elle permet de mettre en évidence des antigènes cellulaires ou extracellulaires via des anticorps dirigés contre eux, sur des tissus.
	B -	F	1	
	C -	F	1	
	D -	F	1	
	E -	F	1	
	F -	V	4	
QCM 9	A -	F	2	Principales techniques de biologie moléculaire: PCR, électrophorèse, micro-arrays (puces à ADN), Southern blot, Northern blot, Western blot, clonage d'expressions.
	B -	V	2	
	C -	V	2	
	D -	F	1	
	E -	V	2	
	F -	F	1	
QCM 10	A -	F	1	Dans les néphropathies glomérulaires, l'immunohistochimie permet de connaître la nature des dépôts et leur organisation. Elle permet de classer histologiquement la néphropathie. Dans les dermatoses bulleuses auto-immunes, l'immunohistochimie permet de typer les dépôts, de connaître leur localisation (le long de la membrane basale de l'épiderme ou sur la membrane des kératinocytes) et de connaître le type de dermatose bulleuse auto-immune.
	B -	F	1	
	C -	V	3	
	D -	V	3	
	E -	F	1	
	F -	F	1	
			100	**Total QCM**

	Réponses	Cotation	Commentaires, conseils et coaching
QROC 1	• Non	10	Une cytoponction n'a de valeur que positive. **Une cytoponction négative ne peut jamais exclure le diagnostic de cancer.**
QROC 2	• Absence • D'analyse • Architecturale	2 1 7	La cytologie ne permet pas d'étudier l'architecture du tissu, contrairement à l'histologie. C'est un examen de dépistage ou d'orientation diagnostique.
QROC 3	• 3 cm	10	La maladie de Horton est une panartérite segmentaire et focale. Une longueur suffisante de biopsie d'artère temporale est nécessaire pour limiter les faux négatifs.
QROC 4	• Médico-légale • Médicale / Scientifique	5 5	L'autopsie médico-légale est ordonnée par un magistrat, elle a pour but de rechercher les causes de la mort et de rechercher des signes évocateurs d'un crime ou d'un délit. L'autopsie médicale est demandée par un médecin pour connaître les causes du décès. La famille peut s'y opposer.
QROC 5	• Hématéine / Hémotoxyline • Eosine / Erythrosine • Safran	4 3 3	La coloration HES est une coloration trichromique usuelle en histologie.
QROC 6	• Paraffine	10	L'inclusion a pour but de réaliser des coupes fines et régulières du prélèvement. Le milieu d'inclusion le plus utilisé est la paraffine.
QROC 7	• Fer • Ferrique / Fe^{3+}	6 4	Si réponse "hémosidérine" (acceptée): 10 points La coloration de Perls permet de détecter une surcharge ferrique.
QROC 8	• Séquence • D'ADN	2 8	"Nucléotides" accepté à la place d'"ADN". L'hybridation *in situ* permet de localiser une séquence d'ADN monobrin sur une coupe histologique.
QROC 9	• Examen • Histologique • Extemporané	1 1 8	Les motifs les plus fréquents de demande d'examen extemporané sont: • Déterminer la nature d'une lésion devant une suspicion de tumeur bénigne ou maligne. • S'assurer que les limites de résection sont saines.
QROC 10	• Cryopréservation • Des • Tissus	8 1 1	Si "congélation" à la place de "cryopréservation": 5 points.
		100	**Total QROC**

FICHE DE SYNTHESE : POINTS CLES UE POUR MIEUX REPONDRE AUX QUESTIONS ISOLEES ET AUX DOSSIERS CLINIQUES PROGRESSIFS	
Titres	**Eléments à cocher lors des QCM Mots clés des QROC**
ZERO	Une cytoponction négative ne peut jamais exclure le diagnostic de cancer. Chaque prélèvement est toujours accompagné d'une fiche de renseignements.
Cytologie	Etude de cellules isolée ou de petits amas cellulaires. Technique: étalement des cellules sur lame de verre, fixation, coloration. La cytologie donne un résultat rapidement. Examen de dépistage ou d'orientation diagnostique.
Histologie	Etude de tissus. 3 types de prélèvements tissulaires: biopsie, pièce opératoire, autopsie. Technique: fixation (formol), inclusion en paraffine, confection de coupes, coloration. Etude macroscopique de la pièce opératoire puis confection de coupes et étude microscopique. Examen permettant la confirmation du diagnostic de cancer ainsi que d'autres pathologies, permet de voir si les marges de résection sont saines.
Immunohistochimie	Mise en évidence d'antigènes cellulaires ou extracellulaires via des anticorps spécifiquement dirigés contre eux, sur des préparations cytologiques (immunocytochimie), ou sur des coupes de tissus congelés, ou fixés et inclus en paraffine. Techniques: immunofluorescence directe, immunofluorescence indirecte.
Hybridation *in situ*	Permet de localiser une séquence de nucléotides monobrin sur une coupe histologique de tissu. Technique: dénaturation (pour que la séquence en double hélice devienne monobrin), choix d'une sonde complémentaire de la séquence cible marquée, hybridation.
Biologie moléculaire	Etude des mécanismes cellulaires au niveau moléculaire. Techniques: PCR, électrophorèse, micro-arrays (puces à ADN), Southern blot, Northern blot, Western blot, clonage d'expressions.
Examen histologique extemporané	Examen anatomopathologique pratiqué dès que le prélèvement est effectué, non fixé, pendant une intervention chirurgicale, afin de fournir rapidement au chirurgien un diagnostic susceptible de modifier le déroulement de l'acte chirurgical. Buts: déterminer la nature d'une lésion et en cas de tumeur sa nature bénigne ou maligne, s'assurer que les limites de résection sont saine. Résultat en moins de 30 minutes. Le diagnostic fourni est moins fiable qu'un diagnostic histologique conventionnel.
Recherche	Cryopréservation des prélèvements. Conditions matérielles: contrôle de la qualité des prélèvements, conditions de conservation,... Conformité aux règles éthiques (information du patient, gestion du consentement). Informations cliniques sur le patient et informations morphologiques sur le prélèvement accompagnant l'échantillon.

UE questions isolées — Item 291

1 Enoncé

QCM 1 — **Quelles sont les propositions sur la consultation d'annonce qui sont exactes ? (Jusqu'à 6 réponses)**

A - Le patient doit être obligatoirement seul au cours de l'entretien pour préserver le secret médical.
B - Le médecin doit délivrer une information claire, loyale et adaptée au niveau de compréhension du patient.
C - L'annonce ne doit se faire qu'après certitude histologique.
D - Elle s'articule autour de 4 temps: un temps médical, un temps d'accompagnement paramédical, un temps d'articulation avec la médecine de ville et un temps d'explication sur les soins de support.
E - L'annonce complète doit être faite en une seule consultation.
F - Le projet thérapeutique doit être générateur d'espoir.

QCM 2 — **Quel(s) est (sont) l'(les) objectif(s) d'un traitement adjuvant ?(Jusqu'à 4 réponses)**

A - Eradiquer les cellules tumorales résiduelles
B - Augmenter les taux de guérison
C - Permettre un geste chirurgical curatif plus conservateur
D - Diminuer le risque de récidive

QCM 3 — **Quelle(s) proposition(s) sur le traitement de première ligne est (sont) exacte(s) ? (Jusqu'à 5 réponses)**

A - Le traitement de première ligne a pour objectif de diminuer le volume tumoral pour permettre un geste plus conservateur.
B - Le traitement de première ligne est le premier traitement réalisé après le geste carcinologique d'exérèse tumorale.
C - Il vise à augmenter les taux de guérison.
D - Le traitement de première ligne est le premier traitement réalisé avant le geste carcinologique d'exérèse tumorale.
E - Il vise à augmenter la survie sans progression et parfois la survie globale.

QCM 4 — **Quelle est la définition d'un gray ?(1 réponse)**

A - Absorption d'un joule de rayonnements ionisants par 1 g de matière
B - Absorption d'un joule de rayonnements ionisants par 1 kg de matière
C - Emission d'un joule de rayonnements ionisants par 1 g de matière
D - Emission d'un joule de rayonnements ionisants par 1 kg de matière
E - Absorption d'un volt de rayonnements ionisants par 1 g de matière
F - Absorption d'un volt de rayonnements ionisants par 1 kg de matière
G - Emission d'un volt de rayonnements ionisants par 1 g de matière
H - Emission d'un volt de rayonnements ionisants par 1 kg de matière
I - Absorption d'un watt de rayonnements ionisants par 1 g de matière
J - Emission d'un watt de rayonnements ionisants par 1 g de matière

QCM 5 — **Quel(s) est (sont) l'effet (les effets) secondaire(s) neurologique(s) aigu(s) de la radiothérapie ? (Jusqu'à 5 réponses)**

A - Œdème cérébral
B - Troubles cognitifs
C - Leuco-encéphalopathie radique
D - Hypertension intracrânienne
E - Tumeurs cérébrales radio-induites

QCM 6 — **Quel(s) est (sont) l'effet (les effets) secondaire(s) hématologique(s) chronique(s) ou tardif(s) de la radiothérapie ?(Jusqu'à 6 réponses)**

A - Leucémie aiguë secondaire
B - Neutropénie
C - Pancytopénie
D - Anémie
E - Syndrome myélodysplasique
F - Thrombopénie

QCM 7	**Parmi les molécules suivantes, laquelle (lesquelles) est (sont) un (des) inhibiteur(s) de la topoisomérase ? (Jusqu'à 6 réponses)**

A - Adriamycine
B - Etoposide
C - Méthotrexate
D - Melphalan
E - Hydroxyurée
F - Docétaxel
G - Carboplatine
H - Gemcitabine
I - Vincristine
J - Irinotécan

QCM 8	**Parmi les molécules suivantes, laquelle (lesquelles) agit (agissent) par interaction avec le fuseau mitotique ? (Jusqu'à 7 réponses)**

A - Adriamycine
B - Etoposide
C - Méthotrexate
D - Melphalan
E - Hydroxyurée
F - Docétaxel
G - Carboplatine
H - Gemcitabine
I - Vincristine
J - Irinotécan
K - Mitoxantrone

QCM 9	**Parmi les molécules suivantes, laquelle (lesquelles) appartient (appartiennent) à la classe des anti-métabolites ? (Jusqu'à 6 réponses)**

A - Adriamycine
B - Etoposide
C - Méthotrexate
D - Melphalan
E - Hydroxyurée
F - Docétaxel
G - Carboplatine
H - Gemcitabine
I - Vincristine
J - Irinotécan

QCM 10	**Parmi les molécules suivantes, laquelle (lesquelles) appartient (appartiennent) à la classe des alkylants ? (Jusqu'à 6 réponses)**

A - Adriamycine
B - Etoposide
C - Méthotrexate
D - Melphalan
E - Hydroxyurée
F - Docétaxel
G - Carboplatine
H - Gemcitabine
I - Vincristine
J - Irinotécan

QCM 11	**Quels sont les effets secondaires spécifiques principaux des anthracyclines ? (Jusqu'à 10 réponses)**

A - Insuffisance cardiaque
B - Nausées
C - Neutropénie
D - Cardiomyopathie dilatée
E - Nausées
F - Neuropathie périphérique
G - Pneumopathie d'hypersensibilité
H - Alopécie
I - Nécrose cutanée
J - Insuffisance rénale

QCM 12	Quels sont les 3 effets secondaires spécifiques principaux des 2 taxanes les plus utilisés ? (3 réponses)

A - Réactions allergiques
B - Nausées
C - Mucite
D - Neuropathie périphérique sensitive
E - Surdité
F - Insuffisance cardiaque
G - Neutropénie
H - Toxicité unguéale
I - Nécrose cutanée
J - Hépatite cytolytique

QCM 13	Quels sont les principaux effets indésirables du méthotrexate ? (Jusqu'à 10 réponses)

A - Neuropathie périphérique
B - Hépatite cytolytique
C - Néphropathies glomérulaires
D - Insuffisance cardiaque
E - Ulcérations buccales
F - Anémie par carence martiale
G - Nécrose tubulaire aiguë
H - Cytopénies
I - Surdité
J - Pneumopathie interstitielle d'hypersensibilité

QCM 14	Quelle(s) est (sont) la (les) contre-indication(s) à l'administration d'une cure de chimiothérapie ? (Jusqu'à 8 réponses)

A - Dénutrition
B - Syndrome infectieux clinique
C - Neutropénie fébrile lors de la précédente cure
D - Plaquettes < 100 000/mm^3
E - Réaction allergique sévère lors de la précédente cure
F - Polynucléaires neutrophiles < 1500/mm^3
G - Hémoglobine < 12 g/dL
H - Nausées importantes le jour de la cure

QCM 15	Quelles sont les chimiothérapies qui donnent le plus de leucémies aiguës secondaires ? (Jusqu'à 4 réponses)

A - Anthracyclines
B - Taxanes
C - Etoposide
D - Alkylants
E - Alcaloïdes
F - Anti-métabolites

QCM 16	Quel(s) est (sont) le(s) cancer(s) où l'hormonothérapie peut être employée dans la stratégie thérapeutique ?(Jusqu'à 5 réponses)

A - Rein
B - Prostate
C - Sein
D - Côlon-rectum
E - Poumon
F - Endomètre

QCM 17	Quels sont les 2 grands types de thérapies ciblées ?(2 réponses)

A - Inhibiteurs de tyrosine kinase
B - Immunomodulateurs
C - Immunoglobulines polyvalentes
D - Interleukines
E - Anticorps monoclonaux

QCM 18	Quel est l'effet secondaire principal des anti-EGFR ?(1 réponse)

A - Toxicité cardiaque
B - Nausées
C - Rash cutané
D - Alopécie
E - Bouffées de chaleur
F - Hypertension artérielle
G - Pancytopénie
H - Protéinurie
I - Neuropathie périphérique
J - Néphropathie tubulaire

QCM 19	**Quelle est l'hormonothérapie la plus employée dans le cancer d'une tumeur hormonosensible chez la femme non ménopausée ? (1 réponse)**

A - Anti-aromatase
B - Analogue de la LH-RH
C - Anti-androgène non stéroïdien
D - Anti-œstrogènes
E - Anti-androgène stéroïdien

QCM 20	**Quels sont les critères de qualité des réunions de concertation pluridisciplinaire (RCP) ? (Jusqu'à 6 réponses)**

A - Leur fonctionnement doit être formalisé.
B - Tous les nouveaux cas de cancers doivent y être présentés.
C - L'avis de la RCP est intégré dans le dossier médical du patient.
D - Il est recommandé d'y avoir au moins 3 spécialités différentes.
E - Tous les dossiers de patients doivent y être présentés à chaque fois qu'ils reçoivent un traitement lors d'une hospitalisation.
F - L'évaluation régulière des RCP permet une amélioration continue de leur qualité.

QROC 1	**Quel est l'objectif d'un traitement curatif ?** **Texte libre (3 mots)**
QROC 2	**Quel est le premier temps d'une chirurgie carcinologique ?** **Texte libre (1 mot)**
QROC 3	**Citez 2 cancers où la technique du ganglion sentinelle peut être utilisée au cours de la prise en charge chirurgicale.** **Texte libre (2 mots)**
QROC 4	**A quoi correspond pour la radiothérapie le nombre de séances d'irradiation permettant de délivrer la dose totale ?** **Texte libre (1 mot)**
QROC 5	**A quoi correspond la durée totale entre la première et la dernière séance de radiothérapie ?** **Texte libre (1 mot)**
QROC 6	**Comment s'appelle le type de radiothérapie où la source d'irradiation est placée au contact direct de la tumeur ?** **Texte libre (1 mot)**
QROC 7	**Quel examen est indispensable dans le bilan pré-radiothérapie pour la dosimétrie et la balistique ?** **Texte libre (3 mots)**
QROC 8	**Quelle chimiothérapie appartient à la sous-classe des radiomimétiques ?** **Texte libre (1 mot)**
QROC 9	**Quels sont les 2 taxanes les plus utilisés ?** **Texte libre (2 mots)**
QROC 10	**Quel est le principal effet secondaire spécifique des alcaloïdes ?** **Texte libre (2 mots)**
QROC 11	**Quels sont les 2 principaux effets secondaires spécifiques du cyclophosphamide au niveau vésical ?** **Texte libre (3 mots)**
QROC 12	**Quel traitement peut être utilisé pour prévenir la toxicité vésicale du cyclophosphamide ?** **Texte libre (1 mot)**
QROC 13	**Quels sont les 3 principaux types de toxicité spécifique du cisplatine ?** **Texte libre (3 mots)**
QROC 14	**Quel est l'effet secondaire spécifique principal de l'irinotécan ? Par quel mécanisme ?** **Texte libre (3 mots)**
QROC 15	**Quelle molécule de chimiothérapie peut provoquer un vasospasme coronarien dans ses effets secondaires ?** **Texte libre (1 mot)**
QROC 16	**Quelle molécule de chimiothérapie peut provoquer une fibrose pulmonaire dans ses effets secondaires ?** **Texte libre (1 mot)**
QROC 17	**Quel examen doit-on demander avant de débuter un traitement par anthracycline ?** **Texte libre (4 mots)**
QROC 18	**Que doit-on proposer à tout homme jeune avant de débuter le 1er cycle de chimiothérapie ?** **Texte libre (3 mots)**
QROC 19	**Quel est l'autre nom de l'érythrodysesthésie palmo-plantaire ?** **Texte libre (3 mots)**
QROC 20	**Quel est l'effet secondaire des anticorps anti-HER2 à surveiller ?** **Texte libre (2 mots)**

2 Corrigé

		V F	Cotation	Commentaires, conseils et coaching
QCM 1	A -	F	2	Il peut être accompagné d'une personne de confiance qu'il aura désignée.
	B -	V	1	Caractéristiques d'une bonne information.
	C -	V	2	Annonce après certitude diagnostique pour toutes les pathologies graves.
	D -	V	2	Bien retenir les **4 temps de l'annonce**.
	E -	F	2	L'annonce est progressive: le médecin délivre d'autres éléments par la suite.
	F -	V	1	Il est recommandé de toujours conclure sur un projet générateur d'espoir.
QCM 2	A -	V	2	Un traitement adjuvant est un traitement réalisé **après** un geste curatif. Il vise à éliminer les micro-métastases potentielles pour réduire le risque de récidive. Permettre un geste chirurgical curatif plus conservateur est un objectif d'un traitement **néo**-adjuvant.
	B -	V	2	
	C -	F	4	
	D -	V	2	
QCM 3	A -	F	2	Traitement de 1ère ligne: 1er traitement réalisé dans le cadre d'un traitement non curatif. Il vise à augmenter la survie sans progression et parfois la survie globale.
	B -	F	2	
	C -	F	2	
	D -	F	2	
	E -	V	2	
QCM 4	A -	F	1	ZERO à la question si plus d'une réponse donnée. 1 Gy = absorption d'un joule de rayonnements ionisants par 1 kg de matière. Le gray est utilisé pour apprécier les effets déterministes de fortes irradiations.
	B -	V	1	
	C -	F	1	
	D -	F	1	
	E -	F	1	
	F -	F	1	
	G -	F	1	
	H -	F	1	
	I -	F	1	
	J -	F	1	
QCM 5	A -	V	2	Effet **aigu** de la radiothérapie: HTIC liée à l'œdème cérébral. Les autres effets secondaires sont des effets secondaires tardifs.
	B -	F	2	
	C -	F	2	
	D -	V	2	
	E -	F	2	
QCM 6	A -	V	3	Effets secondaires hématologiques chroniques ou tardifs: hémopathies secondaires (syndromes myélodysplasiques, leucémies aiguës secondaires).
	B -	F	1	
	C -	F	1	
	D -	F	1	
	E -	V	3	
	F -	F	1	
QCM 7	A -	V	1	L'irinotécan est un inhibiteur de la topoisomérase I. L'adriamycine (anthracycline) et l'étoposide sont des inhibiteurs de la topoisomérase II.
	B -	V	1	
	C -	F	1	
	D -	F	1	
	E -	F	1	
	F -	F	1	
	G -	F	1	
	H -	F	1	
	I -	F	1	
	J -	V	1	
QCM 8	A -	F	0,5	Le docétaxel est un stabilisateur du fuseau mitotique (inhibe sa dépolymérisation). La vincristine est un poison du fuseau (inhibe sa polymérisation).
	B -	F	1	
	C -	F	1	
	D -	F	1	
	E -	F	1	
	F -	V	1	
	G -	F	1	
	H -	F	1	
	I -	V	1	
	J -	F	1	
	K -	F	0,5	

QCM 9	A -	F	1	Le méthotrexate est un analogue de l'acide folique. La gemcitabine est un analogue de base pyrimidique (la cytidine). L'hydroxyurée est un autre anti-métabolite.
	B -	F	1	
	C -	V	1	
	D -	F	1	
	E -	V	1	
	F -	F	1	
	G -	F	1	
	H -	V	1	
	I -	F	1	
	J -	F	1	
QCM 10	A -	F	1	Le melphalan appartient à la sous-classe des moutardes azotées. Le carboplatine appartient à la sous-classe des sels de platine.
	B -	F	1	
	C -	F	1	
	D -	V	1	
	E -	F	1	
	F -	F	1	
	G -	V	1	
	H -	F	1	
	I -	F	1	
	J -	F	1	
QCM 11	A -	V	1	**Anthracyclines: toxicité cardiaque** +++ à surveiller + risque de nécrose cutanée si extravasation de produit (voie IV stricte). La neutropénie, les nausées, l'alopécie sont des effets secondaires communs à beaucoup de chimiothérapies et non spécifiques.
	B -	F	1	
	C -	F	1	
	D -	V	1	
	E -	F	1	
	F -	F	1	
	G -	F	1	
	H -	F	1	
	I -	V	1	
	J -	F	1	
QCM 12	A -	V	1	ZERO à la question si plus de 3 réponses données. Toxicités spécifiques des taxanes: neuropathie sensitive, réactions allergiques et toxicité unguéale.
	B -	F	1	
	C -	F	1	
	D -	V	1	
	E -	F	1	
	F -	F	1	
	G -	F	1	
	H -	V	1	
	I -	F	1	
	J -	F	1	
QCM 13	A -	F	1	Effets secondaires du méthotrexate: cytopénies, stomatite, hépatite cytolytique, pneumopathie d'hypersensibilité, nécrose tubulaire aiguë. Il peut y avoir une anémie par carence en folates liée à l'action anti-folates du méthotrexate, en l'absence de supplémentation.
	B -	V	1	
	C -	F	1	
	D -	F	1	
	E -	V	1	
	F -	F	1	
	G -	V	1	
	H -	V	1	
	I -	F	1	
	J -	V	1	
QCM 14	A -	F	1	Contre-indications à l'administration d'une chimiothérapie: • Syndrome infectieux clinique. • Plaquettes < 100 000/mm^3 et PNN < 1500/mm^3. • Réaction allergique sévère lors d'une administration précédente. Une dénutrition doit conduire à adapter la posologie de la chimiothérapie au poids actuel du patient. Les nausées le jour prévu de la chimiothérapie ont une composante anticipatoire, on les traitera en ajoutant des anxiolytiques.
	B -	V	1	
	C -	F	1	
	D -	V	1	
	E -	V	1	
	F -	V	1	
	G -	F	1	
	H -	F	1	
QCM 15	A -	V	2	Les alkylants peuvent provoquer des leucémies aiguës secondaires dans un délai de 5 à 10 ans. Les anthracyclines et l'étoposide ont un délai qui peut être plus court (2 ans).
	B -	F	1	
	C -	V	2	
	D -	V	3	
	E -	F	1	
	F -	F	1	

QCM 16	A -	F	1	Indications de l'hormonothérapie: cancers du sein, de la prostate et de l'endomètre (si métastatique).
	B -	V	3	
	C -	V	3	
	D -	F	1	
	E -	F	1	
	F -	V	1	
QCM 17	A -	V	2	2 grands types de thérapies ciblées: • Anticorps monoclonaux. • Inhibiteurs de tyrosine kinase.
	B -	F	2	
	C -	F	2	
	D -	F	2	
	E -	V	2	
QCM 18	A -	F	1	Principal effet secondaire des anti-EGFR: rash cutané.
	B -	F	1	
	C -	V	1	
	D -	F	1	
	E -	F	1	
	F -	F	1	
	G -	F	1	
	H -	F	1	
	I -	F	1	
	J -	F	1	
QCM 19	A -	F	2	L'anti-œstrogène le plus utilisé est le tamoxifène. Il permet de bloquer la fixation des œstrogènes sur leurs récepteurs.
	B -	F	2	
	C -	F	2	
	D -	V	2	
	E -	F	2	
QCM 20	A -	V	1	Critères de qualité des RCP: pluridisciplinarité, formalisation, exhaustivité, évaluation régulière de la RCP, compte rendu écrit et avis intégré au dossier médical. Tous les nouveaux cas de cancer doivent être présentés en RCP ainsi que tous les dossiers de patients nécessitant une modification substantielle de traitement.
	B -	V	1	
	C -	V	1	
	D -	V	1	
	E -	F	5	
	F -	V	1	
			200	**Total QCM**

	Réponses	Cotation	Commentaires, conseils et coaching
QROC 1	• Guérir • Le • Patient	8 1 1	Traitement curatif: traitement réalisé dans le but de guérir le patient.
QROC 2	• Exploration / Exploratoire	10	Aspect morphologique de la tumeur, bilan d'extension, réalisation de prélèvements,...
QROC 3	• Sein • Mélanome	5 5	La technique du ganglion sentinelle consiste à injecter un traceur dans la tumeur primitive, puis à identifier le 1er ganglion relais et en faire l'exérèse pour examen anatomopathologique. • S'il y a des cellules tumorales: curage ganglionnaire. • S'il est sain: évite la morbidité d'un curage.
QROC 4	• Fractionnement	10	Le fractionnement permet de protéger les tissus à renouvellement lent.
QROC 5	• Etalement	10	L'étalement permet de protéger les tissus à renouvellement rapide.
QROC 6	• Curiethérapie	10	La curiethérapie est une technique de radiothérapie qui consiste à placer des éléments radioactifs directement à l'intérieur de l'organisme, soit au contact de la tumeur (ex: curiethérapie endobronchique), soit dans la tumeur elle-même (ex: curiethérapie de prostate).
QROC 7	• Scanner • De • Centrage	5 1 4	Le scanner de centrage est indispensable dans le bilan pré-radiothérapie.
QROC 8	• Bléomycine	10	La bléomycine est un agent scindant, faisant partie des radiomimétiques.
QROC 9	• Docétaxel • Paclitaxel	5 5	Les taxanes sont des stabilisateurs du fuseau.
QROC 10	• Neuropathie • Périphérique	6 4	Retenir les principaux effets secondaires spécifiques des différentes classes de chimiothérapie.
QROC 11	• Cystite • Hémorragique • Cancer	3 3 4	Cyclophosphamide: toxicité vésicale ++. La survenue d'un cancer de vessie induit est très rare.

QROC 12	• Mesna	10	Le mesna (Uromitexan®) permet de limiter l'incidence des cystites hémorragiques lors d'une chimiothérapie par cyclophosphamide.
QROC 13	• Néphrotoxicité / Rénale • Neurotoxicité / Neurologique / Neuropathie • Ototoxicité / Surdité	4 3 3	Néphrotoxicité: nécrose tubulaire aiguë, insuffisance rénale chronique. Neurotoxicité: neuropathie périphérique. Ototoxicité: surdité de perception.
QROC 14	• Diarrhée • Mécanisme / Origine • Cholinergique	5 5	La diarrhée précoce est d'origine cholinergique. Elle peut être soulagée par l'administration d'atropine.
QROC 15	• 5-fluoro-uracile	10	Le vasospasme coronarien se traduit par un angor. Le 5-fluoro-uracile a une toxicité cardiaque aiguë.
QROC 16	• Bléomycine	10	Nécessité de réaliser des épreuves fonctionnelles respiratoires (**EFR**) dans le bilan pré-thérapeutique avant administration de bléomycine.
QROC 17	• FEVG • Par • Echocardiographie / Méthode • Transthoracique / Isotopique	4 3 3	Estimation de la FEVG (fraction d'éjection du ventricule gauche) par ETT ou par méthode isotopique.
QROC 18	• Conservation • Du • Sperme	5 1 4	A lieu au CECOS (Centre d'Etude et de Conservation des Œufs et du Sperme humains)
QROC 19	• Syndrome • Main • Pied	2 4 4	Effet secondaire du 5-fluoro-uracile, de la capecitabine.
QROC 20	• Insuffisance / Toxicité • Cardiaque	3 7	Les anticorps anti-HER2 sont employés dans les cancers du sein surexprimant HER2.
		200	**Total QROC**

FICHE DE SYNTHESE : POINTS CLES UE POUR MIEUX REPONDRE AUX QUESTIONS ISOLEES ET AUX DOSSIERS CLINIQUES PROGRESSIFS	
Titres	**Eléments à cocher lors des QCM Mots clés des QROC**
ZEROS	Connaître les principales contre-indications aux différents traitements du cancer. Distinguer les effets secondaires généraux et spécifiques des chimiothérapies. Ne pas oublier le bilan pré-thérapeutique.
Définition	**Traitement curatif**: traitement réalisé dans le but de guérir le patient. **Traitement palliatif**: traitement dont l'objectif est d'atténuer la douleur ou de soulager les symptômes d'une maladie. **Traitement néo-adjuvant**: traitement réalisé avant un geste curatif. **Traitement adjuvant**: traitement réalisé après un geste curatif. **Traitement de 1ère ligne**: 1er traitement réalisé dans le cadre d'un traitement non curatif.
Chirurgie	1er temps exploratoire (bilan d'extension, prélèvements, ligature des pédicules vasculaires), 2e temps curatif (exérèse monobloc de la tumeur avec marges saines +/- examen extemporané), envoi de la pièce opératoire en anapath. Technique du ganglion sentinelle: permet d'éviter la morbidité d'un curage ganglionnaire extensif s'il est sain. Chirurgie reconstructive: à visée esthétique (sein) ou fonctionnelle (ORL). La chirurgie peut être à visée diagnostique, thérapeutique curative ou palliative.
Radiothérapie	3 types: radiothérapie externe, curiethérapie, radiothérapie métabolique. La radiothérapie peut être employée dans des situations curatives ou palliatives. Effets secondaires aigus et chroniques. Scanner de centrage dans le bilan pré-thérapeutique.
Chimiothérapie	Effets systémiques: action sur la tumeur primitive et les métastases. Différentes classes et modes d'action: • Alkylants (moutardes azotées, oxazaphosphorines, sels de platine). • Inhibiteurs de la topoisomérase (ihibiteurs de la topoisomérase I, anthracyclines, étoposide). • Anti-métabolites. • Radiomimétique. • Alcaloïdes. • Taxanes.
Principaux effets secondaires et complications	**Chirurgie**: infection du site opératoire, hématome, douleur, fistule, insuffisance d'organe,... **Radiothérapie**: effets secondaires selon l'organe irradié (penser à tous les organes de voisinage). **Chimiothérapies**: effets secondaires généraux et spécifiques: • Généraux: pancytopénie, stérilité, alopécie, mucite, nausées-vomissements, diarrhée, asthénie, allergie, lyse tumorale. • Spécifiques: cardiomyopathie dilatée (anthracycline), cystite hémorragique (cyclophosphamide), neuropathie périphérique (alcaloïdes, taxanes, sels de platine),...
Hormonothérapie	Indications: cancers de la prostate, du sein, de l'endomètre. • **Sein**: dès que cancer hormonosensible à l'anapath. - Anti-œstrogènes (ex: tamoxifène) chez la femme non ménopausée, anti-aromatase (ex: anastrozole) chez la femme ménopausée. • **Prostate**: si cancer métastatique. - Castration chimique (analogue ou antagoniste de la LH-RH, anti-androgènes stéroïdien ou non stéroïdien) ou castration chirurgicale.
Thérapies ciblées	Agissent sur un mécanisme de prolifération tumorale particulier: ciblent spécifiquement les cellules tumorales → moins d'effets secondaires que les chimiothérapies. • Anticorps monoclonaux: anti-HER2, anti-EGFR, anti-VEGF. • Inhibiteurs de tyrosine kinase.
Réunion de concertation pluridisciplinaire	Fonctionnement formalisé. Pluridisciplinarité: au moins 3 spécialités différentes. Tous les nouveaux cas de cancer doivent être présentés en RCP ainsi que tous les dossiers de patients nécessitant une modification substantielle de traitement. Evaluation régulière de la qualité. Référentiels et réseaux. Compte-rendu écrit et avis intégré au dossier médical du patient.
Annonce	Consultation d'annonce dédiée avec le médecin référent. Le patient peut être accompagné d'une personne de confiance s'il le souhaite. **4 temps de l'annonce: médical, accompagnement soignant, soins de support, articulation avec la médecine de ville.** Information claire, loyale et appropriée, délivrée de façon progressive. Proposition d'un programme personnalisé de soins.

☑ J'inscris mes notes personnelles pour mieux progresser

UE questions isolées — Item 292

1 Enoncé

QCM 1 — **Quels sont les soins qui font partie des soins de support parmi ceux proposés ? (Jusqu'à 7 réponses)**

A - Prise en charge nutritionnelle
B - Chirurgie d'exérèse tumorale
C - Soutien psychologique
D - Chimiothérapie
E - Antalgiques
F - Prise en charge à 100%
G - Mise en place d'aides à domicile

QCM 2 — **Que recherche la radiographie de thorax effectuée juste après la pose d'un cathéter veineux central ?(Jusqu'à 5 réponses)**

A - Thrombose du cathéter
B - Pneumothorax
C - Pleurésie
D - Malposition du cathéter
E - Dissection aortique

QCM 3 — **A quelle posologie faut-il débuter généralement une titration de morphine par voie intraveineuse ? (1 réponse)**

A - Sulfate de morphine 0,01mg/kg en bolus puis dose de 0,1mg/5 minutes si EVA > 3
B - Sulfate de morphine 0,1mg/kg en bolus puis dose de 2mg/5 minutes si EVA > 3
C - Sulfate de morphine 1mg/kg en bolus puis dose de 10mg/5 minutes si EVA > 3
D - Sulfate de morphine 10mg/kg en bolus puis dose de 10mg/5 minutes si EVA > 3
E - Chlorhydrate de morphine 0,01mg/kg en bolus puis dose de 0,1mg/5 minutes si EVA > 3
F - Chlorhydrate de morphine 0,1mg/kg en bolus puis dose de 2mg/5 minutes si EVA > 3
G - Chlorhydrate de morphine 1mg/kg en bolus puis dose de 10mg/5 minutes si EVA > 3
H - Chlorhydrate de morphine10mg/kg en bolus puis dose de 10mg/5 minutes si EVA > 3

QCM 4 — **Quel est le facteur de conversion pour passer d'une dose de morphine par voie orale à la même dose par voie sous-cutanée ? (1 réponse)**

A - 5
B - 4
C - 3
D - 2
E - 1
F - 1/2
G - 1/3
H - 1/4
I - 1/5

QCM 5 — **Quel est le facteur de conversion pour passer d'une dose de morphine par voie intraveineuse à la même dose par voie orale ? (1 réponse)**

A - 5
B - 4
C - 3
D - 2
E - 1
F - 1/2
G - 1/3
H - 1/4
I - 1/5

QCM 6	Quels sont les paramètres qui permettent l'évaluer l'état nutritionnel d'un patient ? (Jusqu'à 5 réponses)
A -	Pourcentage de perte de poids
B -	Albuminurie
C -	CRP
D -	Evaluation des ingesta
E -	Albuminémie

QCM 7	Quel(s) est (sont) le(s) signe(s) biologique(s) d'un syndrome de lyse tumorale ? (Jusqu'à 6 réponses)
A -	Hyperkaliémie
B -	Elévation des LDH
C -	Hypophosphatémie
D -	Hyperuricémie
E -	Elévation de la créatininémie
F -	Hypercalcémie

QCM 8	Comment prévenir et traiter les vomissements aigus lors de l'administration d'une chimiothérapie fortement émétisante ? (Jusqu'à 5 réponses)
A -	Anxiolytique
B -	Corticoïdes
C -	Sétron
D -	Agoniste des récepteurs dopaminergiques D2
E -	Anti-neurokinine 1

QCM 9	Quel(s) est (sont) le(s) traitement d'une dyspnée avec encombrement bronchique chez un patient en phase terminale ? (Jusqu'à 7 réponses)
A -	Morphine
B -	Ventilation mécanique non invasive
C -	Limitation des apports hydriques
D -	Position demi-assise
E -	Scopolamine en injection sous-cutanée
F -	Intubation orotrachéale
G -	Rassurer le patient

QCM 10	Quelle(s) est (sont) la (les) action(s) qui est (sont) légalement possible(s) en France dans un contexte de cancer au stade palliatif terminal ? (Jusqu'à 5 réponses)
A -	Limitation des traitements médicamenteux
B -	Emploi d'un traitement dans l'intention de soulager le patient qui peut avoir pour effet indésirable de raccourcir la vie
C -	Arrêt des gestes invasifs
D -	Euthanasie
E -	Sédation pour soulager des souffrances incontrôlables

QROC 1	**Donnez les 2 caractéristiques essentielles de toute prise en charge en oncologie.** **Texte libre (2 mots)**
QROC 2	**Dans quelles circonstances sont prises les décisions thérapeutiques en cancérologie ?** **Texte libre (4 mots)**
QROC 3	**Quel acte est généralement à réaliser avant de pouvoir administrer une première cure de chimiothérapie ?** **Texte libre (4 mots)**
QROC 4	**Citez 3 antalgiques de pallier I appartenant à 3 classes différentes.** **Texte libre (3 mots)**
QROC 5	**Citez 2 antalgiques de palier II.** **Texte libre (2 mots)**
QROC 6	**A quelle dose d'oxycodone correspond 40mg de morphine ?** **Texte libre (1 mot)**
QROC 7	**Quels sont les 2 traitements à associer à une prescription de morphiniques pour limiter les effets secondaires ?** **Texte libre (2 mots)**
QROC 8	**Citez 2 médicaments co-antalgiques qui ont un effet dans les douleurs liées à des métastases osseuses.** **Texte libre (2 mots)**
QROC 9	**Quel est l'antidote des morphiniques, à utiliser en cas de surdosage ?** **Texte libre (1 mot)**
QROC 10	**Citez 3 traitements qui peuvent être employés en cas de métastases cérébrales symptomatiques.** **Texte libre (3 mots)**
QROC 11	**Quelle est la durée de la surveillance d'un patient atteint d'un cancer ?** **Texte libre (2 mots)**
QROC 12	**Comment s'appelle la principale loi qui pose les principes des soins palliatifs en France ?** **Texte libre (2 mots)**
QROC 13	**Avec quel produit réalise-t-on généralement les soins de bouche ?** **Texte libre (3 mots)**
QROC 14	**Par quel moyen un patient peut-il exprimer à l'avance ce qu'il désire, pour permettre aux soignants de connaître sa volonté dans un moment futur où il serait incapable de l'exprimer ?** **Texte libre (2 mots)**
QROC 15	**Quelle voie faut-il privilégier en première intention pour le traitement d'une dénutrition ?** **Texte libre (1 mot)**

2 Corrigé

		V F	Cotation	Commentaires, conseils et coaching
QCM 1	A -	V	1	Soins de support: ensemble des soins et soutiens nécessaires aux personnes malades tout au long de la maladie. Se font en association avec les traitements spécifiques contre le cancer. Comprennent la prise en charge antalgique, nutritionnelle, psychosociale.
	B -	F	3	
	C -	V	1	
	D -	F	2	
	E -	V	1	
	F -	V	1	
	G -	V	1	
QCM 2	A -	F	2	Après toute pose de cathéter central: radio de thorax indispensable. Recherche **pneumothorax iatrogène** et **mauvaise position du cathéter**.
	B -	V	2	
	C -	F	2	
	D -	V	2	
	E -	F	2	
QCM 3	A -	F	1	ZERO à la question si plus d'une réponse donnée. Sulfate de morphine = morphine orale. Chlorhydrate de morphine = morphine IV. **Titration de morphine IV: chlorhydrate de morphine 0,1mg/kg en bolus puis 2mg toutes les 5 minutes tant que EVA > 3.**
	B -	F	1	
	C -	F	1	
	D -	F	1	
	E -	F	1	
	F -	V	3	
	G -	F	1	
	H -	F	1	
QCM 4	A -	F	1	ZERO à la question si plus d'une réponse donnée. **Dose de morphine par voie sous-cutanée = dose de morphine per os divisée par 2**.
	B -	F	1	
	C -	F	1	
	D -	F	1	
	E -	F	1	
	F -	V	1	
	G -	F	1	
	H -	F	1	
	I -	F	1	
QCM 5	A -	F	1	ZERO à la question si plus d'une réponse donnée. **Dose de morphine par voie orale = dose de morphine IV multipliée par 3**.
	B -	F	1	
	C -	V	1	
	D -	F	1	
	E -	F	1	
	F -	F	1	
	G -	F	1	
	H -	F	1	
	I -	F	1	
QCM 6	A -	V	2	Toujours évaluer l'état nutritionnel d'un patient ayant un cancer. L'état nutritionnel est un facteur pronostique. Etat nutritionnel: poids, pourcentage de la perte de poids et cinétique, ingesta, albumine, pré-albumine, mesures anthropométriques.
	B -	F	2	
	C -	F	2	
	D -	V	2	
	E -	V	2	
QCM 7	A -	V	2	Libération de K^+ liée à la lyse cellulaire.
	B -	V	2	Le syndrome de lyse tumorale est fréquent dans les hémopathies.
	C -	F	2	**Hyper**phosphatémie.
	D -	V	1	L'hyperuricémie est proportionnelle à l'intensité de la lyse cellulaire.
	E -	V	1	Présence d'une insuffisance rénale aiguë.
	F -	F	2	**Hypo**calcémie.
QCM 8	A -	F	2	Agissent sur les vomissements **anticipatoires**.
	B -	V	2	Méthylprednisolone IV ou prednisolone PO.
	C -	V	2	Exemples de molécules: ondansétron, granisétron.
	D -	F	2	**Antagonistes** des récepteurs dopaminergiques D2.
	E -	V	2	DCI: aprépitant (Emend®).

QCM 9	A -	V	2	Pas de traitement trop invasif, disproportionné dans un contexte de fin de vie. Rassurer le patient, chambre au calme, position demi-assise. La morphine a une action sur la composante anxieuse qui accompagne la sensation d'étouffement. Pour l'encombrement: scopolamine en SC, limitation des apports hydriques pour diminuer les secrétions bronchiques.
	B -	F	1	
	C -	V	2	
	D -	V	1	
	E -	V	2	
	F -	F	1	
	G -	V	1	
QCM 10	A -	V	2	Lutte contre l'obstination déraisonnable. Principe du double effet. Arrêt des gestes invasifs ou qui occasionnent des douleurs en phase terminale. Zéro à la question si mis "vrai" à la proposition D: l'euthanasie active est interdite en France.
	B -	V	2	
	C -	V	2	
	D -	F	2	
	E -	V	2	
			100	**Total QCM**

	Réponses	Cotation	Commentaires, conseils et coaching
QROC 1	• Multidisciplinaire • Globale	5 5	Prise en charge en cancérologie: multidisciplinaire et globale.
QROC 2	• Réunion • De • Concertation • Pluridisciplinaire	3 3 4	Le dossier de tout cancer nouvellement diagnostiqué est discuté en RCP.
QROC 3	• Pose • D'une • Voie • Centrale	 5 5	Chambre (5) implantable (5) acceptée à la place de voie centrale. Permet de prévenir la toxicité veineuse périphérique.
QROC 4	• Paracétamol • 1 AINS parmi: ibuprofène, kétoprofène,... • Néfopam (Acupan®)	4 3 3	Retenir les DCI pour l'ECN.
QROC 5	• Tramadol • Codéine	5 5	Palier II = opioïdes faibles.
QROC 6	• 20mg	10	Passage morphine → oxycodone: cœfficient 1/2 20mg de morphine = 10mg d'oxycodone.
QROC 7	• Laxatif • Anti-émétique	5 5	Les laxatifs sont systématiques pour prévenir la constipation. Les anti-émétiques sont à donner en cas de nausées.
QROC 8	• Corticoïdes • Biphosphonates	5 5	Pour les douleurs liées à des métastases osseuses: antalgiques classiques + corticoïdes, biphosphonates, radiothérapie locale, immobilisation, vertébroplastie,...
QROC 9	• Naloxone	10	A prescrire en titration jusqu'à corriger la dépression respiratoire.
QROC 10	• Radiothérapie • Corticoïdes • Anti-épileptiques	3 3 4	Corticoïdes si œdème cérébral. Anti-épileptique si survenue de crises convulsives.
QROC 11	• A • Vie	2 8	Surveillance des cancers rapprochée au début, puis espacement progressif des consultations de suivi. Surveillance à vie généralement (récidive et effets secondaires tardifs).

QROC 12	• Loi • Léonetti	10	La loi Léonetti date de 2005. Elle pose les principes des soins palliatifs: lutte contre l'obstination déraisonnable, collégialité des décisions, principe du double effet,....
QROC 13	• Bicarbonate • De • Sodium	5 5	Les bains de bouche sont utiles pour prévenir / traiter les mucites d'origine iatrogène et pour lutter contre la sécheresse buccale dans un contexte de fin de vie.
QROC 14	• Directives • Anticipées	5 5	Les directives anticipées sont valables 3 ans.
QROC 15	• Orale •	10	Voie orale > voie entérale > voie parentérale.
		150	**Total QROC**

FICHE DE SYNTHESE : POINTS CLES UE POUR MIEUX REPONDRE AUX QUESTIONS ISOLEES ET AUX DOSSIERS CLINIQUES PROGRESSIFS	
Titres	**Eléments à cocher lors des QCM** **Mots clés des QROC**
ZEROS	Après toute pose de cathéter central: radio de thorax indispensable pour rechercher un pneumothorax iatrogène et vérifier la position du cathéter. L'euthanasie active est interdite en France.
Définitions	**Soins de support**: ensemble des soins et soutiens nécessaires à une personne malade tout au long de la maladie. **Soins palliatifs:** soins actifs, continus, évolutifs, coordonnés, multidisciplinaires, permettant une approche globale et personnalisée du patient en vue d'améliorer sa qualité de vie et son confort, face aux conséquences d'une maladie potentiellement mortelle. **Directives anticipées:** instructions écrites que donne par avance une personne majeure consciente, pour le cas où elle serait dans l'incapacité d'exprimer sa volonté. Elles permettront au médecin de connaître ses souhaits sur la possibilité de limiter ou d'arrêter les traitements.
Soins de support	**Douleur**: paliers I, II et III de l'OMS à savoir prescrire + co-antalgiques. **Dénutrition**: renutrition progressive par voie orale (si échec ou impossibilité: voie entérale > parentérale). **Nausées-vomissements**: • Antagonistes dopaminergiques D2 en interventionne. • Corticoïdes, anti-neurokinine 1 et sétrons en préventif (pour les vomissements induits par la chimiothérapie). • Anxiolytiques pour les vomissements anticipatoires. **Dyspnée-encombrement**: rassurer, demi-assis, morphine, scopolamine en SC si râles, limitation des apports hydriques. **Sécheresse buccale**: bains de bouche au bicarbonate de sodium.
Prise en charge psychosociale	Prise en charge à 100%, ALD 30. Soutien psychologique. Favoriser la réinsertion professionnelle après la rémission. Déclaration en maladie professionnelle si origine professionnelle.
Loi Léonetti (2005)	Lutte contre l'obstination déraisonnable. Principe du double effet. Collégialité des décisions de limitation ou d'arrêt de traitement. Directives anticipées. Respect de la volonté du patient.

UE questions isolées Item 293

1 Enoncé

QCM 1	Quelle est la définition d'une neutropénie ? (1 réponse)
	A - Polynucléaires neutrophiles < 100/mm^3 B - Polynucléaires neutrophiles < 200/mm^3 C - Polynucléaires neutrophiles < 500/mm^3 D - Polynucléaires neutrophiles < 1000/mm^3 E - Polynucléaires neutrophiles < 1500/mm^3 F - Polynucléaires neutrophiles < 2000/mm^3 G - Polynucléaires neutrophiles < 4000/mm^3
QCM 2	**Quel est le type de bactéries le plus souvent responsable d'infections chez le neutropénique ? (1 réponse)**
	A - Cocci Gram (+) B - Cocci Gram (-) C - Bacilles Gram (+) D - Bacilles Gram (-)
QCM 3	**Quel bilan doit-on réaliser de façon systématique devant une neutropénie fébrile chez un patient sous chimiothérapie pour un cancer solide ? (Jusqu'à 8 réponses)**
	A - Radio de thorax B - Hémocultures aéro-anaérobies répétées sur cathéter central C - NFS-plaquettes D - Scanner thoraco-abdomino-pelvien E - ECBU F - Hémocultures aéro-anaérobies répétées sur veine périphérique G - Ponction sternale pour myélogramme H - CRP
QCM 4	**Quelles sont les modalités de traitement d'une aplasie fébrile post-chimiothérapie avec signes de sepsis sévère ?(Jusqu'à 7 réponses)**
	A - Antibiothérapie par voie orale B - Remplissage vasculaire par sérum glucosé à 5% C - Traitement ambulatoire possible D - Antibiothérapie par perfusion sur la chambre implantable E - Antibiothérapie à large spectre F - Isolement de type contact G - Hospitalisation systématique H - Isolement protecteur
QCM 5	**Quels sont les antibiotiques généralement utilisés en probabiliste chez un patient avec neutropénie fébrile présentant un sepsis sévère, sans allergie médicamenteuse ? (Jusqu'à 6 réponses)**
	A - Aminoside B - Pipéracilline-tazobactam C - Pénicilline V D - Céphalosporine de 3ème génération par voie intraveineuse E - Macrolides F - Fosfomycine
QCM 6	**Quel antibiotique ajoute-on généralement en cas de suspicion d'infection sur cathéter ? (1 réponse)**
	A - Azithromycine B - Sulfaméthoxazole-triméthoprime C - Amoxicilline D - Ethambutol E - Vancomycine

QCM 7	**Quelle(s) est (sont) la (les) mesure(s) à prendre lors d'une agranulocytose aiguë médicamenteuse ? (Jusqu'à 5 réponses)**

A - Education du patient
B - Déclaration à la pharmacovigilance
C - Arrêt immédiat du médicament en cause
D - Reprise du médicament lors de la correction de la neutropénie
E - Courrier au médecin traitant

QCM 8	**Quelle(s) est (sont) la (les) mesure(s) à prendre lors d'une agranulocytose aiguë post-chimiothérapie ? (Jusqu'à 5 réponses)**

A - Arrêt définitif et contre-indication des molécules de chimiothérapie utilisées
B - Traitement préventif par facteurs de croissance lors des cures suivantes
C - Report de la cure suivante de chimiothérapie
D - Remise au patient d'une ordonnance de NFS à réaliser en cas de fièvre au domicile
E - Déclaration à la pharmacovigilance

QCM 9	**Vous recevez les résultats par fax de la NFS d'un patient suivi pour un cancer, ayant reçu une chimiothérapie il y a 15 jours. Ses neutrophiles sont à 1,2 G/L. Quelle est votre attitude dans l'immédiat ? (Jusqu'à 5 réponses)**

A - Faxer une ordonnance d'antibiotiques au patient
B - Appel du patient pour lui demander de prendre sa température
C - Appel du patient pour lui demander de faire des hémocultures au laboratoire
D - Hospitalisation immédiate
E - Appel du patient pour lui demander s'il présente des signes d'infection

QCM 10	**Que peut montrer un myélogramme dans une agranulocytose liée à des auto-anticorps suite à une prise médicamenteuse ? (Jusqu'à 5 réponses)**

A - Moelle pauvre
B - Absence de précurseurs de la lignée granuleuse
C - Disparition des mégacaryocytes
D - Disparition des érythroblastes
E - Moelle de richesse normale
F - Pseudo-blocage de la maturation au stade promyélocytaire

QROC 1	**Quand parle-t-on d'agranulocytose ?** **Texte libre (3 mots)**
QROC 2	**Quels sont les 2 mécanismes d'agranulocytose médicamenteuse ?** **Texte libre (2 mots)**
QROC 3	**Quand se situe le nadir des leucocytes dans une agranulocytose post-chimiothérapie ?** **Texte libre (1 mot)**
QROC 4	**Citez 3 médicaments qui donnent relativement fréquemment des agranulocytoses médicamenteuses isolées et brutales et nécessitent une surveillance par NFS.** **Texte libre (3 mots)**
QROC 5	**Citez 2 médicaments qui peuvent causer des aplasies médullaires accidentelles, hors chimiothérapies.** **Texte libre (2 mots)**
QROC 6	**Que peut-on voir au niveau de la cavité buccale en cas d'agranulocytose ?** **Texte libre (2 mots)**
QROC 7	**Quel traitement peut-on donner lors des cures de chimiothérapies suivantes après une neutropénie fébrile à visée préventive ?** **Texte libre (1 mot)**
QROC 8	**Quelle amine vasopressive est-il recommandé d'utiliser en cas de choc septique ?** **Texte libre (1 mot)**
QROC 9	**Quels sont les 2 éléments à rechercher en dehors de la neutropénie sur la NFS d'un patient en neutropénie suite à une chimiothérapie ?** **Texte libre (2 mots)**
QROC 10	**A quel type d'infection sont exposés les patients ayant une neutropénie prolongée ?** **Texte libre (2 mots)**

2 Corrigé

		V F	Cotation	Commentaires, conseils et coaching
QCM 1	A -	F	1	ZERO à la question si plus d'une réponse donnée. Neutropénie: PNN < 1500/mm^3 (< 1,5 G/L).
	B -	F	1	
	C -	F	1	
	D -	F	1	
	E -	V	4	
	F -	F	1	
	G -	F	1	
QCM 2	A -	V	4	ZERO à la question si plus d'une réponse donnée. Dans 60% des infections documentées, il s'agit de cocci Gram (+): staphylocoques, streptocoques. Mais le micro-organisme n'est pas retrouvé dans > 50% des cas.
	B -	F	2	
	C -	F	2	
	D -	F	2	
QCM 3	A -	V	1	Bilan biologique systématique: NFS, CRP. Bilan infectieux: hémocultures sur cathéter central et en périphérie, radio de thorax, ECBU +/- autre sur point d'appel. Myélogramme inutile si aplasie post-chimiothérapie.
	B -	V	1	
	C -	V	1	
	D -	F	2	
	E -	V	1	
	F -	V	1	
	G -	F	2	
	H -	V	1	
QCM 4	A -	F	1	L'antibiothérapie doit se faire par voie IV en cas de sepsis sévère. Le G5 n'est pas une solution de remplissage ! **Remplissage = sérum physiologique**. Hospitalisation systématique si sepsis sévère. Ne pas utiliser la chambre implantable tant qu'une infection de celle-ci n'est pas exclue. Antibiothérapie à large spectre car risque de mortalité élevé et bactéries potentielles multiples. Isolement protecteur du patient.
	B -	F	1	
	C -	F	1	
	D -	F	2	
	E -	V	1	
	F -	F	1	
	G -	V	1	
	H -	V	2	
QCM 5	A -	V	2	Dans la neutropénie fébrile: utiliser des antibiotiques à large spectre en probabiliste. [C3G IV ou pipéracilline-tazobactam] + aminoside
	B -	V	2	
	C -	F	1	
	D -	V	2	
	E -	F	1	
	F -	F	2	
QCM 6	A -	F	2	La vancomycine est active sur les bactéries Gram (+). C'est le traitement de référence des infections graves à staphylocoques résistants à la méticilline.
	B -	F	2	
	C -	F	2	
	D -	F	2	
	E -	V	2	
QCM 7	A -	V	2	Education sur les médicaments contre-indiqués. Mesure administrative: signalement à la pharmacovigilance car effet indésirable grave. Arrêt immédiat du / des médicament(s) suspect(s). Contre-indication définitive du médicament en cause. Information du médecin traitant.
	B -	V	2	
	C -	V	2	
	D -	F	2	
	E -	V	2	
QCM 8	A -	F	2	Effet secondaire prévisible, ne contre indique pas la prescription ultérieure des mêmes molécules. Report de la cure suivante de chimiothérapie pour que les PNN soient remontés. Ordonnance de NFS à réaliser si fièvre > 38°C et résultats à faxer en oncologie. Effet indésirable fréquent et prévisible: pas de déclaration.
	B -	V	2	
	C -	V	2	
	D -	V	2	
	E -	F	2	
QCM 9	A -	F	2	En cas de découverte de neutropénie sur une NFS: rechercher d'abord de la fièvre et des signes d'infection.
	B -	V	2	
	C -	F	2	
	D -	F	2	
	E -	V	2	
QCM 10	A -	F	2	Le myélogramme est systématique dans l'agranulocytose médicamenteuse immuno-allergique. Moelle de richesse normale (atteinte sélective de la lignée granuleuse). Si pseudo-blocage au stade de promyélocytes: évoque un début de reprise de la granulopoïèse, avec réapparition des PNN dans les jours suivants.
	B -	V	2	
	C -	F	1	
	D -	F	1	
	E -	V	2	
	F -	V	2	
			100	**Total QCM**

	Réponses	Cotation	Commentaires, conseils et coaching
QROC 1	• Polynucléaires • Neutrophiles • < 500/mm^3 (ou < 0,5 G/L)	2 2 6	Agranulocytose assimilée en pratique à neutropénie profonde. En théorie, agranulocytose = absence totale de PNN circulants.
QROC 2	• Immuno-allergique • Toxique	5 5	**Immuno-allergique**: nécessite un contact sensibilisant avec le médicament, agranulocytose isolée, dose-indépendante. **Toxique**: toxicité directe du médicament sur les précurseurs médullaires, pancytopénie, dose dépendante, délai prévisible.
QROC 3	• 10 jours	10	Nadir = seuil le plus bas des cellules après administration d'une molécule.
QROC 4	• Carbimazole • Carbamazépine • Clozapine	4 3 3	ZERO à la question si plus de 3 réponses données. Donnent des agranulocytoses immuno-allergiques.
QROC 5	2 au choix parmi: • Sulfamides (Bactrim®) • D-pénicillamine • Macrolides	 5 5 5	ZERO à la question si plus de 2 réponses données. Mécanisme toxique.
QROC 6	• Angine • Ulcéro-nécrotique	5 5	Examen de la cavité buccale à l'abaisse langue à toujours effectuer.
QROC 7	• G-CSF	10	Le G-CSF est le facteur de croissance granulocytaire. Il peut être utilisé lors des cures de chimiothérapie suivantes pour limiter la durée et la profondeur de la neutropénie.
QROC 8	• Noradrénaline	10	La noradrénaline a une action importante sur les récepteurs α, ce qui provoque une vasoconstriction qui s'oppose à la vasoplégie présente dans le choc septique.
QROC 9	• Anémie • Thrombopénie	5 5	Aplasie médullaire due aux chimiothérapies pouvant atteindre les 3 lignées et nécessiter une transfusion.
QROC 10	• Infections • Fongiques	10	Les infections fongiques (candidose, aspergillose invasive) surviennent surtout si la neutropénie est présente depuis plus de 10 jours.
		100	**Total QROC**

FICHE DE SYNTHESE : POINTS CLES UE POUR MIEUX REPONDRE AUX QUESTIONS ISOLEES ET AUX DOSSIERS CLINIQUES PROGRESSIFS	
Titres	**Eléments à cocher lors des QCM Mots clés des QROC**
ZEROS	Toute neutropénie fébrile est une urgence thérapeutique. Oubli de faire une NFS chez un patient se présentant pour syndrome infectieux dans un contexte de chimiothérapie récente. Oubli de l'arrêt du médicament causal si immuno-allergique.
Définitions	**Neutropénie**: polynucléaires neutrophiles < $1500/mm^3$. **Neutropénie profonde / agranulocytose**: PNN < $500/mm^3$. Risque infectieux très élevé si PNN < $100/mm^3$. **Nadir des leucocytes**: moment où les leucocytes sont au plus bas après une cure de chimiothérapie (≈ 10 jours).
Mécanismes d'agranulocytose	**Immuno-allergique**: • Nécessite un contact sensibilisant avec le médicament. • Agranulocytose brutale, isolée. • Dose-indépendante. **Toxique**: • Agranulocytose progressive (hypoplasie puis aplasie). • Cytopénies (atteinte possible des 3 lignées). • Dose-dépendante. • Délai prévisible après administration d'une chimiothérapie.
Etiologies	Immuno-allergique: carbimazole (antithyroïdien de synthèse), carbamazépine (anti-épileptique), clozapine (neuroleptique), Bactrim®,... Toxique: toutes les chimiothérapies + aplasies médicamenteuses accidentelles (sulfamides, macrolides, D-pénicillamine,...).
Clinique	Interrogatoire recherchant toutes les prises médicamenteuses. Résultat de la dernière NFS, notion de frissons. Prise de la température et recherche de signes de choc. Angine ulcéro-nécrotique. Recherche d'une porte d'entrée infectieuse: cathéter, endocardite, pneumopathie, infection urinaire, digestive,...
Examens complémentaires	NFS: quantifie la profondeur de la neutropénie + recherche anémie, thrombopénie. Ponction sternale pour myélogramme systématique hors chimiothérapie. Bilan infectieux si neutropénie fébrile: CRP, hémocultures sur voie centrale et en périphérie, ECBU, radio de thorax.
Traitement	Hospitalisation avec isolement protecteur si neutropénie fébrile après chimiothérapie ou agranulocytose immuno-allergique. **Neutropénie fébrile après chimio**: antibiothérapie probabiliste à large spectre, mesures de réanimation si besoin, G-CSF aux prochaines cures de chimio pour prévention. **Agranulocytose immuno-allergique**: arrêt du médicament et contre-indication, signalement à la pharmacovigilance et au médecin traitant.

UE questions isolées Item 294

1 Enoncé

QCM 1	Quelle est approximativement l'incidence annuelle des cancers chez l'enfant de moins de 15 ans ? (1 réponse)
A -	500 cas/an
B -	1000 cas/an
C -	1700 cas/an
D -	2700 cas/an
E -	3500 cas/an
F -	4800 cas/an
G -	6200 cas/an
H -	8700 cas/an
I -	10 000 cas/an
QCM 2	**Quels sont les cancers qui ont la plus forte incidence annuelle chez les enfants de moins de 15 ans ? (1 réponse)**
A -	Tumeurs du système nerveux central
B -	Neuroblastomes
C -	Tumeurs germinales
D -	Tumeurs malignes osseuses
E -	Mélanomes
F -	Tumeurs hépatiques
G -	Lymphomes
H -	Leucémies aiguës
I -	Tumeurs rénales
J -	Sarcomes des tissus mous
QCM 3	**Quelle(s) étiologie(s) évoquez-vous devant la découverte d'une masse abdominale chez un enfant de 4 ans ? (Jusqu'à 8 réponses)**
A -	Néphroblastome
B -	Leucémie
C -	Gliome
D -	Sarcome d'Ewing
E -	Hépatoblastome
F -	Lymphome de Burkitt
G -	Craniopharyngiome
H -	Neuroblastome
QCM 4	**Quelle(s) est (sont) la (les) particularité(s) thérapeutique(s) des cancers de l'enfant ? (Jusqu'à 6 réponses)**
A -	Place très importante de la radiothérapie
B -	Soutien psychologique proposé à l'enfant et à sa famille
C -	Grande chimiosensibilité des cancers
D -	Etablissement d'un projet d'accueil individualisé pour permettre une scolarité adaptée
E -	Annonce du diagnostic uniquement aux parents
F -	Proposition de participation à un essai thérapeutique avec consentement spécifique
QCM 5	**Quel(s) est (sont) le(s) signe(s) en relation avec des métastases d'un neuroblastome ? (Jusqu'à 6 réponses)**
A -	Exophtalmie
B -	Nodules cutanés bleutés
C -	Douleurs osseuses
D -	Ecchymoses périorbitaires
E -	Hypertension artérielle
F -	Syndrome opso-myoclonique

QCM 6	**Quel(s) est (sont) le(s) signe(s) qui peut (peuvent) révéler un néphroblastome ? (Jusqu'à 6 réponses)**
A -	Masse abdominale
B -	Hypertension artérielle
C -	Boiterie
D -	Hématurie macroscopique
E -	Syndrome opso-myoclonique
F -	Douleurs abdominales

QCM 7	**Quel(s) est (sont) le(s) facteur(s) de mauvais pronostic dans les neuroblastomes ? (Jusqu'à 5 réponses)**
A -	Age de l'enfant < 1 an
B -	Amplification de l'oncogène N-myc
C -	Stade métastatique
D -	Age de l'enfant > 18 mois
E -	Forme thoracique

QCM 8	**Quels sont les examens nécessaires au bilan lors de la découverte d'un néphroblastome ? (Jusqu'à 7 réponses)**
A -	Echographie abdominale
B -	Scintigraphie à la MIBG
C -	Radio de thorax
D -	Scanner abdominal
E -	Biopsie tumorale pour examen histologique
F -	Uroscanner
G -	Biopsie ostéo-médullaire

QCM 9	**Quel est le premier site de métastases pour les néphroblastomes ? (1 réponse)**
A -	Ganglions
B -	Os
C -	Cerveau
D -	Poumon
E -	Foie

QCM 10	**Quel est le cancer d'organe solide ayant la plus forte incidence chez l'enfant de moins de 15 ans ? (1 réponse)**
A -	Tumeurs du système nerveux central
B -	Mélanome
C -	Neuroblastome
D -	Sarcomes des tissus mous
E -	Néphroblastome
F -	Tumeurs malignes osseuses
G -	Tumeurs germinales
H -	Tumeurs hépatiques
I -	Rétinoblastome

QROC 1	En quelle position se situent les décès par cancers parmi les causes de décès des enfants de 0 à 15 ans ? Texte libre (1 mot)
QROC 2	Quel est le gène dont la mutation prédispose à la forme héréditaire du rétinoblastome ? Texte libre (1 mot)
QROC 3	Quel syndrome de prédisposition génétique aux cancers est lié à la mutation du gène p53 ? Texte libre (3 mots)
QROC 4	Quel est le produit dont l'exposition *in utero* prédispose aux cancers du vagin chez les fœtus de sexe féminin ? Texte libre (1 mot)
QROC 5	De quel type de cancers la trisomie 21 augmente-elle de façon importante le risque relatif ? Texte libre (2 mots)
QROC 6	Quels sont les 2 signes cliniques qui doivent faire évoquer un rétinoblastome chez un nourrisson ? Texte libre (2 mots)
QROC 7	Dans quelle tumeur abdominale retrouve-t-on fréquemment de fines calcifications sur la radio d'abdomen sans préparation ? Texte libre (1 mot)
QROC 8	Quel est le nom du syndrome caractérisé par des hématomes périorbitaire bilatéraux dans le cadre d'un neuroblastome ? Texte libre (3 mots)
QROC 9	Quel est le nom du syndrome caractérisé par une hépatomégalie majeure dans le neuroblastome du nourrisson ? Texte libre (3 mots)
QROC 10	Quel dosage doit-on demander pour conforter le diagnostic de neuroblastome ? Texte libre (4 mots)
QROC 11	Quel est le siège préférentiel des tumeurs cérébrales chez l'enfant ? Texte libre (2 mots)
QROC 12	Que vous évoque le tableau clinique suivant: vomissements en jet matinaux et augmentation récente du périmètre crânien ? Texte libre (2 mots)
QROC 13	Quel est le type de leucémie aiguë le plus fréquent chez l'enfant ? Texte libre (1 mot)
QROC 14	Quel est le pourcentage de blastes au myélogramme qui définit la leucémie aiguë selon l'OMS ? Texte libre (1 mot)
QROC 15	Quel est approximativement le pourcentage des neuroblastomes qui sont métastatiques au moment du diagnostic ? Texte libre (1 mot)

2 Corrigé

		V F	Cotation	Commentaires, conseils et coaching
QCM 1	A -	F	1	ZERO à la question si plus d'une réponse donnée. Données de l'INCa. 1700 nouveaux cas de cancers annuels chez les enfants de moins de 15 ans.
	B -	F	1	
	C -	V	2	
	D -	F	1	
	E -	F	1	
	F -	F	1	
	G -	F	1	
	H -	F	1	
	I -	F	1	
QCM 2	A -	F	1	ZERO à la question si plus d'une réponse donnée. Les hémopathies malignes représentent les cancers les plus fréquents chez l'enfant. Leucémies aiguës ≈ 30% des cancers de l'enfant de moins de 15 ans. Incidence ≈ 500 nouveaux cas/an.
	B -	F	1	
	C -	F	1	
	D -	F	1	
	E -	F	1	
	F -	F	1	
	G -	F	1	
	H -	V	1	
	I -	F	1	
	J -	F	1	
QCM 3	A -	V	2	Masse intra-péritonéale: lymphome de Burkitt, hépatoblastome. Masse rétro-péritonéale: neuroblastome, néphroblastome.
	B -	F	1	
	C -	F	1	
	D -	F	1	
	E -	V	1	
	F -	V	1	
	G -	F	1	
	H -	V	2	
QCM 4	A -	F	1	Indications de la radiothérapie restrictives en raison du risque de séquelles. Annonce du diagnostic aux parents et à l'enfant dans un langage adapté à son niveau de compréhension. Grande place de la chimiothérapie dans les cancers de l'enfant (seule ou en néo-adjuvant avant la chirurgie).
	B -	V	2	
	C -	V	2	
	D -	V	2	
	E -	F	1	
	F -	V	2	
QCM 5	A -	V	2	Signes liés à des métastases dans les neuroblastomes de l'enfant: envahissement ostéo-médullaire avec douleurs osseuses, hématome périorbitaire bilatéral. Signes liés à des métastases dans les neuroblastomes du nourrisson: hépatomégalie majeure, envahissement sous-cutané avec nodules bleutés enchâssés dans le derme. Le syndrome opso-myoclonique est un syndrome paranéoplasique.
	B -	V	2	
	C -	V	2	
	D -	V	2	
	E -	F	1	
	F -	F	1	
QCM 6	A -	V	1	Signes pouvant révéler un néphroblastome: masse abdominale, hypertension artérielle, hématurie, douleurs abdominales. Le syndrome opso-myoclonique est un syndrome paranéoplasique du **neuro**blastome.
	B -	V	2	
	C -	F	2	
	D -	V	2	
	E -	F	2	
	F -	V	1	
QCM 7	A -	F	2	Facteurs de bon pronostic: âge < 1 an, stade localisé, forme thoracique, syndrome de Pepper. Facteurs de mauvais pronostic: âge > 18 mois, amplification de N-myc, stade métastatique.
	B -	V	2	
	C -	V	2	
	D -	V	2	
	E -	F	2	
QCM 8	A -	V	1	Echographie: examen de 1ère intention pour étudier une masse abdominale.
	B -	F	2	Scintigraphie à la MIBG: pour détecter les métastases de **neuro**blastome.
	C -	V	2	Pour recherche de métastases pulmonaires.
	D -	V	1	Bilan morphologique précis de la tumeur
	E -	F	2	Pas de biopsie dans les néphroblastomes: risque de dissémination élevé.
	F -	V	1	Etude de la fonction du rein controlatéral avant la néphrectomie.
	G -	F	1	

QCM 9	A -	F	2	1er site métastatique des néphroblastomes = poumon.
	B -	F	2	
	C -	F	2	
	D -	V	2	
	E -	F	2	
QCM 10	A -	V	2	ZERO à la question si plus d'une réponse donnée. Les tumeurs du système nerveux central sont les cancers d'organe solide les plus fréquents chez l'enfant de moins de 15 ans. Incidence ® 400 nouveaux cas/an.
	B -	F	1	
	C -	F	1	
	D -	F	1	
	E -	F	1	
	F -	F	1	
	G -	F	1	
	H -	F	1	
	I -	F	1	
			100	**Total QCM**

	Réponses	Cotation	Commentaires, conseils et coaching
QROC 1	• 4ème position	10	Le cancer est la 4ème cause de décès chez les 0-15 ans.
QROC 2	• Rb	10	Le gène Rb est un gène suppresseur de tumeur.
QROC 3	• Syndrome • De • Li-Fraumeni	10	Prédispose au développement de plusieurs types de cancer. ® 50% de risque d'avoir développé un cancer à 30 ans.
QROC 4	• Distilbène® / Diéthylstilbestrol	10	La prise de Distilbène® par la mère pendant la grossesse entrainait un risque accru de cancer du vagin chez les filles ainsi que des malformations génitales. Sa prescription est interdite en France depuis 1977.
QROC 5	• Leucémies • Aiguës	7 3	La trisomie 21 entraine un risque de leucémie aiguë 20 fois supérieur à la population générale.
QROC 6	• Leucocorie • Strabisme	5 5	Le rétinoblastome survient essentiellement avant l'âge de 2 ans. Il peut être unilatéral (le plus fréquemment) ou bilatéral (forme héréditaire).
QROC 7	• Neuroblastome	10	La présence d'une masse abdominale avec de fines calcifications à l'ASP est évocatrice de neuroblastome.
QROC 8	• Syndrome • De • Hutchinson	10	Syndrome de Hutchinson: ecchymoses périorbitaires et exophtalmie.
QROC 9	• Syndrome • De • Pepper	10	Syndrome de Pepper: hépatomégalie majeure liée à l'envahissement hépatique.
QROC 10	• Dosage • Des • Catécholamines • Urinaires	5 5	Elevées en cas de neuroblastome. Comprennent l'acide homovanylique, l'acide vanyl-mandilique et la dopamine.
QROC 11	• Fosse • Postérieure	5 5	La majorité des tumeurs cérébrales de l'enfant sont situées dans la fosse postérieure, contrairement à l'adulte.

QROC 12	• Hypertension • Intracrânienne	5 5	Autres signes possibles: céphalées, fontanelle antérieure bombante.
QROC 13	• Lymphoblastique	10	Les leucémies aiguës lymphoblastiques représentent 80% des leucémies aiguës de l'enfant. Chez l'adulte, les leucémies aiguës myéloïdes sont plus fréquentes.
QROC 14	• > 20%	10	Une infiltration blastique au myélogramme > 20% pose le diagnostic de leucémie aiguë.
QROC 15	• 50% • Réponse entre 40 et 60% acceptée	10	Sites métastatiques fréquents du neuroblastome: moelle osseuse, os, foie, peau.
		150	**Total QROC**

FICHE DE SYNTHESE : POINTS CLES UE POUR MIEUX REPONDRE AUX QUESTIONS ISOLEES ET AUX DOSSIERS CLINIQUES PROGRESSIFS	
Titres	**Eléments à cocher lors des QCM Mots clés des QROC**
Epidémiologie	Cancers les plus fréquents chez l'enfant de 0 à 15 ans (par ordre décroissant): **leucémies aiguës, tumeurs du SNC, lymphomes, neuroblastome**, sarcomes des tissus mous, néphroblastome, tumeurs osseuses (ostéosarcome, sarcome d'Ewing), tumeurs germinales, rétinoblastome. 1700 cas de cancers par an chez l'enfant. 50% des cancers surviennent avant l'âge de 5ans. Légère prédominance masculine.
Etiologies	Sporadiques +++. Syndromes de prédisposition génétique. Facteurs environnementaux: radiations ionisantes, exposition *in utero* au Distilbène®, EBV,...
Clinique	Retard de croissance staturo-pondéral. Signes selon l'organe: douleurs osseuses, boiterie, hématurie, masse abdominale, dyspnée, céphalées, déficit neurologique, leucocorie, adénopathie,...
Examens complémentaires	Bilan biologique standard. En 1ère intention: radio de thorax, abdomen sans préparation, échographie. Selon l'organe: scanner, IRM. Hémopathies: myélogramme, biopsie ostéo-médullaire. Neuroblastome: dosage des catécholamines urinaires des 24h, scintigraphie à la MIBG. Pour tous les cancers d'organe solide: biopsie tumorale (sauf néphroblastome).
Traitement	Annonce du diagnostic **aux 2 parents et à l'enfant** avec un langage adapté. Réunion de concertation pluridisciplinaire, programme personnalisé de soins, **projet d'accueil individualisé**, accord parental de soins, autorisation de participation à un essai thérapeutique. Grande chimiosensibilité des tumeurs (chimio seule ou en néo-adjuvant). Suivie d'une chirurgie d'exérèse (selon organe).
Complications	Penser aux effets secondaires à long terme des traitements (cf. item 291). Surveillance pour la récidive et la tolérance des traitements.
Survie à 5 ans	Au moins 75% de guérison (meilleur pronostic que les cancers de l'adulte).
Neuroblastome	Terrain: 1 an à 6 ans. Localisations: rétro-péritonéale ++ (médullosurrénale, chaîne para-vertébrale), thoracique, cervicale,... Métastases fréquentes au moment du diagnostic (os, foie, derme). Bilan: catécholamines urinaires des 24h (HVA, VMA, dopamine), fines calcifications à l'ASP, TDM/IRM, scintigraphie à la MIBG, biopsie tumorale, biopsie ostéo-médullaire.
Néphroblastome	Terrain: 6 mois à 5 ans. Clinique: masse abdominale, HTA, hématurie. Bilan: échographie, uroscanner, radio de thorax, catécholamines urinaires (-).

UE questions isolées Item 295

1 Enoncé

QCM 1	**Vous recevez en consultation Mr A., âgé de 63 ans, pour dysphonie évoluant depuis 2 mois. Il fume 30 cigarettes par jour depuis l'âge de 18 ans. Cela fait déjà plusieurs années que sa voix est rauque et grave, son enrouement s'est progressivement aggravé depuis 2 mois. Il ne signale pas d'autres symptômes. L'examen de la cavité buccale à l'abaisse-langue est normal. Quelles sont les étiologies parmi celles proposées qui peuvent expliquer la dysphonie chez ce patient ? (Jusqu'à 8 réponses)**
A - Laryngite chronique liée au tabagisme B - Hypothyroïdie C - Laryngite bactérienne D - Polype des cordes vocales E - Cancer glottique F - Paralysie laryngée unilatérale G - Cancer du larynx H - Cancer de l'oropharynx I - Cancer de l'hypopharynx J - Cancer du nasopharynx	
QCM 2	**Quels sont les 2 examens complémentaires à faire en première intention pour explorer la dysphonie chez ce patient ? (2 réponses)**
A - Pan-endoscopie des voies aéro-digestives supérieures avec biopsies éventuelles B - Laryngoscopie indirecte au miroir C - Nasofibroscopie avec fibroscopie pharyngo-laryngée D - Laryngoscopie directe en suspension E - Stroboscopie	
QCM 3	**Quels sont les cancers ORL qui ont une forte lymphophilie et s'accompagnent fréquemment d'adénopathies métastatiques ? (Jusqu'à 6 réponses)**
A - Cancer glottique B - Cancer de l'ethmoïde C - Cancer de la cavité buccale D - Cancer de l'hypopharynx E - Cancer de l'amygdale F - Cancer du cavum	
QCM 4	**On retrouve chez Mr A. une tumeur de la corde vocale droite avec persistance de la mobilité de la corde vocale, de stade T1N0M0. La réunion de concertation pluridisciplinaire propose un traitement par radiothérapie externe. Quelles peuvent en être les complications précoces ? (Jusqu'à 6 réponses)**
A - Mucite B - Dénutrition C - Ostéoradionécrose de la mandibule D - Radiodermite E - Fibrose cutanée F - Cancers radio-induits des organes irradiés	
QCM 5	**Si Mr A. avait eu un cancer des cordes vocales de stade T4, avec décision thérapeutique de chimiothérapie néo-adjuvante suivie d'un traitement chirurgical carcinologique, quels auraient été les effets potentiels attendus de la chimiothérapie ? (Jusqu'à 5 réponses)**
A - Allonger la survie B - Permettre un geste chirurgical plus conservateur C - Diminuer le risque de récidive D - Eliminer les micro-métastases potentielles E - Réduire le volume tumoral	

QCM 6	**Quelles sont les complications possibles de cette chirurgie (laryngectomie et curage ganglionnaire) ? (Jusqu'à 7 réponses)**
A -	Hypothyroïdie séquellaire
B -	Troubles de la phonation
C -	Dysphagie
D -	Lymphœdème cervical
E -	Douleurs cervicales
F -	Hyposialie
G -	Trachéostomie provisoire ou définitive

QCM 7	**Si Mr A. avait présenté un tableau clinique de dysphagie progressive, concernant d'abord les solides, accompagnée d'amaigrissement, quelles peuvent être les étiologies possibles ? (Jusqu'à 8 réponses)**
A -	Cancer du nasopharynx
B -	Cancer de l'oropharynx
C -	Cancer de l'hypopharynx
D -	Cancer du larynx sus-glottique
E -	Cancer du larynx glottique
F -	Cancer du larynx sous-glottique
G -	Cancer de l'œsophage
H -	Cancer de la langue mobile

QCM 8	**Quel(s) est (sont) l' (les) examen(s) complémentaire(s) systématique(s) devant la découverte d'un cancer de l'oropharynx ? (Jusqu'à 4 réponses)**
A -	Cytoponction ganglionnaire
B -	Scanner thoraco-abdomino-pelvien sans et avec injection
C -	Pan-endoscopie des voies aéro-digestives supérieures
D -	IRM cérébrale sans et avec injection
E -	Scintigraphie osseuse
F -	Scanner cervico-facial sans et avec injection

QCM 9	**Quelles explorations peut-on réaliser dans le bilan d'une adénopathie cervicale isolée sans primitif retrouvé à l'examen ORL ? (Jusqu'à 12 réponses)**
A -	Sérologie *Bartonella hanselae*
B -	PCR EBV
C -	Echographie thyroïdienne
D -	NFS, frottis sanguin, dosage des LDH
E -	Sérologie *Toxoplasma gondii*
F -	MNI-test
G -	IRM cérébrale
H -	Biopsie des glandes salivaires accessoires
I -	Sérologie VIH
J -	Pan-endoscopie des VADS
K -	Test de détection de l'interféron gamma
L -	Cervicotomie exploratrice pour biopsie-exérèse ganglionnaire

QCM 10	**Quels sont les cancers ORL qui peuvent se manifester par une otalgie réflexe ? (Jusqu'à 5 réponses)**
A -	Cancer de l'hypopharynx
B -	Cancer de l'amygdale
C -	Cancer du larynx
D -	Cancer de l'ethmoïde
E -	Cancer de l'oropharynx

QCM 11	**Quelle est la localisation la plus fréquente des cancers de l'hypopharynx ? (1 réponse)**
A -	Région rétro-crico-aryténoïdienne
B -	Paroi pharyngée postérieure
C -	Sinus piriforme
D -	Aucune des régions proposées n'est la bonne.

QCM 12	**Quels sont les cancers qui ont comme facteurs de risque à la fois l'alcool et le tabac ? (Jusqu'à 5 réponses)**
A -	Cancer de l'ethmoïde
B -	Cancer de la cavité buccale
C -	Cancer de l'oropharynx
D -	Cancer de l'hypopharynx
E -	Cancer du larynx

QCM 13	**Question d'épidémiologie: Quel est approximativement le sex ratio pour les cancers ORL ? (1 réponse)**

A - H/F = 9/1
B - H/F = 4/1
C - H/F = 1
D - H/F = 1/4
E - H/F = 1/9

QCM 14	**Quel(s) virus peut (peuvent) être impliqué(s) dans l'oncogenèse des cancers ORL ? (Jusqu'à 3 réponses)**

A - Virus influenza
B - Herpes simplex virus
C - Virus varicelle zona
D - Cytomégalovirus
E - Human papillomavirus
F - Virus ourlien

QCM 15	**Quel(s) est (sont) le(s) facteur(s) de risque professionnel(s) reconnu(s) de cancer de l'ethmoïde ? (Jusqu'à 6 réponses)**

A - Amiante
B - Benzène
C - Chrome
D - Plomb
E - Poussières de bois
F - Solvants organiques

QCM 16	**Quels sont les signes fonctionnels présents de façon typique dans les cancers de l'ethmoïde ? (Jusqu'à 7 réponses)**

A - Exophtalmie unilatérale
B - Epistaxis récidivante
C - Otite séreuse
D - Obstruction nasale
E - Otalgie réflexe
F - Rhinorrhée mucopurulente
G - Céphalées

QCM 17	**Le cancer de l'ethmoïde est reconnu comme maladie professionnelle indemnisable. Quels sont les avantages de cette déclaration pour le patient ? (Jusqu'à 5 réponses)**

A - Exonération du ticket modérateur
B - Indemnités journalières de 50% du salaire pendant toute la durée de l'arrêt de travail
C - Carte d'invalidité
D - Tiers payant
E - Versement d'une rente si incapacité permanente partielle ≥ 20%

QCM 18	**Quelles sont les régions ou les populations dans lesquelles le risque de cancer du cavum est le plus élevé ? (Jusqu'à 5 réponses)**

A - Japon
B - Asie du Sud-Est
C - Europe du Nord
D - Inuits
E - Etats Unis d'Amérique
F - Europe de l'Est
G - Maghreb

QCM 19	**Quelle(s) est (sont) la (les) proposition(s) exacte(s) concernant le cancer du cavum ? (Jusqu'à 4 réponses)**

A - Il est une cause relativement fréquente d'épistaxis chez l'adolescent.
B - La dissémination lymphatique et hématogène est très rare.
C - C'est un cancer de bon pronostic.
D - Il peut s'accompagner d'une surdité de perception unilatérale.
E - Le TEP-scan est un examen systématique pour le bilan d'extension.
F - Le traitement est presque toujours chirurgical.

QCM 20	**Quels sont les examens systématiques du bilan d'extension d'un cancer du cavum ? (Jusqu'à 5 réponses)**

A - Scanner cervico-facial sans et avec injection
B - Pan-endoscopie des voies aériennes supérieures
C - Panoramique dentaire
D - IRM du cavum
E - Radiographies du squelette

QROC 1	Quel est le type histologique le plus fréquent des cancers du cavum ? Texte libre (2 mots)
QROC 2	Quel est le principal facteur de risque des cancers du cavum ? Texte libre (1 mot)
QROC 3	Comment sera le test de Weber dans le bilan audiométrique d'un cancer du cavum ? Texte libre (4 mots)
QROC 4	Comment sera le test de Rinne dans le bilan audiométrique d'un cancer du cavum ? Texte libre (1 mot)
QROC 5	Que retrouve-t-on à l'otoscopie dans un cancer du cavum ? Texte libre (3 mots)
QROC 6	Que dose-t-on dans le bilan de suivi d'un cancer du cavum ? Texte libre (4 mots)
QROC 7	Quel est le type histologique le plus fréquent des cancers de l'ethmoïde ? Texte libre (1 mot)
QROC 8	Quel examen ophtalmologique doit-on effectuer dans le cas d'un cancer de l'ethmoïde avec envahissement orbitaire ? Texte libre (3 mots)
QROC 9	Quel examen permettra de confirmer le diagnostic d'une tumeur maligne de l'ethmoïde ? Texte libre (2 mots)
QROC 10	Quelles sont les 2 mesures thérapeutiques associées spécifiques des cancers ORL indispensables pour la radiothérapie ? Texte libre (4 mots)
QROC 11	Calculer la consommation d'alcool de Mr A. sachant qu'il boit chaque jour 30cL de whisky à 40° et 1L de vin à 12°. Texte libre (1 mot)
QROC 12	Quelles sont les 3 principales comorbidités à rechercher chez un patient alcoolo-tabagique chez qui on vient de découvrir un cancer ORL ? Texte libre (3 mots)
QROC 13	Quel type histologique de cancer, autre que le carcinome épidermoïde, peut être retrouvé dans les cancers de l'amygdale ? Texte libre (1 mot)
QROC 14	Quelles sont les 2 causes de dyspnée laryngée dans un cancer de l'hypopharynx loco-régionalement avancé ? Texte libre (4 mots)
QROC 15	Quel traitement non carcinologique doit être systématique après un traitement chirurgical curatif d'un cancer du larynx ou de l'hypopharynx de taille importante ? Texte libre (1 mot)
QROC 16	Citer 2 caractéristiques cliniques d'une ulcération de la cavité buccale faisant évoquer un cancer. Texte libre (2 mots)
QROC 17	Quelle lésion tumorale bénigne peut apparaître sur les cordes vocales suite à un forçage vocal prolongé ? Texte libre (1 mot)
QROC 18	Quelle lésion tumorale bénigne peut apparaître sur les cordes vocales suite à un reflux gastro-œsophagien ? Texte libre (1 mot)
QROC 19	Quel examen permet de détecter des tumeurs bénignes des cordes vocales qui ne sont pas visibles en endoscopie ? Texte libre (1 mot)
QROC 20	Dans le cancer du cavum, quelle est la structure anatomique dont l'envahissement constitue un facteur pronostique très péjoratif ? Texte libre (3 mots)

2 Corrigé

		V F	Cotation	Commentaires, conseils et coaching
QCM 1	A -	V	1	Fréquente chez les fumeurs, explique la dysphonie ancienne.
	B -	F	1	Pas de contexte de pathologie endocrinienne ni symptômes évocateurs d'hypothyroïdie.
	C -	F	1	Le tableau est chronique et non aigu: ce n'est pas une infection bactérienne.
	D -	V	1	Polype: tumeur bénigne favorisée par le tabac.
	E -	V	1	Localisation la plus fréquente des tumeurs du larynx, dysphonie ++.
	F -	F	1	La voix serait soufflée ou bitonale en cas de paralysie laryngée et non rauque.
	G -	V	1	**" <u>Toute dysphonie chez un fumeur = cancer jusqu'à preuve du contraire.</u> "**
	H -	F	1	1ers symptômes = gêne pharyngée + dysphagie haute.
	I -	F	1	1ers symptômes = gêne pharyngée + dysphagie haute.
	J -	F	1	Pas de dysphonie dans les cancers du cavum.
QCM 2	A -	F	1	Privilégier les examens non invasifs pour le 1er bilan diagnostique. La pan-endoscopie fait partie du bilan d'extension et se fait sous anesthésie générale.
	B -	V	3	Visualise bien les cordes vocales.
	C -	V	4	Permet d'observer les voies ORL, réalisable en consultation .
	D -	F	1	Examen invasif, pour confirmation.
	E -	F	1	Utile pour les tumeurs bénignes.
QCM 3	A -	F	1	Les cancers limités au plan glottique sont rarement métastatiques.
	B -	F	1	Les adénopathies cervicales sont rares. Il peut y avoir des métastases à distance.
	C -	V	2	La majorité des carcinomes épidermoïdes des VADS est assez lymphophile (sauf pour les tumeurs limitées au plan glottique).
	D -	V	2	
	E -	V	2	Forte lymphophilie des cancers du cavum et dissémination hématogène fréquente.
	F -	V	2	
QCM 4	A -	V	3	Mucite = complication fréquente de la radiothérapie pour les cancers ORL.
	B -	V	2	Possible si douleurs locales, diminution des apports caloriques, inflammation, mucite,...
	C -	F	1	Complication tardive.
	D -	V	2	Erythème localisé aux zones irradiées.
	E -	F	1	Apparait de façon tardive.
	F -	F	1	Complication tardive, survenant plusieurs années après.
QCM 5	A -	V	2	
	B -	V	2	
	C -	V	2	Ce sont tous des effets bénéfiques attendus d'une chimiothérapie néo-adjuvante.
	D -	V	2	
	E -	V	2	
QCM 6	A -	F	1	Complication de la radiothérapie.
	B -	V	2	Et donc nécessité d'orthophonie.
	C -	F	1	Pas d'atteinte du pharynx.
	D -	V	2	Complication du curage.
	E -	V	1	Complication du curage .
	F -	F	1	Complication de la radiothérapie.
	G -	V	2	Information du patient pré-opératoire importante +++.
QCM 7	A -	F	1	Le cancer du cavum s'accompagne de signes otologiques, rhinologiques et neurologiques.
	B -	V	1	Tableau de gêne pharyngée et dysphagie haute.
	C -	V	2	L'hypopharynx est situé entre l'oropharynx et l'œsophage, même tableau.
	D -	V	1	Seules les tumeurs sus-glottiques peuvent s'accompagner, souvent tardivement, de dysphagie.
	E -	F	1	
	F -	F	1	Les cancers sous-glottiques peuvent entraîner une dyspnée laryngée.
	G -	V	2	Tableau de dysphagie organique, d'origine digestive.
	H -	F	1	Glossodynies, gêne buccale, dysarthrie, ulcération linguale persistante.
QCM 8	A -	F	1	Pas d'indication systématique, la priorité est au diagnostic de la tumeur primitive.
	B -	F	1,5	Exploration pelvienne inutile.
	C -	V	4	Cancer ORL = pan-endoscopie indispensable pour confirmation.
	D -	F	1	Métastases cérébrales rares.
	E -	F	1	Métastases osseuses rares.
	F -	V	1,5	Bilan local et d'extension locorégionale.

QCM 9	A -	V	1	Pour maladie des griffes du chat.
	B -	F	0,5	Non indiquée chez l'immunocompétent.
	C -	V	0,5	Pour cancer de la thyroïde.
	D -	V	0,5	Pour lymphome.
	E -	V	1	La toxoplasmose donne plus souvent des polyADP, mais à ne pas exclure.
	F -	V	1	Pour mononucléose infectieuse (polyADP plus fréquente).
	G -	F	0,5	Pas de métastases ganglionnaires dans les tumeurs cérébrales .
	H -	V	1	Pour sarcoïdose.
	I -	V	1	**ZERO à la question si oubli sérologie VIH dans bilan d'adénopathie.**
	J -	V	1	Pour cancers ORL si terrain alcoolo-tabagique.
	K -	V	1	Pour tuberculose.
	L -	V	1	Si pas d'étiologie retrouvée après bilan, pour anapath + bactério.
QCM 10	A -	V	2	Penser aux localisations anatomiques pour trouver les symptômes. Otalgie réflexe présente dans les cancers de l'oropharynx (dont amygdale) et de l'hypopharynx.
	B -	V	2	
	C -	F	1	
	D -	F	2	
	E -	V	3	
QCM 11	A -	F	1	ZERO à la question si plus d'une réponse donnée. 90% des cancers de l'hypopharynx sont localisés au sinus piriforme.
	B -	F	1	
	C -	V	7	
	D -	F	1	
QCM12	A -	F	2	Non lié au tabac ni à l'alcool, facteurs de risque professionnels.
	B -	V	3	Effet synergique de l'alcool et du tabac (cocarcinogènes): multiplication du risque relatif pour cancers de la cavité buccale, oropharynx.
	C -	V	1	
	D -	V	3	Fort rôle de l'alcool ++ et aussi tabac.
	E -	V	1	Tabac seul pour cancers du larynx sus-glottique et glottique, tabac + alcool pour larynx sous-glottique.
QCM 13	A -	V	6	ZERO à la question si plus d'une réponse donnée. Les cancers ORL touchent majoritairement les hommes. Pas besoin de connaître exactement les chiffres, avoir une idée globale.
	B -	F	1	
	C -	F	1	
	D -	F	1	
	E -	F	1	
QCM 14	A -	F	1	Virus de la grippe.
	B -	F	1	Virus de l'herpès.
	C -	F	1	Virus de la varicelle et du zona (VZV).
	D -	F	1	CMV.
	E -	V	5	Une infection chronique à HPV oncogènes est un facteur de risque de cancer.
	F -	F	1	Virus des oreillons.
QCM 15	A -	F	1	Les maladies professionnelles (dont les cancers professionnels) sont déjà tombées plusieurs fois aux ECN. A bien connaître pour les pathologies et les expositions les plus fréquentes. Facteurs de risque reconnus de MPI = présents dans un tableau. L'exposition aux poussières de bois est le principal facteur de risque.
	B -	F	1	
	C -	V	2	
	D -	F	1	
	E -	V	4	
	F -	F	1	
QCM 16	A -	V	1	Triade pour les cancers de l'ethmoïde: syndrome nasal, signes ophtalmologiques, signes neurologiques. Pas de signes otologiques (situation trop haute et trop antérieure). Les signes sont généralement unilatéraux.
	B -	V	2	
	C -	F	1	
	D-	V	2	
	E -	F	1	
	F -	V	2	
	G -	V	1	
QCM 17	A -	V	2	Exonération du ticket modérateur = prise en charge à 100%.
	B -	F	3	Indemnités journalières dès J1, d'abord 60% du dernier salaire puis 80% à partir de J29.
	C -	F	1	Pour le handicap, via la MDPH.
	D -	V	2	Tiers payant = dispense d'avance de frais.
	E -	F	2	Rente si IPP ≥ 10%.
QCM 18	A -	F	1	Répartition ethnique spécifique pour les cancers du cavum.
	B -	V	2	
	C -	F	1	
	D -	V	2	
	E -	F	1	
	F -	F	1	
	G -	V	2	

QCM 19	A -	F	2	C'est le fibrome nasopharyngien.
	B -	F	2	Forte lymphophilie et métastases à distance fréquentes.
	C -	F	1	Mauvais pronostic (30% de survie à 5 ans).
	D -	F	2	Surdité de **transmission** unilatérale.
	E -	V	2	Recherche une atteinte ganglionnaire ou métastatique.
	F -	F	1	Chirurgie très rare (exception des cancers ORL).
QCM 20	A -	V	2	Extension locorégionale.
	B -	F	1	Seulement si carcinome épidermoïde, inutile si UCNT.
	C -	F	3	Pas pour le bilan d'extension mais pour le bilan pré-thérapeutique.
	D -	V	3	Extension locorégionale.
	E -	F	1	Uniquement sur point d'appel.
			200	**Total QCM**

	Réponses	Cotation	Commentaires, conseils et coaching
QROC 1	• Carcinome • Indifférencié	5 5	La grande majorité des cancers des VADS sont des carcinomes épidermoïdes sauf le cavum (UCNT: Undifferentiated Carcinoma of Nasopharyngeal Type) et l'ethmoïde.
QROC 2	• EBV	10	Le virus d'Epstein-Barr est impliqué dans l'oncogenèse des cancers du cavum.
QROC 3	• Latéralisé • Du • Côté • Atteint / pathologique / tumeur	5 1 4	Le test de Weber est latéralisé du côté où se trouve l'obstruction tubaire par la tumeur. Il s'agit d'une surdité de transmission.
QROC 4	• Négatif	10	Rinne = conduction aérienne (CA) – conduction osseuse (CO) CO > CA dans les surdités de transmission.
QROC 5	• Otite • Séreuse / séro-muqueuse • Unilatérale	2 6 2	Liée à l'obstruction de la trompe d'Eustache.
QROC 6	• Anticorps • Anti-VCA • Anti-EBNA • Anti-EA	4 2 2 2	Pour l'UCNT. Les titres d'anticorps anti-EBV diminuent après le traitement. Ils augmentent en cas de récidive.
QROC 7	• Adénocarcinome	10	Autre exception des cancers des VADS.
QROC 8	• Test • De • Lancaster	1 9	Indispensable dans le bilan d'une diplopie, d'une paralysie oculomotrice.
QROC 9	• Biopsie • Tumorale	9 1	**Diagnostic de cancer = HISTOLOGIE.** Question tombée à l'ECN 2011.
QROC 10	• Soins / consultation / bilan • Dentaires • Gouttières • Fluorées	1 3 3 3	PMZ si oubli. Nécessaire pour limiter le déchaussement des dents et l'ostéoradionécrose mandibulaire.
QROC 11	• 192 g/jour	10	Formule à connaître. **Quantité (en g) = volume (mL) x (degré / 100) x 0,8 (densité)** Ici: Q = 300 x 40 / 100 x 0,8 + 1000 x 12 / 100 x 0,8 = 96 + 96

QROC 12	• Cancers • Cardio-vasculaires • Hépatopathie / Cirrhose	4 3 3	A rechercher dans le bilan pré-thérapeutique et pendant le suivi. Penser aux complications fréquentes de l'alcool et du tabac.
QROC 13	• Lymphome	10	Moins fréquent que le carcinome épidermoïde. Il s'agit d'un lymphome malin non hodgkinien.
QROC 14	• Envahissement / Compression • Laryngé • Envahissement • Récurrentiel	1 4 1 4	Dyspnée laryngée = dyspnée inspiratoire. 2 structures de voisinage pouvant être envahies et donner une dyspnée: larynx et nerf récurrent.
QROC 15	• Orthophonie	10	Indispensable en cas de trachéostomie.
QROC 16	2 au choix parmi : • Induration • Infiltration • Bourgeonnement	5 5	Toute ulcération persistante de la cavité buccale doit faire évoquer un cancer chez un patient alcoolo-tabagique. Caractéristiques communes à beaucoup de tumeurs malignes. ZERO à la question si plus de 2 réponses.
QROC 17	• Nodule	10	Lésion blanchâtre en endoscopie.
QROC 18	• Granulome	10	Peut aussi survenir après une intubation prolongée.
QROC 19	• Stroboscopie	10	Apprécie la vibration des cordes vocales.
QROC 20	• Base • Du • Crâne	5 5	La recherche d'une ostéolyse de la base du crâne est visualisée sur le scanner.
		200	**Total QROC**

FICHE DE SYNTHESE : POINTS CLES UE POUR MIEUX REPONDRE AUX QUESTIONS ISOLEES ET AUX DOSSIERS CLINIQUES PROGRESSIFS	
Titres	**Eléments à cocher lors des QCM Mots clés des QROC**
ZEROS	Oubli de la preuve histologique / biopsie. Réunion de concertation pluridisciplinaire indispensable suite à toute découverte de cancer. Oubli de l'arrêt de l'alcool et du tabac dans le traitement. Ne jamais mettre plus de réponses que le nombre demandé dans les QROC.
Définition	Cancers ORL = tumeurs de l'oropharynx, de l'hypopharynx, de la cavité buccale, du larynx, de l'ethmoïde et du cavum.
Etiologies	Alcool + tabac pour oropharynx, hypopharynx, cavité buccale, larynx sous-glottique. Tabac pour cancer du larynx. Expositions professionnelles (poussières de bois ++) pour ethmoïde. EBV pour cavum.
Anatomopathologie	**Carcinome épidermoïde** pour oropharynx, hypopharynx, cavité buccale, larynx. **Adénocarcinome** pour ethmoïde. **UCNT** (carcinome indifférencié) pour cavum.
Epidémiologie	Cancers des VADS ® 5% des cancers en France, 15 000 nouveaux cas par an (2012). Prédominance masculine (9/1), 4ème rang des cancers chez l'homme. Age moyen = 45-70 ans.
Clinique	**Cancer de l'ethmoïde**: signes rhinologiques (épistaxis, hyposmie, rhinorrhée), ophtalmologiques et neurologiques **Cancer du cavum**: otite séreuse, signes rhinologiques, envahissement des nerfs crâniens, adénopathie(s) cervicale(s). **Cancer de l'oropharynx**: dysphagie, otalgie réflexe, +/- ADP cervicale. **Cancer de l'hypopharynx**: dysphagie, otalgie réflexe, +/- ADP cervicale. **Cancer du larynx**: dysphonie si glottique, dyspnée laryngée si sus-glottique, dysphagie si sous-glottique. **Cancer de la cavité buccale**: leucoplasie, ulcération, gêne buccale, +/- ADP cervicale.
Examens complémentaires	Pan-endoscopie des VADS avec biopsies. Scanner cervico-facial sans et avec injection. IRM cervico-faciale sans et avec injection (ethmoïde, cavum, cavité buccale, oropharynx). TEP-scan (cavum, ADP sans primitif retrouvé). Recherche de métastases sur point d'appel. Bilan des comorbidités + bilan nutritionnel. Bilan pré-radiothérapie: panoramique dentaire, consultation dentaire. Consultation ophtalmo (ethmoïde, cavum). Sérologie EBV (cavum).
Traitement	RCP, consultation d'annonce, proposition d'un programme personnalisé de soins. Traitement chirurgical (tous les cancers des VADS sauf cavum). Chimiothérapie néo-adjuvante de préservation d'organe si cancer localement avancé. Radiothérapie externe: alternative à la chirurgie ou en adjuvant. Rééducation orthophonique si trachéostomie. Sevrage de l'alcool et du tabac. ALD 30, soutien psychologique, prise en charge nutritionnelle. Prescription de gouttières fluorées si radiothérapie.
Surveillance	A vie, espacement progressif des consultations de suivi. Signes de récidive clinique. Bilan paraclinique orienté (nasofibroscopie, TDM ++, sérologie EBV si cavum). Recherche autre cancer (poumon, œsophage, foie,...). Recherche d'effets secondaires des traitements.
Complications	De la radiothérapie: mucite, xérostomie, hyposialie, ostéoradionécrose mandibulaire. De la chirurgie: trachéostomie, lymphœdème facial, dysphonie. Du cancer: ADP métastatique, métastases à distance, récidive.

UE questions isolées Item 296

1 Enoncé

QCM 1	Quelle est approximativement l'incidence des tumeurs cérébrales primitives chez l'adulte en France ? (1 réponse)
A -	500 cas/an
B -	1000 cas/an
C -	1500 cas/an
D -	2000 cas/an
E -	3000 cas/an
F -	5000 cas/an
G -	8000 cas/an
H -	10 000 cas/an
I -	14 000 cas/an
QCM 2	**Quel est le type de tumeur astrocytaire le plus fréquent chez l'enfant ? (1 réponse)**
A -	Astrocytome anaplasique
B -	Glioblastome
C -	Astrocytome diffus
D -	Astrocytome pilocytique
E -	Adénome hypophysaire
F -	Ependymome
QCM 3	**Quelle est approximativement la mortalité liée aux tumeurs cérébrales primitives chez l'adulte en France ? (1 réponse)**
A -	200 décès/an
B -	500 décès/an
C -	1000 décès/an
D -	1500 décès/an
E -	3000 décès/an
F -	5000 décès/an
G -	8000 décès/an
H -	10 000 décès/an
I -	12 000 décès/an
QCM 4	**Quels sont les 2 cancers qui sont à l'origine de la part la plus importante des métastases cérébrales ? (2 réponses)**
A -	Sein
B -	Mélanome
C -	Colorectal
D -	Prostate
E -	Testicule
F -	Rein
G -	Poumon
H -	Pancréas
I -	Thyroïde
J -	Estomac
QCM 5	**Quel pourcentage représentent approximativement les tumeurs du système nerveux central parmi les tumeurs de l'enfant de moins de 15 ans ? (1 réponse)**
A -	0,1%
B -	1%
C -	3%
D -	5%
E -	10%
F -	20%

QCM 6	**Quelle est la tumeur ayant la plus forte incidence chez l'adulte parmi les suivantes ? (1 réponse)**
A -	Gliome
B -	Astrocytome
C -	Méningiome
D -	Adénome hypophysaire
E -	Lymphome primitif du système nerveux central
F -	Oligodendrogliome
QCM 7	**Quel(s) est (sont) le(s) signe(s) et le(s) symptôme(s) présent(s) dans le syndrome d'hypertension intracrânienne ? (Jusqu'à 5 réponses)**
A -	Vomissements
B -	Céphalées hémicrâniennes pulsatiles
C -	Œdème papillaire avec pâleur papillaire et hémorragies en flammèche au le fond d'œil
D -	Céphalées matinales
E -	Diplopie par atteinte du VI du côté du processus tumoral
QCM 8	**Quels sont les signes pouvant être révélateurs d'une tumeur intracrânienne ? (Jusqu'à 7 réponses)**
A -	Syndrome démentiel
B -	Crise d'épilepsie généralisée
C -	Paralysie de plusieurs paires crâniennes
D -	Syndrome frontal
E -	Déficit neurologique brutal
F -	Crise d'épilepsie partielle
G -	Troubles de l'équilibre
QCM 9	**Quel(s) est (sont) le(s) signe(s) évoquant un engagement temporal ? (Jusqu'à 5 réponses)**
A -	Hémiparésie controlatérale
B -	Ptosis homolatéral
C -	Paralysie du VI homolatérale
D -	Myosis homolatéral
E -	Myosis controlatéral
QCM 10	**Quel(s) est (sont) le(s) signe(s) radiologique(s) retrouvé(s) à l'IRM d'un méningiome? (Jusqu'à 7 réponses)**
A -	Prise de contraste de façon hétérogène
B -	Lésion très bien limitée
C -	Epaississement dural en continuité avec le méningiome
D -	Faible prise de contraste
E -	Base d'implantation tumorale large
F -	Lésion en hypersignal en séquence T2
G -	Prise de contraste massive
H -	Lésion hypo/isodense en séquence T1
QCM 11	**Quel(s) est (sont) le(s) signe(s) radiologique(s) de métastases cérébrales ? (Jusqu'à 5 réponses)**
A -	Prise de contraste homogène ou annulaire
B -	Effet de masse important
C -	Absence de prise de contraste
D -	Lésions nodulaires
E -	Œdème péri-lésionnel important
F -	Lésions pouvant être uniques
QCM 12	**Quel(s) examen(s) permet(tent) de confirmer le diagnostic de tumeur cérébrale maligne ? (Jusqu'à 4 réponses)**
A -	La preuve histologique n'est pas indispensable en cas de métastases cérébrales dans un contexte de cancer primitif connu
B -	Examen histologique d'une pièce d'exérèse
C -	Aspect en imagerie
D -	Biopsie cérébrale stéréotaxique
QCM 13	**Quelle(s) est (sont) la (les) tumeur(s) pouvant être responsable(s) d'une hydrocéphalie obstructive ? (Jusqu'à 5 réponses)**
A -	Adénome hypophysaire
B -	Méningiome de la faux du cerveau
C -	Ependymome du 4ème ventricule
D -	Tumeur du cervelet
E -	Neurinome de l'acoustique

QCM 14	**Quelle est l'hormone dont le déficit conduit à un diabète insipide central ? (1 réponse)**

A - Glucagon
B - ACTH
C - Insuline
D - Somatostatine
E - ADH
F - Prolactine
G - GH
H - TSH
I - IGF-1

QCM 15	**Quel est le principal diagnostic différentiel d'un lymphome cérébral chez un patient VIH + ? (1 réponse)**

A - Malformation vasculaire cérébrale
B - Toxoplasmose cérébrale
C - Métastase cérébrale
D - Sclérose en plaques
E - Tuberculome

QROC 1	Quelles sont les tumeurs intracrâniennes les plus fréquentes chez l'adulte ? Texte libre (2 mots)
QROC 2	Quel est le nom de la tumeur de la région sellaire la plus fréquente chez l'enfant ? Texte libre (1 mot)
QROC 3	Quel est le nom d'une tumeur embryonnaire de l'enfant atteignant souvent le cervelet ? Texte libre (1 mot)
QROC 4	Citez un facteur favorisant de lymphome cérébral primitif. Texte libre (1 mot)
QROC 5	Que vous évoque le tableau suivant chez une patiente suivie pour un cancer du sein: paralysie d'un ou plusieurs nerf(s) crânien(s), douleurs rachidiennes, radiculopathie, aréflexie, troubles de l'équilibre, céphalées, atteinte des fonctions cognitives ? Texte libre (2 mots)
QROC 6	Quel est l'examen à réaliser systématiquement en cas de suspicion de tumeur cérébrale ? Texte libre (4 mots)
QROC 7	Comment est aussi appelé le neurinome de l'acoustique ? Texte libre (2 mots)
QROC 8	Quels sont les 2 traitements carcinologiques les plus utilisés dans les tumeurs cérébrales ? Texte libre (2 mots)
QROC 9	Quel traitement permet de réduire l'œdème péri-tumoral? Texte libre (1 mot)
QROC 10	Quel est le mode de révélation le plus fréquent des gliomes de bas grade ? Texte libre (2 mots)
QROC 11	Comment s'appellent les adénomes hypophysaires sécrétant de la GH ? Texte libre (2 mots)
QROC 12	Quels sont les 2 examens à demander en 1ère intention devant un syndrome aménorrhée-galactorrhée chez une patiente dont le test de grossesse est négatif ? Texte libre (3 mots)
QROC 13	Quel traitement chirurgical doit-on effectuer en urgence devant une hydrocéphalie importante ? Texte libre (3 mots)
QROC 14	Quelles sont les 2 insuffisances hormonales qui sont importantes à rechercher dans un adénome hypophysaire ? Texte libre (2 mots)
QROC 15	Quelle est la médiane de survie des glioblastomes ? Texte libre (1 mot)

2 Corrigé

		V F	Cotation	Commentaires, conseils et coaching
QCM 1	A -	F	1	ZERO à la question si plus d'une réponse donnée. Incidence annuelle des tumeurs cérébrales primitives ® 5000 cas en 2012 (INCa).
	B -	F	1	
	C -	F	1	
	D -	F	1	
	E -	F	1	
	F -	V	2	
	G -	F	1	
	H -	F	1	
	I -	F	1	
QCM 2	A -	F	2	Les tumeurs astrocytaires sont: astrocytome pilocytique (grade I), astrocytome diffus (grade II), astrocytome anaplasique (grade III), glioblastome (grade IV). Les astrocytomes pilocytiques sont les plus fréquents chez l'enfant.
	B -	F	2	
	C -	F	2	
	D -	V	2	
	E -	F	1	
	F -	F	1	
QCM 3	A -	F	1	ZERO à la question si plus d'une réponse donnée. Mortalité annuelle des tumeurs cérébrales primitives ® 3000 décès en 2012 (INCa).
	B -	F	1	
	C -	F	1	
	D -	F	1	
	E -	V	2	
	F -	F	1	
	G -	F	1	
	H -	F	1	
	I -	F	1	
QCM 4	A -	V	1	ZERO à la question si plus de 2 réponses données. Les cancers du poumon (++) et du sein sont à l'origine de plus de la moitié des métastases cérébrales. Autres cancers qui en donnent moins fréquemment: mélanome, appareil digestif, rein.
	B -	F	1	
	C -	F	1	
	D -	F	1	
	E -	F	1	
	F -	F	1	
	G -	V	1	
	H -	F	1	
	I -	F	1	
	J -	F	1	
QCM 5	A -	F	1	ZERO à la question si plus d'une réponse donnée. Tumeurs du système nerveux central = 23% des tumeurs de l'enfant.
	B -	F	1	
	C -	F	1	
	D -	F	1	
	E -	F	1	
	F -	V	5	
QCM 6	A -	F	1	ZERO à la question si plus d'une réponse donnée. Incidence des tumeurs primitives du SNC chez l'adulte: méningiomes > gliomes > adénome hypophysaire.
	B -	F	1	
	C -	V	5	
	D -	F	1	
	E -	F	1	
	F -	F	1	
QCM 7	A -	V	2	Vomissements typiquement en jet, soulageant les céphalées.
	B -	F	2	Ce sont les caractéristiques d'une céphalée migraineuse.
	C -	F	2	Description de l'œdème papillaire de la neuropathie optique ischémique antérieure.
	D -	V	2	Céphalées accentuées par les changements de position, les efforts.
	E -	F	2	La diplopie par atteinte du VI dans l'HTIC n'a pas de valeur localisatrice.
QCM 8	A -	V	1	Tous les signes cités peuvent être révélateurs sauf le déficit neurologique qui serait progressif (et non brutal: évoque les étiologies vasculaires). Les crises épileptiques sont plus souvent partielles que généralisées.
	B -	V	1	
	C -	V	1	
	D -	V	1	
	E -	F	3	
	F -	V	1	
	G -	V	1	

QCM 9	A -	V	2	Engagement temporal: paralysie du III homolatérale (**mydriase** aréactive, ptosis) + hémiparésie controlatérale.
	B -	V	2	
	C -	F	2	
	D -	F	2	
	E -	F	2	
QCM 10	A -	F	1	Méningiome à l'IRM: • Lésion bien limitée en hypo/isosignal T1, isosignal T2. **En IRM on parle de signal alors qu'en scanner on parle de densité.** • Avec rehaussement intense et homogène après injection de gadolinium. • Epaississement dural avec prise de contraste ("signe de la queue de comète"). • Base d'implantation large sur la dure-mère.
	B -	V	1	
	C -	V	2	
	D -	F	1	
	E -	V	2	
	F -	F	1	
	G -	V	1	
	H -	F	1	
QCM 11	A -	V	1	Métastases cérébrales à l'imagerie: • Souvent multiples (mais peut être unique). • Lésions nodulaires, prenant le contraste de façon homogène ou annulaire. • Accompagnés d'un œdème péri-tumoral et d'un effet de masse important.
	B -	V	2	
	C -	F	1	
	D -	V	2	
	E -	V	2	
	F -	V	2	
QCM 12	A -	V	2	Confirmation du diagnostic de cancer = histologie (soit biopsie stéréotaxique, soit examen histologique de la pièce opératoire). Si le cancer primitif est connu, la preuve histologique n'est pas obligatoire.
	B -	V	3	
	C -	F	2	
	D -	V	3	
QCM 13	A -	F	2	L'hydrocéphalie obstructive est due à un blocage de l'écoulement du LCR. Elle est présente dans les épendymomes du 4ème ventricule et les tumeurs cérébelleuses.
	B -	F	2	
	C -	V	2	
	D -	V	2	
	E -	F	2	
QCM 14	A -	F	1	ZERO à la question si plus d'une réponse donnée. Le diabète insipide central est lié au syndrome de sécrétion inappropriée d'ADH. L'ADH est l'hormone antidiurétique.
	B -	F	1	
	C -	F	1	
	D -	F	1	
	E -	V	2	
	F -	F	1	
	G -	F	1	
	H -	F	1	
	I -	F	1	
QCM 15	A -	F	2	ZERO à la question si plus d'une réponse donnée. **Tout signe neurologique chez un patient VIH+ est une toxoplasmose cérébrale jusqu'à preuve du contraire**.
	B -	V	2	
	C -	F	2	
	D -	F	2	
	E -	F	2	
			150	**Total QCM**

	Réponses	Cotation	Commentaires, conseils et coaching
QROC 1	• Métastases • Cérébrales	8 2	Les métastases cérébrales sont beaucoup plus fréquentes que les tumeurs intracrâniennes primitives chez l'adulte.
QROC 2	• Craniopharyngiome	10	Dans les tumeurs de la selle turcique: • Enfant: craniopharyngiome. • Adulte: adénome hypophysaire.
QROC 3	• Médulloblastome	10	Le médulloblastome est un type de tumeur cérébrale retrouvé chez l'enfant.
QROC 4	1 au choix parmi: • Immunodépression • SIDA • Immunosuppresseurs	10	Fait partie des manifestations classantes SIDA.
QROC 5	• Méningite • Carcinomateuse	5 5	La combinaison de ces signes témoigne d'un processus multifocal et est évocatrice de méningite carcinomateuse.
QROC 6	• IRM • Cérébrale • Avec • Injection	4 2 2 2	L'IRM cérébrale sans et avec injection est meilleure que le scanner cérébral.
QROC 7	• Schwannome • Vestibulaire	6 4	Tumeur bénigne développée à partir de la VIIIème paire crânienne.
QROC 8	• Chirurgie • Radiothérapie	5 5	Choix selon l'accessibilité chirurgicale de la tumeur, du type de tumeur,...
QROC 9	• Corticothérapie	10	Entraîne une réduction de l'hypertension intracrânienne et une amélioration fonctionnelle rapide.
QROC 10	• Crises • D'épilepsie	3 7	Les gliomes de bas grade surviennent classiquement chez l'adulte jeune (30-40 ans).
QROC 11	• Adénomes • Somatotropes	1 9	GH: hormone de croissance.

QROC 12	• IRM • Hypophysaire • Prolactinémie	2 4 4	Tableau évocateur d'un adénome à prolactine.
QROC 13	• Dérivation • Ventriculaire • Externe	4 4 2	Une hydrocéphalie importante peut mettre en jeu le pronostic vital.
QROC 14	• Corticotrope • Thyréotrope	5 5	L'insuffisance corticotrope peut nécessiter un traitement hormonal substitutif en urgence. Une insuffisance thyréotrope conduira à la prescription de L-thyroxine.
QROC 15	Prendre l'intervalle le plus étroit: • Si réponse entre 12 et 18 mois: • Si réponse entre 1 an et 2ans:	 10 7	Les glioblastomes ont un pronostic défavorable. La récidive locale est très fréquente.
		150	**Total QROC**

FICHE DE SYNTHESE : POINTS CLES UE POUR MIEUX REPONDRE AUX QUESTIONS ISOLEES ET AUX DOSSIERS CLINIQUES PROGRESSIFS	
Titres	**Eléments à cocher lors des QCM Mots clés des QROC**
ZEROS	Pour la description des lésions en IRM, on parle d'hypo/iso/hyper**SIGNAL**. Pour la description des lésions en scanner, on parle d'hypo/iso/hyper**DENSITE**. **Tout signe neurologique chez un patient VIH+ est une toxoplasmose cérébrale jusqu'à preuve du contraire.** Pour tout cancer: RCP, PPS, preuve histologique.
Définition	Tumeurs intracrâniennes: tumeurs primitives (méningiomes, gliomes, adénomes hypophysaires, schwannome du VIII, lymphome cérébral,...) et tumeurs secondaires (métastases).
Epidémiologie	**Chez l'adulte**: tumeurs cérébrales primitives peu fréquentes (localisation sus-tentorielle ++), les métastases cérébrales ont une plus grande incidence que les tumeurs primitives. **Chez l'enfant**: tumeurs du SNC = 1er cancer d'organe solide, localisation sous-tentorielle +++.
Clinique	Syndrome d'hypertension intracrânienne: céphalées matinales, vomissements, œdème papillaire au fond d'œil, diplopie par atteinte du VI sans valeur localisatrice. Crises d'épilepsie (gliomes ++, méningiome). Manifestations déficitaires focales. Syndrome d'hypersécrétion hormonale, syndrome tumoral, syndrome d'insuffisance antéhypophysaire si adénome hypophysaire.
Examens complémentaires	IRM cérébrale sans et avec injection de gadolinium +++. Preuve histologique: par biopsie stéréotaxique ou examen anatomo-pathologique de la pièce d'exérèse. Fond d'œil ++ si HTIC. IRM hypophysaire + bilan hormonal + bilan ophtalmo si adénome hypophysaire. Recherche du primitif si découverte de métastases.
Traitement	Chirurgie d'exérèse tumorale. Radiothérapie. Chimiothérapie rare sauf pour lymphomes ou pour potentialiser la radiothérapie dans certaines tumeurs. Traitement anti-œdémateux (corticoïdes +/- mannitol), anti-comitial. Dérivation ventriculaire externe en urgence si hydrocéphalie importante.
Complications	Hémorragie intra-tumorale. Hydrocéphalie. Engagements: engagement temporal (paralysie du III homolatérale + hémiparésie controlatérale), engagement des amygdales cérébelleuses dans le trou occipital (port guindé de la tête, torticolis, compression du bulbe → déficience respiratoire). Méningite tumorale.
Pronostic	Dépend du type de tumeur. • Excellent si tumeur bénigne avec exérèse complète. • Variable selon le grade pour les gliomes (très mauvais pour glioblastomes). • Très mauvais pour un cancer primitif avec métastases cérébrales.

UE questions isolées — Item 297

1 Enoncé

QCM 1 — **Quel est le type histologique le plus fréquent des cancers du col de l'utérus ? (1 réponse)**

A - Adénome
B - Léiomyosarcome
C - Carcinome épidermoïde
D - Fibromyome
E - Adénocarcinome

QCM 2 — **Quel(s) est (sont) le(s) facteur(s) de risque de cancer du col de l'utérus ? (Jusqu'à 6 réponses)**

A - Tabagisme
B - Alcool
C - Infection par l'EBV
D - Absence de suivi gynécologique
E - Partenaires sexuels multiples
F - Immunodépression
G - Premiers rapports sexuels tardifs

QCM 3 — **Question d'épidémiologie: En quelle position se situe le cancer du col de l'utérus parmi l'incidence des cancers chez la femme dans le monde ? (1 réponse)**

A - 1er
B - 2ème
C - 5ème
D - 8ème
E - 11ème
F - 14ème
G - 17ème

QCM 4 — **Question d'épidémiologie: En quelle position se situe le cancer du col de l'utérus parmi l'incidence des cancers chez la femme en France ? (1 réponse)**

A - 1er
B - 2ème
C - 5ème
D - 8ème
E - 11ème
F - 14ème
G - 17ème

QCM 5 — **Quelle(s) affirmation(s) sur le dépistage du cancer du col utérin est (sont) exacte(s) ? (Jusqu'à 11 réponses)**

A - Le premier frottis s'effectue à partir du début de l'activité sexuelle.
B - L'examen de dépistage est un examen anatomopathologique.
C - Seul le frottis avec cytologie conventionnelle sur lame peut être utilisé pour le dépistage.
D - Le frottis peut être effectué à n'importe quel moment du cycle menstruel.
E - Le frottis cervico-utérin peut être effectué pendant la grossesse.
F - Il est important de préciser si la patiente est ménopausée sur la fiche de renseignements.
G - Le prélèvement sera effectué au niveau de l'exocol.
H - Le dépistage est préconisé chez les femmes entre 25 et 65 ans.
I - La vaccination des jeunes filles contre les agents infectieux les plus souvent en cause dans les cancers du col utérin ne rend plus nécessaire le dépistage.
J - Il est important de préciser le type de contraception pour l'interprétation.
K - Le rythme de l'examen de dépistage est 1 fois tous les 3 ans après 2 examens normaux effectués à un an d'intervalle.

QCM 6 — **A quelle(s) autre(s) dénomination(s) peut (peuvent) correspondre une lésion intra-épithéliale épidermoïde de haut grade dans la classification de Bethesda ? (Jusqu'à 7 réponses)**

A - Carcinome invasif
B - Dysplasie sévère
C - Condylome sans dysplasie
D - CIN II
E - CIN I
F - Dysplasie modérée
G - CIN III
H - Carcinome *in situ*
I - Dysplasie légère

QCM 7 — **Quel est le schéma vaccinal de primovaccination contre certains agents infectieux responsables de cancers du col utérin (selon le calendrier vaccinal 2014) ? (Jusqu'à 8 réponses)**

A - Il comporte 3 doses pour les jeunes filles de 15 à 19 ans révolus pour le vaccin bivalent
B - Il comporte 2 doses pour les jeunes filles de 14 à 19 ans révolus pour le vaccin quadrivalent.
C - La dernière dose doit être administrée 6 mois après la première.
D - La 2ème dose doit être administrée 1 mois après la 1ère chez les jeunes filles de 15 à 19 ans pour le vaccin bivalent.
E - Il comporte 3 doses pour les jeunes filles de 11 à 13 ans révolus pour le vaccin quadrivalent.
F - Une vaccination initiée avec le vaccin bivalent peut être poursuivie avec le vaccin quadrivalent.
G - La 2ème dose doit être administrée 2 mois après la 1ère chez les jeunes filles de 14 à 19 ans pour le vaccin quadrivalent.
H - Il comporte 3 doses pour les jeunes filles de 11 à 14 ans révolus pour le vaccin bivalent.

QCM 8 — **Quelle(s) est (sont) la (les) conduite(s) à tenir possible(s) lorsque le résultat du frottis cervico-utérin est ASC-US ? (Jusqu'à 5 réponses)**

A - Nouveau frottis 3 ans plus tard
B - Colpohystérectomie avec envoi de la pièce en anatomie pathologique
C - Colposcopie d'emblée avec biopsies éventuelles
D - Dosage des marqueurs tumoraux
E - Conisation d'emblée
F - Recherche de HPV oncogènes
G - Réalisation d'un bilan d'extension tumorale
H - Nouveau frottis 6 mois plus tard

QCM 9 — **Quel(s) peut (peuvent) être l'aspect (les aspects) possible(s) des lésions précancéreuses du col utérin lors d'une colposcopie ? (Jusqu'à 8 réponses)**

A - Aspect normal du col sans préparation
B - Lésions non colorées après application de lugol
C - Tumeur avec aspect nécrotique au niveau du col lors de l'examen sans préparation
D - Tumeur bourgeonnante au niveau du col lors de l'examen sans préparation
E - Lésions apparaissant brunes après application d'acide acétique
F - Lésions apparaissant brunes après application de lugol
G - Lésions apparaissant blanches après application d'acide acétique
H - Tumeur saignant au contact au niveau du col lors de l'examen sans préparation

QCM 10 — **Quelle(s) est (sont) la (les) conduite(s) à tenir possible(s) lorsque le résultat du frottis cervico-utérin est lésion intra-épithéliale de haut grade ? (Jusqu'à 5 réponses)**

A - Nouveau frottis 3 ans plus tard
B - Colpohystérectomie avec envoi de la pièce en anatomie pathologique
C - Colposcopie d'emblée avec biopsies
D - Dosage des marqueurs tumoraux
E - Conisation si les biopsies ne sont pas réalisables
F - Recherche de HPV oncogènes
G - Réalisation d'un bilan d'extension tumorale
H - Nouveau frottis 6 mois plus tard

QCM 11 — **Quel(s) est (sont) le(s) traitement(s) possible(s) des lésions intra-épithéliales de haut grade ? (Jusqu'à 5 réponses)**

A - Electrorésection à l'anse diathermique
B - Colpohystérectomie élargie
C - Exérèse chirurgicale au bistouri
D - Conisation
E - Destruction au laser
F - Abstention thérapeutique recommandée
G - Curage ganglionnaire pelvien

QCM 12 **Quel(s) signe(s) clinique(s) peut (peuvent) révéler un cancer du col utérin localisé ? (Jusqu'à 7 réponses)**

A - Douleurs abdominales à type de contractions
B - Leucorrhées
C - Syndrome rectal
D - Hépatomégalie
E - Masse abdominale
F - Dyspnée
G - Métrorragies provoquées

QCM 13 **En quoi consiste une trachélectomie ? (1 réponse)**

A - Ablation du col utérin
B - Ablation de l'utérus
C - Ablation du corps utérin
D - Ablation du vagin
E - Ablation des paramètres
F - Ablation de la zone de jonction du col utérin

QCM 14 **Quel est l'âge moyen des patientes lors du diagnostic de cancer de l'endomètre en France ? (1 réponse)**

A - 28 ans
B - 38 ans
C - 48 ans
D - 58 ans
E - 68 ans
F - 78 ans

QCM 15 **Quel(s) est (sont) le(s) principal (principaux) facteur(s) de risque de cancer de l'endomètre ? (Jusqu'à 7 réponses)**

A - Maladie de von Hippel-Lindau
B - Diabète
C - Tabac
D - Obésité
E - Syndrome de Lynch
F - Amiante
G - Hyperœstrogénie

QCM 16 **Quel est le premier examen d'imagerie à effectuer devant une suspicion de cancer de l'endomètre ?(1 réponse)**

A - Echographie pelvienne par voie sus-pubienne
B - Scintigraphie
C - Hystérographie
D - Scanner abdomino-pelvien
E - IRM pelvienne sans et avec injection de gadolinium
F - Hystéroscopie
G - TEP-scan
H - Hystérosalpingographie
I - IRM pelvienne sans injection
J - Echographie pelvienne par voie sus-pubienne et endovaginale

QCM 17 **Quel examen est utilisé pour guider les biopsies dans le cadre d'un cancer de l'endomètre ? (1 réponse)**

A - Echographie pelvienne par voie sus-pubienne
B - Scintigraphie
C - Hystérographie
D - Scanner abdomino-pelvien
E - IRM pelvienne sans et avec injection de gadolinium
F - Hystéroscopie
G - TEP-scan
H - Hystérosalpingographie
I - IRM pelvienne sans injection
J - Echographie pelvienne par voie sus-pubienne et endovaginale

QCM 18 **Quel est le traitement curatif de référence des cancers de l'endomètre localisés, chez une patiente en bon état général ? (Jusqu'à 2 réponses)**

A - Salpingo-ovariectomie bilatérale
B - Radiothérapie externe
C - Hystérectomie totale
D - Hormonothérapie
E - Chimiothérapie

QCM 19	**Que faut-il rechercher au niveau de la tumeur lors de l'examen anatomopathologique chez une patiente de 45 ans opérée d'un cancer de l'endomètre ? (1 réponse)**

A - Mutation BRCA
B - Instabilité des microsatellites
C - Transcrit de fusion BCR-ABL
D - Raccourcissement des télomères
E - Présence d'*Helicobacter pylori*
F - Présence de HPV oncogènes

QCM 20	**Quel(s) traitement(s) doit-on proposer lors de la découverte fortuite d'une tumeur utérine bénigne ? (Jusqu'à 4 réponses)**

A - Chirurgie d'exérèse
B - Radiothérapie externe
C - Traitement médicamenteux par macroprogestatifs
D - Chimiothérapie
E - Traitement médicamenteux par agoniste de la LHRH
F - Embolisation de la tumeur
G - Aucun traitement n'est indiqué

QROC 1	Quel est l'autre nom des lésions précancéreuses du col utérin ? Texte libre (3 mots)
QROC 2	Quel est l'agent infectieux impliqué dans les cancers du col utérin ? Texte libre (2 mots)
QROC 3	Quel est approximativement la survie à 5 ans du cancer du col utérin tous stades confondus ? Texte libre (1 mot)
QROC 4	A quel âge se situe le pic d'incidence du cancer du col utérin ? Texte libre (1 mot)
QROC 5	Quels sont les 2 génotypes des agents infectieux impliqués dans les cancers du col responsables de 70% des cancers ? Texte libre (2 mots)
QROC 6	A quel âge est recommandée la vaccination contre certains agents infectieux responsables des cancers du col de l'utérus ? Texte libre (4 mots)
QROC 7	A quel âge le rattrapage des personnes non vaccinées est-il recommandé et remboursé ? Texte libre (4 mots)
QROC 8	Quel est le nom des cellules vacuolisées liées à une infection par les HPV ? Texte libre (1 mot)
QROC 9	Quel est le pourcentage de dysplasies légères cervicales qui régressent spontanément ? Texte libre (1 mot)
QROC 10	Quelle classification est utilisée dans les cancers du col de l'utérus ? Texte libre (1 mot)
QROC 11	Quels sont les 2 éléments de l'examen clinique qui sont importants pour évaluer l'extension tumorale d'un cancer du col utérin ? Texte libre (4 mots)
QROC 12	Quel est l'examen complémentaire de référence pour apprécier le volume tumoral et l'extension locorégionale ? Texte libre (2 mots)
QROC 13	Quel est le traitement chirurgical curatif de référence pour les cancers invasifs du col utérin de stade localisé ? Texte libre (4 mots)
QROC 14	Quel type de radiothérapie peut être proposé dans les cancers du col utérin invasifs ? Texte libre (2 mots)
QROC 15	Quel est le traitement carcinologique généralement proposé pour les tumeurs du col utérin localement avancé (stades IB 2 à III) ? Texte libre (2 mots)
QROC 16	Quel traitement médicamenteux est un facteur de risque de cancer de l'endomètre ? Texte libre (1 mot)
QROC 17	Quelle est la circonstance de découverte la plus fréquente des cancers de l'endomètre ? Texte libre (2 mots)
QROC 18	A partir de quelle épaisseur de l'endomètre doit-on suspecter un cancer chez une femme ménopausée ? Texte libre (1 mot)
QROC 19	Quel est le type histologique le plus fréquent des cancers de l'endomètre ? Texte libre (2 mots)
QROC 20	Quelle tumeur utérine bénigne peut être responsable de méno-métrorragies en période péri-ménopausique ? Texte libre (2 mots)

2 Corrigé

		V F	Cotation	Commentaires, conseils et coaching
QCM 1	A -	F	2	ZERO à la question si plus d'une réponse donnée. La majorité des cancers du col utérin sont des carcinomes épidermoïdes. Ils se développent à partir de l'épithélium exocervical (pavimenteux).
	B -	F	2	
	C -	V	2	
	D -	F	2	
	E -	F	2	
QCM 2	A -	V	2	Facteurs de risque de cancer du col utérin: • Exposition aux HPV: 1ers rapports sexuels précoces, nombreux partenaires, 1ère grossesse précoce, multiparité, autres IST. • Facteurs favorisant la persistance de l'infection: absence de suivi gynécologique, immunodépression. • Tabagisme.
	B -	F	1	
	C -	F	1	
	D -	V	1	
	E -	V	2	
	F -	V	2	
	G -	F	1	
QCM 3	A -	F	1	ZERO à la question si plus d'une réponse donnée. Le cancer du col utérin est plus fréquent dans les pays en voie de développement.
	B -	V	4	
	C -	F	1	
	D -	F	1	
	E -	F	1	
	F -	F	1	
	G -	F	1	
QCM 4	A -	F	1	ZERO à la question si plus d'une réponse donnée. L'incidence du cancer du col utérin diminue dans les pays occidentaux.
	B -	F	1	
	C -	F	1	
	D -	F	1	
	E -	V	4	
	F -	F	1	
	G -	F	1	
QCM 5	A -	V	1	L'examen de dépistage est un examen **cytologique**. Il y a 2 techniques possibles de dépistage: frottis avec cytologie conventionnelle sur lame et frottis avec cytologie en milieu liquide. Il est recommandé de ne pas faire le frottis cervico-utérin pendant la période menstruelle. Le dépistage peut être fait en début de grossesse (< 14SA) si absence de dépistage récent. Le dépistage nécessite un prélèvement de cellules au niveau de la zone de **jonction squamo-cylindrique** (s'il n'y a que des cellules exocervicales, le frottis est à refaire). Le dépistage reste préconisé avec les mêmes modalités chez les femmes vaccinées.
	B -	F	1	
	C -	F	1	
	D -	F	1	
	E -	V	1	
	F -	V	0,5	
	G -	F	1	
	H -	V	1	
	I -	F	1	
	J -	V	0,5	
	K -	V	1	
QCM 6	A -	F	1	Les lésions intra-épithéliale épidermoïde de haut grade dans la classification de Bethesda peuvent correspondre à: Dans la classification OMS: dysplasie modérée, dysplasie sévère et carcinome *in situ*. Dans la classification de Richart: CIN II et CIN III. La classification de Bethesda est cytologique alors que les classifications de Richart et OMS concernent des lésions de description histologiques obtenues par biopsies.
	B -	V	1	
	C -	F	1	
	D -	V	1	
	E -	F	1	
	F -	V	1	
	G -	V	1	
	H -	V	2	
	I -	F	1	
QCM 7	A -	V	1	La vaccination initiée avec l'un des 2 vaccins doit être poursuivie avec le même. **Schéma vaccinal du vaccin quadrivalent:** • Entre 11 à 13 ans révolus: 2 doses espacées de 6 mois (M0, M6). • Entre 14 et 19 ans révolus: 3 doses selon le schéma M0, M2 et M6. **Schéma vaccinal du vaccin bivalent:** • Entre 11 et 14 ans révolus: 2 doses espacées de 6 mois (M0, M6). • Entre 15 et 19 ans révolus: 3 doses selon le schéma M0, M1, M6.
	B -	F	1	
	C -	V	1	
	D -	V	1	
	E -	F	2	
	F -	F	1	
	G -	V	1	
	H -	F	2	

QCM	Item	Réponse	Points	Commentaire
QCM 8	A -	F	1	Frottis ASC-US = atypies des cellules épidermoïdes de signification indéterminée. 3 conduites à tenir possibles: • Colposcopie d'emblée +/- biopsies. • Frottis de contrôle 6 mois plus tard. • Recherche de HPV oncogènes.
	B -	F	1	
	C -	V	2	
	D -	F	1	
	E -	F	1	
	F -	V	2	
	G -	F	1	
	H -	V	1	
QCM 9	A -	V	1	Les lésions précancéreuses ne sont pas visibles lors d'un examen du col au spéculum ainsi que lors de l'examen sous colposcopie sans préparation. Elles sont colorées en blanc après application d'acide acétique. Elles ne prennent pas le lugol. → Il faut biopsier les zones acidophiles et iodonégatives.
	B -	V	2	
	C -	F	1	
	D -	F	1	
	E -	F	1	
	F -	F	1	
	G -	V	2	
	H -	F	1	
QCM 10	A -	F	1	Si frottis anormal avec lésion intra-épithéliale de haut grade: • Biopsies cervicales centrées sur les zones lésionnelles lors d'un examen sous colposcopie. • Analyse histologique d'une pièce de conisation lorsque les biopsies sous colposcopie ne sont pas réalisables (zone de jonction non visualisable).
	B -	F	1	
	C -	V	2	
	D -	F	1	
	E -	V	2	
	F -	F	1	
	G -	F	1	
	H -	F	1	
QCM 11	A -	V	2	Exérèse chirurgicale des lésions intra-épithéliales de haut grade (nécessité d'un examen histologique de la pièce opératoire pour vérifier les limites d'exérèse et pour ne pas méconnaître un cancer invasif): • Conisation au bistouri • Ou électrorésection à l'anse diathermique.
	B -	F	1	
	C -	V	2	
	D -	V	2	
	E -	F	1	
	F -	F	1	
	G -	F	1	
QCM 12	A -	F	1	Circonstances diagnostiques des cancers du col utérin: • Dépistage organisé. • Symptômes: - Métrorragies provoquées: post-coïtales, de sang rouge, indolores. - Leucorrhées muco-purulentes (infection associée) ou rosées. - En cas de cancer loco-régionalement avancé: syndrome rectal, douleurs pelviennes, dysurie,...
	B -	V	2	
	C -	F	1	
	D -	F	1	
	E -	F	1	
	F -	F	1	
	G -	V	3	
QCM 13	A -	V	5	ZERO à la question si plus d'une réponse donnée. Trachélectomie simple = ablation du col utérin. C'est un traitement chirurgical permettant de préserver la fertilité. Il n'est possible que dans les cancers du col de petite taille.
	B -	F	1	
	C -	F	1	
	D -	F	1	
	E -	F	1	
	F -	F	1	
QCM 14	A -	F	1	ZERO à la question si plus d'une réponse donnée. Le cancer de l'endomètre survient généralement après la ménopause.
	B -	F	1	
	C -	F	1	
	D -	F	1	
	E -	V	5	
	F -	F	1	
QCM 15	A -	F	1	L'obésité est associée à une production d'estrone accrue liée à l'aromatisation de l'androstènedione. Autres facteurs d'hyperœstrogénie: nulliparité, ménopause tardive / puberté précoce, traitement hormonal substitutif à base d'œstrogènes seuls.
	B -	V	2	
	C -	F	1	
	D -	V	2	
	E -	V	2	
	F -	F	1	
	G -	V	1	

QCM 16	A -	F	1	
	B -	F	1	
	C -	F	1	
	D -	F	1	
	E -	F	1	ZERO à la question si plus d'une réponse donnée. L'échographie est un examen très utilisé en gynécologie en première intention.
	F -	F	1	
	G -	F	1	
	H -	F	1	
	I -	F	1	
	J -	V	1	
QCM 17	A -	F	1	
	B -	F	1	
	C -	F	1	
	D -	F	1	ZERO à la question si plus d'une réponse donnée. L'hystéroscopie est généralement réalisée au bloc opératoire, sous anesthésie. Elle montre typiquement une formation végétante au niveau de la cavité utérine. Des biopsies de la tumeur sont effectuées ainsi qu'un curetage biopsique étagé.
	E -	F	1	
	F -	V	1	
	G -	F	1	
	H -	F	1	
	I -	F	1	
	J -	F	1	
QCM 18	A -	V	2	
	B -	F	2	La chirurgie constitue le traitement carcinologique de référence des cancers de l'endomètre, tant que le stade et l'état général de la patiente le permettent. Il s'agit généralement d'une hystérectomie totale avec salpingo-ovariectomie bilatérale.
	C -	V	2	
	D -	F	2	
	E -	F	2	
QCM 19	A -	F	1	
	B -	V	5	ZERO à la question si plus d'une réponse donnée. Il faut rechercher une instabilité des microsatellites (pour poser le diagnostic de syndrome de Lynch) lors de l'examen anatomopathologique de la tumeur chez les patientes de moins de 50 ans atteintes d'un cancer de l'endomètre.
	C -	F	1	
	D -	F	1	
	E -	F	1	
	F -	F	1	
QCM 20	A -	F	1	
	B -	F	1	
	C -	F	1	Abstention thérapeutique devant la découverte d'un fibrome utérin asymptomatique. C'est une référence médicale opposable: "Il n'y a pas lieu de prendre en charge ni médicalement ni chirurgicalement les fibromes utérins non compliqués".
	D -	F	1	
	E -	F	1	
	F -	F	1	
	G -	V	4	
			200	**Total QCM**

	Réponses	Cotation	Commentaires, conseils et coaching
QROC 1	• Néoplasies • Intra-épithéliales • Cervicales	4 4 2	En anglais: CIN (Cervical Intra-epithelial Neoplasia)
QROC 2	• Human • Papillomavirus	2 8	L'infection persistante à HPV oncogènes peut conduire à l'apparition de lésions de dysplasie puis d'un cancer du col utérin.
QROC 3	• 70%	10	Choisir l'intervalle le plus étroit pour la notation (non cumulables) si la réponse est proche des 70%. • Si intervalle entre 60 et 80%: 6 points. • Si intervalle entre 50 et 85%: 3 points.
QROC 4	• 40 ans	10	Choisir l'intervalle le plus étroit pour la notation (non cumulables) si la réponse est proche de 40 ans. • Si réponse entre 37 et 43 ans: 7 points. • Si réponse entre 33 et 48 ans: 5 points. • Si réponse entre 30 et 50 ans: 1 point.
QROC 5	• 16 • 18	5 5	Les HPV oncogènes 16 et 18 sont responsables de la majorité des cancers du col utérin. Ce sont ceux qui sont inclus dans le vaccin.
QROC 6	• De • 11 ans • A • 14 ans	 5 5	Le vaccin contre les HPV est recommandé pour toutes les jeunes filles de 11 à 14 ans.
QROC 7	• De • 15 ans • A • 19 ans	 5 5	Le rattrapage est possible de 15 à 19 ans révolus.
QROC 8	• Koïlocytes	10	La présence de koïlocytes sur le frottis traduit une infection par les HPV.
QROC 9	• 50%	10	Pour l'évolution des dysplasies légères: 50% régressent spontanément, 30% persistent et 10-20% évolueront vers des dysplasies modérées. Si pourcentage = 40-49% ou 51-65%: 7 points.
QROC 10	• FIGO	10	La classification FIGO permet de classer les cancers du col utérin selon 4 stades en fonction de l'extension tumorale. FIGO = Fédération Internationale de Gynécologie et d'Obstétrique.
QROC 11	• Toucher • Vaginal • Toucher • Rectal	2 3 2 3	Les touchers pelviens permettent d'évaluer l'extension au vagin, aux paramètres. Le toucher combiné permet d'évaluer l'extension latérale le long des ligaments utéro-sacrés.

QROC 12	• IRM • Pelvienne	6 4	L'IRM pelvienne est l'examen de référence pour le bilan d'extension locorégionale des cancers gynécologiques.
QROC 13	• Colpohystérectomie • Elargie • Lymphadénectomie • Pelvienne	4 2 3 1	Appelée intervention de Wertheim. Comporte: hystérectomie, lymphadénectomie, exérèse de la partie supérieure du vagin, exérèse de l'épiploon, exérèse des paramètres.
QROC 14	• Curiethérapie • Utéro-vaginale	8 2	Ne pas oublier de préciser la région, le côté à traiter / à examiner pour les demandes d'examens d'imagerie et les traitements locaux. La curiethérapie est souvent préopératoire pour les cancers de stade IB 1.
QROC 15	• Radiochimiothérapie • Concomitante	8 2	Le traitement est discuté en RCP. Irradiation pelvienne +/- lombo-aortique. Curiethérapie utéro-vaginale. Chimiothérapie. Si réponse: radiothérapie + chimiothérapie = 10 pts.
QROC 16	• Tamoxifène	10	Le tamoxifène est une molécule d'hormonothérapie.
QROC 17	• Métrorragies • Post-ménopausiques	5 5	Les métrorragies est généralement spontanées. **Toutes métrorragies post-ménopausiques doivent faire évoquer un cancer de l'endomètre jusqu'à preuve du contraire.**
QROC 18	• 5 mm	10	Lors d'une échographie, une augmentation d'épaisseur de l'endomètre (> 5 mm) chez une femme ménopausée doit faire suspecter un cancer.
QROC 19	• Tumeurs • Endométrioïdes	1 9	Le type histologique le plus fréquent des cancers de l'endomètre est la tumeur endométrioïde.
QROC 20	• Fibrome • Utérin	9 1	Les fibromes utérins sont des tumeurs bénignes. Ils sont le plus souvent asymptomatiques mais peuvent être responsables de ménorragies, métrorragies ou de signes compressifs.
		200	**Total QROC**

FICHE DE SYNTHESE : POINTS CLES UE POUR MIEUX REPONDRE AUX QUESTIONS ISOLEES ET AUX DOSSIERS CLINIQUES PROGRESSIFS	
Titres	**Eléments à cocher lors des QCM Mots clés des QROC**
ZEROS	Ne pas oublier de parler du dépistage du cancer du col utérin. **Toutes métrorragies post-ménopausiques doivent faire évoquer un cancer de l'endomètre jusqu'à preuve du contraire**. Le vaccin contre certains HPV oncogènes ne protège pas à 100% contre le cancer du col de l'utérus → prévention secondaire par frottis.
Définitions	**Lésions précancéreuses** (= néoplasies intra-épithéliales): présence d'anomalies cellulaires (dysplasie) sans franchissement de la membrane basale de l'épithélium. Elles se développent à la zone de jonction pavimento-cylindrique (exocol-endocol) ++. **Cancer du col utérin**: peut être *in situ* (anomalies sur toute la hauteur de l'épithélium) ou invasif (franchissement de la membrane basale). **Cancer du corps utérin**: cancer de l'endomètre. **Fibrome utérin**: tumeur bénigne du corps de l'utérus.
Type histologique principal	Cancer du col utérin: carcinome épidermoïde. Cancer du corps utérin: tumeur endométrioïde.
Etiologies	Papillomavirus (HPV) oncogènes pour le cancer du col de l'utérus. Facteurs de risque de cancer du col utérin: tabac, immunodépression, facteurs de risque d'IST (1ers rapports sexuels précoces, partenaires multiples,...). Facteurs de risque de cancer du corps utérin: hyperœstrogénie, obésité, diabète, tamoxifène, syndrome de Lynch (HNPCC).
Clinique	**Lésions précancéreuses**: asymptomatiques (découvertes par le dépistage). **Cancer du col utérin**: asymptomatique (dépistage), métrorragies provoquées post-coïtales, tumeur bourgeonnante et saignant au contact à l'examen au spéculum. **Cancer du corps utérin**: métrorragies post-ménopausiques. Examen gynécologique avec touchers pelviens ++ et examen des seins (les cancers du sein et de l'endomètre sont tous les 2 hormonodépendants). Bilan d'extension clinique.
Examens complémentaires	Cancer du col utérin: colposcopie avec biopsies dirigées. Cancer du corps utérin: hystéroscopie avec biopsies dirigées + curetage biopsique étagé. Bilan d'imagerie: échographie pelvienne (corps utérin, épaisseur de l'endomètre > 5 mm), IRM pelvienne ++. Bilan d'extension: imagerie abdominale + radio de thorax.
Traitement	**Lésions intra-épithéliales de bas grade**: surveillance +/- exérèse si persistance. **Lésions intra-épithéliales de haut grade**: traitement destructeur (conisation). **Cancer du col utérin**: chirurgie (trachélectomie ou colpohystérectomie élargie + lymphadénectomie pelvienne) si localisé +/- curiethérapie utéro-vaginale. **Cancer du corps utérin**: hystérectomie totale avec salpingo-ovariectomie bilatérale et lymphadénectomie pelvienne. **Fibrome**: abstention thérapeutique si asymptomatique, macroprogestatifs si méno-métrorragies associées, chirurgie si échec (ou embolisation).
Complications	Envahissement local, adénopathies métastatiques, métastases à distance. Complications des traitements anticancéreux. Complications des fibromes: hémorragiques (anémie par carence martiale), mécaniques (compression des organes de voisinage), nécrobiose aseptique.
Dépistage du cancer du col de l'utérus	Prévention secondaire. Population cible: femmes de 25-65 ans, ayant déjà eu des rapports sexuels, asymptomatiques. Frottis cervico-utérin: 2ème frottis 1 an après le premier, puis 1 fois tous les 3 ans si les 2 premiers sont normaux.
Vaccination contre certains HPV	Prévention primaire. Vaccination proposée à toutes les jeunes filles de 11 à 14 ans + rattrapage pour les 15-19 ans révolus. 2 vaccins: un quadrivalent (HPV 6, 11, 16 et 18) et un bivalent (HPV 16 et 18). **Schéma vaccinal du quadrivalent: 2 doses espacées de 6 mois si 11-13 ans, 3 doses (M0, M2, M6) si 14-19 ans.**

☑ <u>J'inscris mes notes personnelles pour mieux progresser</u>

UE questions isolées — Item 298

1 Enoncé

QCM 1 — En quelle position parmi les cancers se situe le cancer colorectal en termes d'incidence dans la population française ?(1 réponse)

A - 1ère
B - 2ème
C - 3ème
D - 4ème
E - 5ème
F - 6ème
G - 7ème
H - 8ème
I - 9ème
J - 10ème

QCM 2 — En quelle position parmi les cancers se situe le cancer colorectal en termes de mortalité dans la population française ?(1 réponse)

A - 1ère
B - 2ème
C - 3ème
D - 4ème
E - 5ème
F - 6ème
G - 7ème
H - 8ème
I - 9ème
J - 10ème

QCM 3 — Quelle(s) affirmation(s) à propos des polypes colorectaux est (sont) exacte(s) ? (Jusqu'à 7 réponses)

A - Les polypes adénomateux sont rares chez l'adulte.
B - Ce sont tous des lésions précancéreuses.
C - Les polypes sessiles ont une tige et une tête faisant saillie dans la lumière.
D - Ce sont des tumeurs de petite dimension faisant saillie dans la lumière intestinale.
E - Ce sont tous des tumeurs bénignes.
F - Les adénomes villeux sont les plus fréquents des polypes adénomateux.
G - Tous les polypes sont tumoraux.

QCM 4 — Quelles sont les personnes considérées comme à risque élevé de cancer colorectal pour le dépistage ? (Jusqu'à 8 réponses)

A - Polypose adénomateuse familiale
B - Personnes ayant une maladie de Crohn
C - Personnes ayant un antécédent familial de cancer colorectal après 70 ans
D - Personnes avec antécédent personnel d'adénome
E - Syndrome de Lynch
F - Tous les adultes de plus de 50 ans
G - Personnes ayant une rectocolite hémorragique
H - Personnes ayant 2 antécédents familiaux de cancer colorectal au 1er degré

QCM 5 — Quelle est la fréquence recommandée pour faire le dépistage de masse du cancer colorectal ? (1 réponse)

A - 1 fois tous les 6 mois
B - 1 fois par an
C - 1 fois tous les 2 ans
D - 1 fois tous les 3 ans
E - 1 fois tous les 5 ans
F - 1 fois tous les 10 ans

QCM 6	**A partir de quel âge est-il recommandé de réaliser le dépistage chez les personnes à risque élevé de cancer colorectal en raison d'antécédents familiaux ? (Jusqu'à 2 réponses)**

A - 20 ans
B - 25 ans
C - 30 ans
D - 35 ans
E - 40 ans
F - 45 ans
G - 50 ans
H - 55 ans
I - 5 ans avant le cas index
J - 10 ans avant le cas index

QCM 7	**Quel est le dépistage du cancer colorectal recommandé chez les patients atteints de maladies inflammatoires chroniques de l'intestin (MICI) ? (Jusqu'à 3 réponses)**

A - Dépistage endoscopique par chromocoloscopie
B - Dépistage tous les 10 ans après 5 ans d'évolution de la maladie
C - Test de détection de sang occulte dans les selles
D - Dépistage tous les 5 ans dès la découverte de la MICI
E - Consultation d'oncogénétique
F - Dépistage tous les 5 ans après 10 ans d'évolution de la maladie
G - Dépistage tous les 10 ans après 10 ans d'évolution de la maladie

QCM 8	**Quels sont les principaux facteurs de risque de cancer colorectal ? (Jusqu'à 6 réponses)**

A - Age supérieur à 50 ans
B - Tabagisme
C - Consommation excessive de viande rouge
D - Alimentation riche en fibres
E - Obésité
F - Consommation excessive de boissons alcoolisées

QCM 9	**Quel est le mode de transmission de la polypose adénomateuse familiale ? (1 réponse)**

A - Autosomique dominant
B - Autosomique récessif
C - Maladie dominante liée à l'X
D - Maladie récessive liée à l'X
E - Maladie mitochondriale

QCM 10	**Quel est le mode de transmission du syndrome de Lynch ? (1 réponse)**

A - Autosomique dominant
B - Autosomique récessif
C - Maladie dominante liée à l'X
D - Maladie récessive liée à l'X
E - Maladie mitochondriale

QCM 11	**Quelles circonstances peuvent être révélatrices d'un cancer du côlon ? (Jusqu'à 10 réponses)**

A - Méléna
B - Découverte d'une anémie par carence martiale
C - Syndrome rectal
D - Hématémèse
E - Douleurs abdominales d'apparition récente
F - Découverte d'une anémie macrocytaire
G - Trouble du transit intestinal
H - Rectorragies
I - Occlusion intestinale
J - Choc hémorragique

QCM 12	**Quel(s) examen(s) complémentaire(s) fait (font) partie du bilan d'extension d'un cancer du côlon, sans point d'appel clinique pour des métastases ? (Jusqu'à 8 réponses)**

A - Scanner thoraco-abdomino-pelvien sans et avec injection
B - Rectosigmoïdoscopie
C - Scintigraphie osseuse
D - Radiographie de thorax face + profil
E - Echographie hépatique
F - IRM cérébrale
G - Coloscopie totale
H - Abdomen sans préparation

QCM 13 **A quoi correspond le stade T3 dans la classification TNM des cancers du côlon ? (1 réponse)**

A - Tumeur envahissant la musculeuse
B - Tumeur envahissement le péritoine viscéral
C - Tumeur envahissant la sous-muqueuse
D - Tumeur envahissant la sous-séreuse
E - Tumeur envahissant la lamina propria
F - Tumeur envahissant directement les organes de voisinage

QCM 14 **Quel est le stade d'une tumeur rectale classée pT3 N1a M0 ? (1 réponse)**

A - I
B - II
C - III
D - IV

QCM 15 **Quels sont les cancers faisant partie du spectre étroit du syndrome de Lynch ? (Jusqu'à 10 réponses)**

A - Cancer de l'estomac
B - Cancer des voies urinaires
C - Tumeurs cérébrales
D - Cancer du côlon
E - Cancer de l'intestin grêle
F - Cancer du col utérin
G - Cancer du pancréas
H - Cancer du poumon
I - Cancer de l'endomètre
J - Cancer de l'œsophage

QCM 16 **Quels sont les critères d'Amsterdam pour la suspicion de syndrome de Lynch ? (Jusqu'à 3 réponses)**

A - ≥ 3 générations successives touchées
B - ≥ 1 cancer diagnostiqué après 50 ans
C - ≥ 3 cancers du spectre HNPCC dont un cas lié au 1er degré avec les 2 autres
D - ≥ 2 cancers diagnostiqués avant 50 ans
E - ≥ 1 cancer diagnostiqué avant 65 ans
F - ≥ 2 générations successives touchées
G - ≥ 1 cancer diagnostiqué avant 50 ans
H - ≥ 2 cancers diagnostiqués avant 65 ans

QCM 17 **Quel est le traitement de référence d'un cancer du côlon localisé (T2N0M0) non compliqué ? (Jusqu'à 3 réponses)**

A - Chimiothérapie
B - Thérapie ciblée
C - Chirurgie
D - Radiothérapie
E - Colectomie segmentaire
F - Curiethérapie
G - Exérèse des vaisseaux et du mésocôlon

QCM 18 **Quelle(s) est (sont) la (les) métastase(s) qui peut (peuvent) être traitée(s) de façon curative par exérèse chirurgicale (si elles sont résécables avec une exérèse R0) dans le cadre d'un cancer colorectal métastatique chez un patient opérable ?(Jusqu'à 2 réponses)**

A - Pulmonaires
B - Osseuses
C - Cérébrales
D - Hépatiques

QCM 19 **Quel est le traitement carcinologique le plus utilisé dans les cancers colorectaux métastatiques en situation palliative ? (1 réponse)**

A - Chirurgie
B - Chimiothérapie
C - Radiothérapie externe
D - Curiethérapie
E - Hormonothérapie

QCM 20 **Quelles sont les 3 principales complications précoces de la chirurgie pour les cancers du rectum ?(3 réponses)**

A - Troubles de la fonction urinaire
B - Rectite
C - Troubles de la fonction sexuelle
D - Inflammation cutanée périnéale
E - Syndrome occlusif
F - Incontinence fécale

QROC 1	Quelle est la proportion des cancers colorectaux qui surviennent de façon sporadique ? Texte libre (1 mot)
QROC 2	Quelle est la proportion des cancers colorectaux qui surviennent sur un terrain de prédisposition génétique ? Texte libre (1 mot)
QROC 3	Quel est le type histologique de cancer colorectal le plus fréquent ? Texte libre (2 mots)
QROC 4	Quel moyen de dépistage est utilisé pour le dépistage de masse organisé du cancer colorectal en France ? Texte libre (2 mots)
QROC 5	Quel moyen de dépistage est utilisé pour les personnes à risque élevé de cancer colorectal ? Texte libre (1 mot)
QROC 6	Quelle pathologie endocrinienne est associée à un risque augmenté de cancer colorectal ? Texte libre (1 mot)
QROC 7	Quelle est la tranche d'âge concernée par le dépistage de masse du cancer colorectal ? Texte libre (4 mots)
QROC 8	Quelles sont les 2 complications principales de la polypectomie endoscopique ? Texte libre (2 mots)
QROC 9	A quel moment doit être programmée la prochaine coloscopie en cas de découverte d'un polype adénomateux mesurant 15 mm ? Texte libre (1 mot)
QROC 10	Quel est le gène muté dans la polypose adénomateuse familiale ? Texte libre (1 mot)
QROC 11	Quel marqueur tumoral peut avoir une valeur pronostique et être utile pour le suivi dans le cadre des cancers du côlon ? Texte libre (2 mots)
QROC 12	Quels sont les 2 examens indiqués dans les cancers du bas et du moyen rectum (en plus de ceux indiqués dans le cancer du côlon) ? Texte libre (4 mots)
QROC 13	Combien de ganglions régionaux est-il nécessaire d'examiner sur une pièce de colectomie pour évaluer correctement le statut ganglionnaire ? Texte libre (1 mot)
QROC 14	De quel gène faut-il rechercher la mutation avant de pouvoir prescrire des anti-EGFR dans le cadre des cancers colorectaux métastatiques ? Texte libre (1 mot)
QROC 15	Quels sont les 3 composants du syndrome rectal ? Texte libre (4 mots)
QROC 16	Quel traitement complémentaire est indiqué dans les cancers du côlon N+ M0 ? Texte libre (2 mots)
QROC 17	Quel traitement complémentaire est indiqué dans les cancers du moyen rectum T3/T4 N0 M0 ? Texte libre (2 mots)
QROC 18	Quelle est la marge de sécurité carcinologique minimale pour les cancers du côlon ? Texte libre (1 mot)
QROC 19	Quelle prise en charge faisant partie des soins de support est très importante pour les cancers colorectaux ? Texte libre (1 mot)
QROC 20	Si la coloscopie initiale lors du diagnostic d'un cancer du côlon était incomplète, dans quel délai est-il recommandé de faire une coloscopie totale de contrôle en période postopératoire ? Texte libre (1 mot)

2 Corrigé

		V F	Cotation	Commentaires, conseils et coaching
QCM 1	A -	F	1	ZERO à la question si plus d'une réponse donnée. Le cancer colorectal est le 3ème cancer ayant la plus forte incidence en France. Incidence ≈ 42 000 cas (INCa 2012).
	B -	F	1	
	C -	V	1	
	D -	F	1	
	E -	F	1	
	F -	F	1	
	G -	F	1	
	H -	F	1	
	I -	F	1	
	J -	F	1	
QCM 2	A -	F	1	ZERO à la question si plus d'une réponse donnée. Le cancer colorectal constitue la 2ème cause de décès par cancer en France, après le cancer du poumon. Mortalité ≈ 17 500 décès (INCa 2012).
	B -	V	1	
	C -	F	1	
	D -	F	1	
	E -	F	1	
	F -	F	1	
	G -	F	1	
	H -	F	1	
	I -	F	1	
	J -	F	1	
QCM 3	A -	F	1	Les polypes adénomateux sont **assez fréquents** chez l'adulte (30% des sujets de 65 ans).
	B -	F	1	Seuls les **adénomes** sont des lésions précancéreuses.
	C -	F	1	Les polypes **pédiculés** ont une tige et une tête faisant saillie dans la lumière.
	D -	V	4	Définition d'un polype (ne présage pas de sa nature histologique).
	E -	F	1	Un polype adénomateux peut avoir un foyer de transformation en cancer.
	F -	F	1	Les adénomes **tubuleux** sont les plus fréquents des polypes adénomateux.
	G -	F	1	Il existe des polypes non tumoraux.
QCM 4	A -	F	1	**Personnes à risque moyen de cancer colorectal** (CCR): sujets > 50 ans des 2 sexes. **Personnes à risque élevé de CCR**: • Antécédent personnel d'adénome. • Antécédent familial au 1er degré de cancer colorectal ou d'adénome > 1 cm survenu avant 65 ans. • ≥ 2 antécédents familiaux au 1er degré de CCR quel que soit l'âge de survenue. • MICI. **Personnes à risque très élevé de CCR**: prédisposition génétique (syndrome de Lynch, polypose adénomateuse familiale).
	B -	V	2	
	C -	F	1	
	D -	V	1	
	E -	F	1	
	F -	F	1	
	G -	V	2	
	H -	V	1	
QCM 5	A -	F	1	ZERO à la question si plus d'une réponse donnée. Il est recommandé de faire le test Hemoccult II≈ 1 fois tous les 2 ans.
	B -	F	1	
	C -	V	5	
	D -	F	1	
	E -	F	1	
	F -	F	1	
QCM 6	A -	F	1	Dépistage pour les sujets à risque élevé de cancer colorectal: • Coloscopie à partir de 45 ans ou 5 ans avant l'âge du diagnostic du cas index chez un apparenté au 1er degré de moins de 65 ans.
	B -	F	1	
	C -	F	1	
	D -	F	1	
	E -	F	1	
	F -	V	1	
	G -	F	1	
	H -	F	1	
	I -	V	1	
	J -	F	1	

QCM				Commentaire
QCM 7	A -	V	2	Dépistage du CCR chez les patients atteints de MICI: • Consultation d'oncogénétique + dépistage endoscopique par chromocoloscopie. • Coloscopie tous les 5 ans après 10 ans d'évolution de la maladie.
	B -	F	1	
	C -	F	1	
	D -	F	1	
	E -	V	2	
	F -	V	2	
	G -	F	1	
QCM 8	A -	V	1	Les autres facteurs de risque sont: maladies inflammatoires du tube digestif, antécédent personnel ou familial d'adénome ou de cancer colorectal, prédispositions génétiques.
	B -	V	1	
	C -	V	1	
	D -	F	5	
	E -	V	1	
	F -	V	1	
QCM 9	A -	V	6	ZERO à la question si plus d'une réponse donnée. La polypose adénomateuse familiale est une maladie héréditaire, de transmission autosomique dominante (gène en cause sur le chromosome 5), dont la pénétrance est complète.
	B -	F	1	
	C -	F	1	
	D -	F	1	
	E -	F	1	
QCM 10	A -	V	6	ZERO à la question si plus d'une réponse donnée. Le syndrome de Lynch (ou HNPCC: Hereditary Non Polyposis Colorectal Cancer) a une transmission autosomique dominante. Il y a une mutation constitutionnelle d'un des gènes du système MMR.
	B -	F	1	
	C -	F	1	
	D -	F	1	
	E -	F	1	
QCM 11	A -	V	1	**Toute anémie ferriprive sans cause évidente chez l'homme ou la femme ménopausée doit faire rechercher un cancer colorectal**. Le syndrome rectal peut être présent dans les cancers du **rectum** (bien lire la question). Les hémorragies digestives basses (en aval de l'angle de Treitz) ont une extériorisation basse uniquement. L'anémie ferriprive est **micro**cytaire. Alternance diarrhée-constipation surtout. Evoquer un CCR (même en cas de pathologie hémorroïdaire), surtout après 50 ans. L'occlusion intestinale par obstruction est une complication, parfois révélatrice. Le saignement est chronique, occulte.
	B -	V	1	
	C -	F	1	
	D -	F	1	
	E -	V	1	
	F -	F	1	
	G -	V	1	
	H -	V	1	
	I -	V	1	
	J -	F	1	
QCM 12	A -	V	2	Bilan d'imagerie recommandé: • Coloscopie totale pour rechercher de lésions synchrones (polype(s) ou second cancer). • Scanner thoraco-abdomino-pelvien sans et avec injection. • Alternative à la TDM TAP: radio de thorax face + profil et échographie hépatique. • Les autres examens recherchant des métastases sont faits sur point d'appel.
	B -	F	1	
	C -	F	1	
	D -	V	1	
	E -	V	1	
	F -	F	1	
	G -	V	2	
	H -	F	1	
QCM 13	A -	F	1	ZERO à la question si plus d'une réponse donnée. La classification TNM du cancer colorectal est à connaître pour l'ECN. T3: tumeur envahissant la sous-séreuse (ou les tissus péri-coliques et péri-rectaux non péritonéalisés).
	B -	F	1	
	C -	F	1	
	D -	V	5	
	E -	F	1	
	F -	F	1	
QCM 14	A -	F	2	ZERO à la question si plus d'une réponse donnée. Retenir globalement que des adénopathies régionales classent la tumeur en stade loco-régionalement avancé (III).
	B -	F	2	
	C -	V	4	
	D -	F	2	
QCM 15	A -	F	1	**Cancers du spectre étroit du syndrome de Lynch**: côlon, endomètre, intestin grêle, voies urinaires. **Cancers du spectre large du syndrome de Lynch**: estomac, voies biliaires, ovaire, pancréas, tumeurs cérébrales, adénomes sébacés, kératoacanthomes.
	B -	V	1	
	C -	F	1	
	D -	V	1	
	E -	V	1	
	F -	F	1	
	G -	F	1	
	H -	F	1	
	I -	V	1	
	J -	F	1	

QCM 16	A -	F	1	Critères d'Amsterdam (faisant suspecter un syndrome de Lynch): • ≥ 3 cancers du spectre HNPCC dont un cas lié au 1er degré avec les 2 autres. • ≥ 2 générations successives touchées. • ≥ 1 cas diagnostiqué avant 50 ans.
	B -	F	1	
	C -	V	1	
	D -	F	1	
	E -	F	1	
	F -	V	2	
	G -	V	2	
	H -	F	1	
QCM 17	A -	F	1	Traitement carcinologique curatif des cancers du côlon de stade I et II: chirurgie (colectomie segmentaire + exérèse des vaisseaux et du mésocôlon contenant les ganglions lymphatiques).
	B -	F	1	
	C -	V	2	
	D -	F	1	
	E -	V	2	
	F -	F	1	
	G -	V	2	
QCM 18	A -	V	3	L'exérèse de métastase(s) hépatique(s) n'est indiquée que si une exérèse macroscopiquement et microscopiquement complète est possible. L'exérèse de métastase(s) pulmonaire(s) isolée(s) ou associée(s) à des métastases hépatiques résécables doit être discutée.
	B -	F	2	
	C -	F	2	
	D -	V	3	
QCM 19	A -	F	2	ZERO à la question si plus d'une réponse donnée. Dans le cas des cancers colorectaux métastatiques en situation palliative, la chimiothérapie vise à allonger la survie et à améliorer la qualité de vie.
	B -	V	2	
	C -	F	2	
	D -	F	2	
	E -	F	2	
QCM 20	A -	V	2	3 principales complications pour la chirurgie des cancers du rectum: • Altération de la fonction ano-rectale et incontinence fécale. • Troubles de la fonction urinaire (rétention, incontinence). • Troubles de la fonction sexuelle.
	B -	F	2	
	C -	V	2	
	D -	F	1	
	E -	F	1	
	F -	V	2	
			200	**Total QCM**

	Réponses	Cotation	Commentaires, conseils et coaching
QROC 1	• 80%	10	La majorité des cancers colorectaux sont sporadiques. Si réponse entre 70 et 85%: 10points.
QROC 2	• 5%	10	Ne pas confondre les cancers colorectaux qui surviennent dans un contexte familial (15%, présence d'antécédents familiaux de cancer colorectal) et la prédisposition génétique (5%, syndrome de Lynch, polypose adénomateuse familiale). Si réponse entre 2 et 10%: 5 points.
QROC 3	• Adénocarcinome • Lieberkühnien	6 4	Les cancers colorectaux se développent majoritairement à partir d'un adénome.
QROC 4	• Test • Hemoccult II≈	1 9	Le test Hemoccult II≈ recherche du sang occulte dans les selles. Le dépistage de masse est proposé à toutes les personnes à risque moyen de CCR.
QROC 5	• Coloscopie	10	La coloscopie est le moyen de dépistage individuel pour les personnes à risques élevé et très élevé de cancer colorectal.
QROC 6	• Acromégalie	10	Chez les personnes ayant une acromégalie, le risque d'adénome et de cancer colorectal est multiplié par 2 à 3.
QROC 7	• De • 50 ans • A • 74 ans	 5 5	Dépistage de masse pour tous les adultes de 50 à 74 ans (à risque moyen de CCR).
QROC 8	• Hémorragie • Perforation	5 5	Tout polype découvert lors d'une coloscopie doit être retiré pour examen anatomopathologique.
QROC 9	• 3 ans	10	Les polypes adénomateux à haut risque ont un nombre ≥ 3, une taille ≥ 10 mm ou la présence d'une dysplasie de haut grade. La 2ème coloscopie doit être faite 3 ans après.
QROC 10	• APC	10	La polypose adénomateuse familiale est à l'origine de 1% des cancers du côlon.
QROC 11	• Antigène • Carcino-embryonnaire	4 6	Si réponse "ACE": 4 points. Le dosage de l'ACE peut être réalisé dans le bilan initial d'un cancer du côlon.

QROC 12	• IRM • Pelvienne • Echo-endoscopie • Rectale	3 3 3 1	L'IRM pelvienne est systématique dans les cancers du bas et du moyen rectum. L'écho-endoscopie rectale est surtout utile pour les petites tumeurs.
QROC 13	• 12	10	Il faut examiner au moins 12 ganglions régionaux sur la pièce de colectomie pour évaluer correctement le statut ganglionnaire ("N" de la classification TNM).
QROC 14	• KRAS	10	Les anti-EGFR peuvent être prescrits uniquement en cas d'absence de mutation du gène KRAS.
QROC 15	• Epreintes • Ténesme • Faux • Besoins	3 3 2 2	Un syndrome rectal peut être révélateur d'un cancer du rectum.
QROC 16	• Chimiothérapie • Adjuvante	6 4	Une chimiothérapie adjuvante (après la chirurgie) est toujours indiquée dans les cancers du côlon de stade III (N+). Elle est généralement à base d'oxaliplatine, de 5-FU et d'acide folinique (type FOLFOX4).
QROC 17	• Radio-chimiothérapie • Néo-adjuvante	6 4	Si "radiothérapie" à la place de "radio-chimiothérapie": 3 points. Entraine une diminution de la récidive locale.
QROC 18	• 5 cm	10	Les marges de côlon sain doivent être d'au moins 5 cm lors de l'exérèse de la tumeur.
QROC 19	• Nutritionnelle	10	Il est important de rechercher et de traiter une dénutrition. 10-15% des patients sont dénutris au moment du diagnostic.
QROC 20	• 6 mois	10	La coloscopie est à refaire dans les 6 mois postopératoires si la coloscopie initiale était incomplète.
		200	**Total QROC**

FICHE DE SYNTHESE : POINTS CLES UE POUR MIEUX REPONDRE AUX QUESTIONS ISOLEES ET AUX DOSSIERS CLINIQUES PROGRESSIFS	
Titres	**Eléments à cocher lors des QCM** **Mots clés des QROC**
ZEROS	Ne pas oublier de parler du dépistage du cancer colorectal. Différents niveaux de risque de cancer colorectal et conduite à tenir spécifique. Savoir évoquer un cancer colorectal devant des symptômes digestifs chez un patient de plus de 40-50 ans. Penser aux syndromes de prédisposition génétique si plusieurs cas dans la même famille.
Définitions	**Polype**: tumeur de petite dimension faisant saillie dans la lumière intestinale. **Adénome**: tumeur bénigne résultant de la prolifération des glandes de Lieberkühn, à risque de transformation en cancer.
Epidémiologie	Incidence du cancer colorectal ≈ 42 000 cas et mortalité ≈ 17 500 décès en 2012. Cancer colorectal = 3ème cancer en fréquence et 2ème cause de mortalité par cancer.
Type histologique principal	Adénocarcinome lieberkühnien.
Facteurs de risque	Age > 50 ans. Prédispositions génétiques. Maladies inflammatoires chroniques de l'intestin (MICI). Antécédent familial ou personnel de cancer colorectal ou d'adénome. Consommation d'alcool, tabagisme, obésité, consommation excessive de viande rouge, de charcuterie. Acromégalie.
Syndromes de prédisposition génétique	**Syndrome de Lynch** (HNPCC): transmission autosomique dominante, plusieurs cancers (CCR, endomètre, voies urinaires, intestin grêle). **Polypose adénomateuse familiale**: transmission autosomique dominante, polypose colorectale diffuse, risque de cancer = 100% si aucune prise en charge.
Clinique	Douleurs abdominales, troubles du transit. Anémie ferriprive, rectorragies, méléna. Syndrome rectal. Signes généraux. Signes en relation avec une complication ou métastase révélatrice.
Examens complémentaires	Coloscopie totale avec biopsies tumorales pour examen anatomopathologique. Scanner thoraco-abdomino-pelvien sans et avec injection (ou radio de thorax + échographie hépatique). Bilan hépatique complet, bilan biologique standard pré-thérapeutique. Pour les cancers du rectum: IRM pelvienne et écho-endoscopie rectale. ACE: marqueur tumoral à visée pronostique et pour le suivi.
Traitement	Chirurgie: 1er temps exploratoire, exérèse tumorale (colectomie ou proctectomie) avec marges de sécurité et exérèse du mésocôlon/mésorectum. Radio-chimiothérapie néo-adjuvante pour les cancers du rectum T3 ou T4. Chimiothérapie adjuvante pour les cancers du côlon N+ (stades III). Si métastatique: évaluer la résécabilité des métastases (hépatiques ++). Si non résécables: chimiothérapie +/- thérapies ciblées.
Complications	Hémorragie digestive. Occlusion intestinale par obstruction. Perforation / péritonite. Fistules. Complications iatrogènes.
Dépistage	**Dépistage de masse organisé pour sujets à risque moyen**: hommes et femmes de 50 à 74 ans, n'appartenant pas aux groupes à risque élevé et très élevé, asymptomatiques • → test Hemoccult II≈ 1 fois tous les 2 ans. **Dépistage des sujets à risque élevé**: antécédent personnel d'adénome, antécédent familial de cancer colorectal ou d'adénome > 1 cm, MICI. • → coloscopie totale.

UE questions isolées Item 299

1 Enoncé

QCM 1	Quelle est la proportion des carcinomes cutanés parmi l'ensemble des cancers cutanés ? (1 réponse)
A - 2% B - 10% C - 20% D - 30% E - 40% F - 50% G - 60% H - 70% I - 80% J - 90%	
QCM 2	**Quelle est approximativement l'incidence des mélanomes cutanés en France métropolitaine en 2012 ? (1 réponse)**
A - 1000 cas B - 3000 cas C - 5000 cas D - 7000 cas E - 9000 cas F - 11 000 cas G - 15000 cas H - 20 000 cas I - 25 000 cas J - 30 000 cas	
QCM 3	**Comment évolue l'incidence des mélanomes cutanés en France ? (1 réponse)**
A - Stabilité B - Faible diminution C - Augmentation D - Forte diminution ces 10 dernières années	
QCM 4	**Quel(s) est (sont) le(s) facteur(s) de risque de mélanome ? (Jusqu'à 10 réponses)**
A - Phototype: peau mate, cheveux bruns, yeux foncés B - Antécédents personnels de brûlures solaires pendant l'enfance C - Syndrome du nævus atypique D - Phototype: peau claire, cheveux roux ou blonds, yeux clairs, nombreuses éphélides E - Antécédent personnel de cancer cutané F - Peau ne bronzant pas ou peu au soleil G - Bronzage par UV artificiels H - Infection à HPV I - Antécédents familiaux au 1er degré de mélanome J - Nævus géant congénital	
QCM 5	**Quelle(s) est (sont) la (les) proposition(s) sur les précurseurs des mélanomes qui est (sont) exacte(s) ? (Jusqu'à 5 réponses)**
A - Le risque de transformation des nævi congénitaux de plus de 20 cm est très faible. B - Les nævi exposés à des microtraumatismes répétés sont à risque de transformation en mélanome. C - La majorité des mélanomes proviennent de la transformation maligne d'un nævus commun. D - Les histiocytofibromes pigmentés peuvent se transformer en mélanome. E - La majorité des mélanomes apparaissent *de novo*.	

QCM 6	Quels sont les signes cliniques amenant à suspecter un mélanome ? (Jusqu'à 9 réponses)

A - Diamètre > 6 mm
B - Lésion de couleur inhomogène
C - Bords irréguliers
D - Lésion asymétrique
E - Lésion de couleur marron foncé
F - Prurit
G - Diamètre > 2 mm
H - Lésion saignant au contact
I - Extension en taille
J - Modification récente de l'aspect de la lésion

QCM 7	Quels sont les points les plus importants de l'examen clinique d'un patient chez qui vous venez de découvrir un mélanome de la jambe droite ? (Jusqu'à 8 réponses)

A - Palpation des aires ganglionnaires inguinales
B - Examen de la totalité du revêtement cutané
C - Recherche d'un deuxième mélanome
D - Toucher rectal
E - Examen des muqueuses
F - Palpation de toutes les aires ganglionnaires
G - Recherche de nodules sous-cutanés
H - Palpation du cadre osseux

QCM 8	Quels sont les 3 éléments du compte-rendu anatomopathologique d'un mélanome rentrant dans la classification en stades ? (3 réponses)

A - Diamètre du mélanome en surface
B - Indice de Breslow
C - Niveau de Clark
D - Présence d'une ulcération
E - Type histologique de mélanome
F - Indice mitotique

QCM 9	Quel(s) examen(s) d'imagerie est (sont) systématique(s) dans le cas d'un mélanome de stade localisé (I) asymptomatique ? (Jusqu'à 5 réponses)

A - Echographie ganglionnaire locorégionale
B - Scanner cérébral
C - Scanner thoraco-abdomino-pelvien
D - TEP-scan
E - IRM cérébrale
F - Aucun examen n'est recommandé

QCM 10	Quel traitement peut être proposé pour un mélanome dont l'indice de Breslow est de 1,8 mm, sans adénopathie palpée à l'examen clinique ? (Jusqu'à 7 réponses)

A - Ganglion sentinelle
B - Reprise d'exérèse avec marges de sécurité de 1 à 2 mm
C - Chimiothérapie
D - Radiothérapie
E - Chirurgie
F - Curage ganglionnaire large
G - Reprise d'exérèse avec marges de sécurité de 1 à 2 cm
H - Immunothérapie par interféron alpha
I - Thérapie ciblée
J - Hormonothérapie

QCM 11	Quel est le gène dont on doit rechercher la mutation avant de pouvoir prescrire la thérapie ciblée par vémurafénib dans le mélanome métastatique ? (1 réponse)

A - KRAS
B - IGF1
C - BRAF
D - ABL
E - N-MYC
F - MLH1
G - RB
H - BRCA
I - CFTR
J - APC

QCM 12	**Quel(s) est (sont) le(s) principal (principaux) facteur(s) de risque des carcinomes spinocellulaires ? (Jusqu'à 10 réponses)**
A -	Infection par l'EBV
B -	Expositions solaires chroniques et cumulées reçues tout au long de la vie
C -	Lupus cutané
D -	Immunosuppression après transplantation d'organes
E -	Expositions solaires intenses et intermittentes (type coup de soleil) reçues pendant les premières années de vie
F -	Age jeune (< 50 ans)
G -	Infection par le VIH
H -	Plaies chroniques
I -	Infection par des HPV oncogènes
J -	Exposition à l'arsenic

QCM 13	**Quelle(s) affirmation(s) sur les carcinomes spinocellulaires est (sont) exacte(s) ? (Jusqu'à 10 réponses)**
A -	Les carcinomes spinocellulaires se présentent comme des lésions croûteuses, jaunâtres, indurées.
B -	Ils atteignent uniquement la peau.
C -	Le carcinome intra-épithélial est aussi appelé maladie de Basedow.
D -	L'examen anatomopathologique d'une lésion retrouve des globes cornés.
E -	Ils n'ont pas de lésion précurseur.
F -	Les carcinomes spinocellulaires peuvent se présenter sous forme de lésions bourgeonnantes et/ou végétantes.
G -	Il y a 3 types de carcinomes spinocellulaires: nodulaire, superficiel et sclérodermiforme.
H -	Les kératoses actiniques sont des lésions précurseurs des carcinomes spinocellulaires.
I -	Les carcinomes spinocellulaires situés sur l'extrémité céphalique sont de plus mauvais pronostic.
J -	Les carcinomes spinocellulaires ont une malignité uniquement locale, ils ne métastasent pas à distance.

QCM 14	**Quel(s) est (sont) le(s) risque(s) évolutif(s) des carcinomes basocellulaires ? (Jusqu'à 8 réponses)**
A -	Récidive
B -	Métastases à distance
C -	Destruction des organes et structures anatomiques de voisinage
D -	Extension locorégionale
E -	Métastases pulmonaires
F -	Destruction tissulaire locale
G -	Métastases hépatiques
H -	Adénopathies métastatiques

QCM 15	**Quel(s) est (sont) le(s) principal (principaux) facteur(s) de risque des carcinomes basocellulaires ? (Jusqu'à 10 réponses)**
A -	Exposition à l'arsenic
B -	Lupus cutané
C -	Expositions solaires intenses et intermittentes (type coup de soleil) reçues pendant les premières années de vie
D -	Immunosuppression après transplantation d'organes
E -	Plaies chroniques
F -	Expositions solaires chroniques et cumulées reçues tout au long de la vie
G -	Infection par le VIH
H -	Infection par des HPV oncogènes
I -	Phototype I ou II
J -	Age élevé (> 50 ans)

QROC 1	Quel est l'autre nom des carcinomes épidermoïdes cutanés ? Texte libre (2 mots)
QROC 2	Quelle est approximativement la survie à 5 ans des mélanomes de stade localisé ? Texte libre (1 mot)
QROC 3	Quels sont les 2 moyens de prévention secondaire du mélanome chez les sujets à risque ? Texte libre (3 mots)
QROC 4	Quelle doit être la conduite à tenir devant une lésion pigmentée de la face antérieure du bras de 9 mm suspecte d'être un mélanome ? Texte libre (4 mots)
QROC 5	Quelles sont les 2 phases d'extension des mélanomes ? Hiérarchisez-les. Texte libre (2 mots)
QROC 6	Quelle est la forme anatomo-clinique la plus fréquente de mélanome ? Texte libre (3 mots)
QROC 7	Quel est le nom des métastases cutanées à proximité (≤ 2 cm) d'un mélanome primitif ? Texte libre (2 mots)
QROC 8	Quel est le nom des lésions secondaires cutanées ou sous-cutanées situées entre le mélanome primitif et le premier relais ganglionnaire ? Texte libre (3 mots)
QROC 9	Quel examen permet d'orienter le diagnostic entre un mélanome et les autres tumeurs mélanocytaires ou non mélanocytaires ? Texte libre (1 mot)
QROC 10	Quel type de mélanome touche surtout les zones photoexposées chez les sujets âgés ? Texte libre (3 mots)
QROC 11	Quel type de mélanome représente la majorité des mélanomes chez les sujets à peau foncée ou en Asie ? Texte libre (3 mots)
QROC 12	Quel type de mélanome a la croissance la plus rapide et est très précocement invasif ? Texte libre (2 mots)
QROC 13	Quel dosage biologique a un intérêt pronostique dans les mélanomes métastatiques ? Texte libre (1 mot)
QROC 14	Quelle est la principale mesure de prévention primaire des tumeurs cutanées ? Texte libre (1 mot)
QROC 15	Quel est le plus fréquent des cancers cutanés ? Texte libre (2 mots)
QROC 16	Quelle est la lésion élémentaire à rechercher pour les carcinomes basocellulaires ? Texte libre (2 mots)
QROC 17	Quel est le nom des nævi pour lesquels les cellules mélanocytaires prédominent dans la couche basale de l'épiderme ? Texte libre (2 mots)
QROC 18	Quel est le nom des nævi qui sont en relief, siègent plutôt sur le visage et sont généralement peu ou pas pigmentés ? Texte libre (2 mots)
QROC 19	Quel est l'autre nom du phénomène de Sutton ? Texte libre (2 mots)
QROC 20	Quel agent infectieux est en cause dans les verrues ? Texte libre (1 mot)

2 Corrigé

QCM		V F	Cotation	Commentaires, conseils et coaching
QCM 1	A -	F	1	ZERO à la question si plus d'une réponse donnée. Les carcinomes cutanés sont les plus fréquents des cancers cutanés. Leur incidence est beaucoup plus importante que celle des mélanomes.
	B -	F	1	
	C -	F	1	
	D -	F	1	
	E -	F	1	
	F -	F	1	
	G -	F	1	
	H -	F	1	
	I -	F	1	
	J -	V	1	
QCM 2	A -	F	1	ZERO à la question si plus d'une réponse donnée. Incidence des mélanomes cutanés ≈ 11 000 nouveaux cas (INCa 2012).
	B -	F	1	
	C -	F	1	
	D -	F	1	
	E -	F	1	
	F -	V	1	
	G -	F	1	
	H -	F	1	
	I -	F	1	
	J -	F	1	
QCM 3	A -	F	2	L'incidence des mélanomes cutanés est en augmentation régulière depuis 50 ans. Elle augmente de 10% par an environ.
	B -	F	2	
	C -	V	4	
	D -	F	2	
QCM 4	A -	F	1	Principaux facteurs de risque de mélanome: • Phototype clair et sensibilité au soleil. • Facteurs environnementaux et/ou comportementaux: antécédents de coups de soleil surtout pendant l'enfance, bronzage par UV artificiels. • Nombre élevé de nævi, syndrome du nævus atypique, nævus géant congénital. • Antécédents personnels de cancers cutanés, antécédents familiaux au 1er degré de mélanome.
	B -	V	1	
	C -	V	1	
	D -	V	1	
	E -	V	1	
	F -	V	1	
	G -	V	1	
	H -	F	1	
	I -	V	1	
	J -	V	1	
QCM 5	A -	F	2	La majorité des mélanomes apparaissent de novo, sans précurseur, sur peau apparemment saine. Le risque de transformation des nævi congénitaux de plus de 20 cm est de 5 à 20%. Les microtraumatismes répétés n'induisent pas de transformation de nævi en mélanomes.
	B -	F	2	
	C -	F	2	
	D -	F	2	
	E -	V	2	
QCM 6	A -	V	1	Règle ABCDE pour suspecter un mélanome devant une lésion cutanée: • Lésion asymétrique (A). • Bords irréguliers (B), souvent encochés ou polycycliques. • Couleur inhomogène (C). • Diamètre > 6mm (D). • Lésion d'évolution récente (E). L'association de ces critères renforce la suspicion. Un prurit ou un saignement au contact est possible. Le mélanome est différent des autres nævi du sujet (signe du "vilain petit canard").
	B -	V	1	
	C -	V	1	
	D -	V	1	
	E -	F	1	
	F -	V	1	
	G -	F	1	
	H -	V	1	
	I -	V	1	
	J -	V	1	
QCM 7	A -	V	1	Les mélanomes métastasent d'abord au niveau cutané ou sous-cutané à proximité de la tumeur primitive, puis vers les ganglions régionaux de drainage. Il est important d'examiner la totalité du revêtement cutané et des muqueuses à la recherche d'un 2ème mélanome, d'un carcinome cutané, de nævi atypiques, de nodules sous-cutanés. Il faut palper toutes les aires ganglionnaires et faire un schéma daté signé dans le dossier médical.
	B -	V	1	
	C -	V	1	
	D -	F	1	
	E -	V	1	
	F -	V	2	
	G -	V	2	
	H -	F	1	

<table>
<tr><td rowspan="6">QCM 8</td><td>A -</td><td>F</td><td>1</td><td rowspan="6">La classification en stades repose sur:
• L'indice de Breslow (épaisseur du mélanome).
• La présence d'une ulcération.
• L'indice mitotique (nombre de mitoses/mm^2).</td></tr>
<tr><td>B -</td><td>V</td><td>2</td></tr>
<tr><td>C -</td><td>F</td><td>2</td></tr>
<tr><td>D -</td><td>V</td><td>2</td></tr>
<tr><td>E -</td><td>F</td><td>1</td></tr>
<tr><td>F -</td><td>V</td><td>2</td></tr>
<tr><td rowspan="6">QCM 9</td><td>A -</td><td>F</td><td>1</td><td rowspan="6">Les mélanomes de stade I asymptomatiques ne justifient aucun examen d'imagerie.</td></tr>
<tr><td>B -</td><td>F</td><td>1</td></tr>
<tr><td>C -</td><td>F</td><td>1</td></tr>
<tr><td>D -</td><td>F</td><td>1</td></tr>
<tr><td>E -</td><td>F</td><td>1</td></tr>
<tr><td>F -</td><td>V</td><td>5</td></tr>
<tr><td rowspan="10">QCM 10</td><td>A -</td><td>V</td><td>1</td><td rowspan="10">La chirurgie est le traitement de référence du mélanome cutané non métastatique.
Traitement chirurgical: reprise d'exérèse avec marges de résection (1-2 cm pour Breslow entre 1,01 et 2 mm).
Le ganglion sentinelle peut être proposé pour les mélanomes localisés, surtout de Breslow > 1 mm.
Le curage ganglionnaire concerne les stades III.
Une immunothérapie par interféron alpha peut être discutée si l'indice de Breslow est > 1,5 mm.</td></tr>
<tr><td>B -</td><td>F</td><td>1</td></tr>
<tr><td>C -</td><td>F</td><td>1</td></tr>
<tr><td>D -</td><td>F</td><td>1</td></tr>
<tr><td>E -</td><td>V</td><td>1</td></tr>
<tr><td>F -</td><td>F</td><td>1</td></tr>
<tr><td>G -</td><td>V</td><td>1</td></tr>
<tr><td>H -</td><td>V</td><td>1</td></tr>
<tr><td>I -</td><td>F</td><td>1</td></tr>
<tr><td>J -</td><td>F</td><td>1</td></tr>
<tr><td rowspan="10">QCM 11</td><td>A -</td><td>F</td><td>1</td><td rowspan="10">ZERO à la question si plus d'une réponse donnée.
Le vémurafénib est une thérapie ciblée utilisable chez les patients atteints de mélanome métastatique.
Il s'agit d'un inhibiteur puissant et sélectif de la protéine mutée BRAF V600E.</td></tr>
<tr><td>B -</td><td>F</td><td>1</td></tr>
<tr><td>C -</td><td>V</td><td>1</td></tr>
<tr><td>D -</td><td>F</td><td>1</td></tr>
<tr><td>E -</td><td>F</td><td>1</td></tr>
<tr><td>F -</td><td>F</td><td>1</td></tr>
<tr><td>G -</td><td>F</td><td>1</td></tr>
<tr><td>H -</td><td>F</td><td>1</td></tr>
<tr><td>I -</td><td>F</td><td>1</td></tr>
<tr><td>J -</td><td>F</td><td>1</td></tr>
<tr><td rowspan="10">QCM 12</td><td>A -</td><td>F</td><td>1</td><td rowspan="10">Facteurs de risque de carcinomes spinocellulaires:
• Age avancé.
• Expositions solaires chroniques et cumulées reçues tout au long de la vie.
• Peaux de phototypes I ou II.
• Affections génétiques (xeroderma pigmentosum).
• Dermatoses inflammatoires (lupus cutané) et plaies chroniques (ulcère, cicatrice de brûlure), radiodermite.
• Immunosuppressions acquises (VIH, iatrogène post-transplantation d'organes).
• Infections par des HPV oncogènes.
• Exposition à des carcinogènes chimiques (arsenic, goudrons,...).</td></tr>
<tr><td>B -</td><td>V</td><td>1</td></tr>
<tr><td>C -</td><td>V</td><td>1</td></tr>
<tr><td>D -</td><td>V</td><td>1</td></tr>
<tr><td>E -</td><td>F</td><td>1</td></tr>
<tr><td>F -</td><td>F</td><td>1</td></tr>
<tr><td>G -</td><td>V</td><td>1</td></tr>
<tr><td>H -</td><td>V</td><td>1</td></tr>
<tr><td>I -</td><td>V</td><td>1</td></tr>
<tr><td>J -</td><td>V</td><td>1</td></tr>
<tr><td rowspan="10">QCM 13</td><td>A -</td><td>V</td><td>1</td><td rowspan="10">Les carcinomes spinocellulaires peuvent atteindre la peau ou les muqueuses.
Le carcinome intra-épithélial est aussi appelé maladie de Bowen (la maladie de Basedow est une cause d'hyperthyroïdie).
Ils ont des lésions précurseurs (contrairement aux carcinomes basocellulaires).
Il y a 3 types de carcinomes basocellulaires: nodulaire, superficiel et sclérodermiforme.
Les kératoses actiniques sont des précurseurs des carcinomes spinocellulaires au niveau cutané, les leucoplasies au niveau muqueux.
Les carcinomes spinocellulaires peuvent donner des métastases à distance.</td></tr>
<tr><td>B -</td><td>F</td><td>1</td></tr>
<tr><td>C -</td><td>F</td><td>1</td></tr>
<tr><td>D -</td><td>V</td><td>1</td></tr>
<tr><td>E -</td><td>F</td><td>1</td></tr>
<tr><td>F -</td><td>V</td><td>1</td></tr>
<tr><td>G -</td><td>F</td><td>1</td></tr>
<tr><td>H -</td><td>V</td><td>1</td></tr>
<tr><td>I -</td><td>V</td><td>1</td></tr>
<tr><td>J -</td><td>F</td><td>1</td></tr>
<tr><td rowspan="8">QCM 14</td><td>A -</td><td>V</td><td>1</td><td rowspan="8">Les carcinomes basocellulaires ont 2 risques évolutifs:
• Récidive.
• Extension locorégionale et destruction tissulaire.
Ils ont une malignité uniquement locale et ne métastasent jamais ni au niveau ganglionnaire ni à distance.</td></tr>
<tr><td>B -</td><td>F</td><td>2</td></tr>
<tr><td>C -</td><td>V</td><td>1</td></tr>
<tr><td>D -</td><td>V</td><td>1</td></tr>
<tr><td>E -</td><td>F</td><td>1</td></tr>
<tr><td>F -</td><td>V</td><td>1</td></tr>
<tr><td>G -</td><td>F</td><td>1</td></tr>
<tr><td>H -</td><td>F</td><td>2</td></tr>
</table>

QCM 15				
	A -	F	1	Principaux facteurs de risque de carcinomes basocellulaires: • Age > 50 ans. • Expositions solaires intenses et intermittentes (type coup de soleil) reçues pendant les premières années de vie. • Phototypes clairs.
	B -	F	1	
	C -	V	1	
	D -	F	1	
	E -	F	1	
	F -	F	1	
	G -	F	1	
	H -	F	1	
	I -	V	1	
	J -	V	1	
			150	**Total QCM**

	Réponses	Cotation	Commentaires, conseils et coaching
QROC 1	• Carcinomes • Spinocellulaires	2 8	Les carcinomes spinocellulaires sont des tumeurs cutanées épithéliales.
QROC 2	• 88%	10	Réponse entre 80 et 90%: 10 points. Réponse entre 70-79% ou 91-95%: 3 points.
QROC 3	• Auto-examen • Consultation / Suivi • Dermatologique	5 2 3	La prévention secondaire vise à détecter précocement un mélanome pour améliorer le pronostic. NB: Les conseils de photoprotection font partie de la prévention primaire.
QROC 4	• Exérèse • Complète • Pour • Anatomopathologie	5 2 3	Toute lésion suspecte de mélanome doit être excisée pour être analysée en anatomopathologie. L'exérèse doit être complète (emporter la tumeur dans sa totalité) pour déterminer l'épaisseur avec précision.
QROC 5	• Horizontale • Verticale • Dans cet ordre:	3 3 4	Dans une 1ère phase, l'extension est horizontale intra-épidermique. Dans une 2nde phase, l'extension est verticale avec envahissement du derme superficiel (phase micro-invasive) puis du derme profond et de l'hypoderme (phase invasive).
QROC 6	• Mélanome • Superficiel • Extensif	1 5 4	Si abréviation "SSM": 4 points Le mélanome SSM a une croissance intra-épidermique horizontale, puis verticale dermique. Il représente 60-70% des mélanomes.
QROC 7	• Lésions • Satellites	2 8	Les lésions satellites sont situées à 2 cm ou moins du site tumoral initial.
QROC 8	• Métastases • En • Transit	5 1 4	Les métastases cutanées ou sous-cutanées en transit sont situées à plus de 2 cm de la tumeur primitive, avant le 1er relais ganglionnaire.
QROC 9	• Dermatoscopie	10	La dermatoscopie permet d'orienter le diagnostic devant une lésion cutanée. Elle nécessite une formation spécifique.
QROC 10	• Mélanome • De • Dubreuilh	1 9	Le mélanome de Dubreuilh touche surtout les sujets > 60 ans. Il a une phase d'extension horizontale lente et une phase invasive tardive.
QROC 11	• Mélanome • Acral • Lentigineux	1 5 4	Le mélanome acral lentigineux peut siéger sur la paume des mains, la plante des pieds ou être sous-unguéal.

QROC 12	• Mélanome • Nodulaire	1 9	Le mélanome nodulaire s'étend rapidement en profondeur (verticalement), sans phase d'extension horizontale.
QROC 13	• LDH	10	Des LDH élevées représentent un facteur pronostique péjoratif.
QROC 14	• Photoprotection	10	Prévention primaire: information de la population sur les risques liés à l'exposition solaire et réduction de ces expositions.
QROC 15	• Carcinome • Basocellulaire	3 7	L'incidence du carcinome basocellulaire est supérieure à 150 cas pour 100 000 habitants par an en France.
QROC 16	• Perle • Epithéliomateuse	5 5	La lésion élémentaire à rechercher pour les carcinomes basocellulaires est la perle épithéliomateuse. C'est une papule translucide, rosée, située en périphérie de la tumeur.
QROC 17	• Nævi • Jonctionnels	1 9	Les nævi jonctionnels est le type de nævi le plus retrouvé chez l'enfant. Ils sont plans.
QROC 18	• Nævi • Tubéreux	1 9	Les nævi tubéreux ont des thèques essentiellement dermiques.
QROC 19	• Halo • Nævus	5 5	Développement d'un anneau achromique circulaire autour d'un nævus pigmenté, aboutissant à sa disparition progressive.
QROC 20	• HPV	10	Les papillomavirus humains sont responsables de verrues au niveau cutané, de condylomes au niveau muqueux et certains ont un potentiel oncogène.
		200	**Total QROC**

FICHE DE SYNTHESE : POINTS CLES UE POUR MIEUX REPONDRE AUX QUESTIONS ISOLEES ET AUX DOSSIERS CLINIQUES PROGRESSIFS	
Titres	**Eléments à cocher lors des QCM Mots clés des QROC**
ZEROS	Devant toute lésion suspecte d'être un mélanome: exérèse complète pour examen histologique. Photoprotection +++. Auto-surveillance + examen dermatologique régulier pour dépister un 2e cancer cutané (mélanome, carcinome).
Définitions	**Nævus**: tumeur cutanée mélanocytaire bénigne. **Mélanome**: tumeur cutanée mélanocytaire maligne. **Tumeurs cutanées épithéliales malignes**: carcinome spinocellulaire (carcinome épidermoïde) et carcinome basocellulaire. **Lésions précurseurs des carcinomes spinocellulaires**: kératose actinique, leucoplasie, maladie de Bowen (carcinome intra-épithélial).
Facteurs de risque	Exposition solaire intense et UV artificiels. Phototype clair. En plus pour le mélanome: antécédents personnels ou familiaux de mélanome, syndrome du nævus atypique, nævus congénital géant. En plus pour le carcinome spinocellulaire: âge > 50 ans, dermatoses inflammatoires, plaies chroniques, immunodépression, HPV, radiations ionisantes, carcinogènes chimiques,... En plus pour le carcinome basocellulaire: âge > 50 ans.
Clinique	**Critères ABCDE** pour distinguer nævus / mélanome: Asymétrie, Bords irréguliers, Couleur hétérogène, Diamètre > 6mm, Evolutivité. **Types de mélanome**: SSM, mélanome de Dubreuilh, mélanome acral lentigineux, mélanome nodulaire. **Carcinome spinocellulaire**: lésion croûteuse, jaunâtre, ulcérée, bourgeonnante et/ou végétante. Siège cutané ou muqueux. **Carcinome basocellulaire**: perle épithéliomateuse / 3 formes: nodulaire, superficiel, sclérodermiforme. Siège uniquement cutané. Bilan d'extension: examen cutané et muqueux complet, palpation de toutes les aires ganglionnaires.
Examens complémentaires	Exérèse totale de la lésion pour examen histologique. Biopsie partielle seulement dans certaines conditions (exérèse délabrante, traitement prévu non chirurgical). Echographie ganglionnaire de la zone de drainage (mélanomes de stade III +/- II, carcinome spinocellulaire à risque), scanner cérébral et thoraco-abdomino-pelvien (mélanomes de stades III et IV). Bilan préopératoire.
Traitement	Traitement chirurgical curatif: reprise d'exérèse avec marges de résection (selon l'indice de Breslow pour mélanome) +/- curage ganglionnaire / ganglion sentinelle. Education: auto-dépistage, photoprotection à vie, dépistage familial si plusieurs cas de mélanome. Surveillance à vie.
Complications	Pour tous: récidive, 2ème cancer cutané. **Mélanome**: métastases cutanées et sous-cutanées en transit, adénopathie régionale métastatique, métastases à distance (poumon, foie, cerveau). **Carcinome spinocellulaire**: adénopathie métastatique, métastases à distance. **Carcinome basocellulaire**: malignité uniquement locale (destruction tissulaire).
Prévention	**Prévention primaire**: information de la population, photoprotection. **Prévention secondaire**: auto-inspection, suivi dermatologique annuel pour dépister un 2ème cancer.

UE questions isolées — Item 300

1 Enoncé

QCM 1	**Quelle(s) proposition(s) sur l'épidémiologie des cancers de l'estomac est (sont) exacte(s) ? (Jusqu'à 5 réponses)**
A -	Le cancer de l'estomac est plus fréquent chez les hommes que chez les femmes.
B -	L'incidence des cancers de l'estomac est en diminution en France.
C -	Son incidence est d'environ 15 000 cas en 2012.
D -	Il touche le plus souvent des personnes âgées de moins de 65 ans.
E -	L'incidence des cancers de l'estomac est en augmentation en France.
F -	La mortalité est d'environ 1500 décès en 2012.
G -	Son incidence est d'environ 6500 cas en 2012.
H -	La mortalité est d'environ 8000 décès en 2012.
I -	Son incidence est d'environ 2500 cas en 2012.
J -	La mortalité est d'environ 4500 décès en 2012.

QCM 2	**Quels sont les principaux facteurs de risque de cancer de l'estomac ? (Jusqu'à 7 réponses)**
A -	Antécédent familial de cancer gastrique
B -	Consommation excessive d'alcool
C -	Amiante
D -	Syndrome de Lynch
E -	Tabagisme
F -	Exposition professionnelle aux poussières de bois
G -	Consommation élevée de sel

QCM 3	**Quel(s) signe(s) clinique(s) peut (peuvent) être révélateur(s) d'un cancer de l'estomac ? (Jusqu'à 10 réponses)**
A -	Anorexie
B -	Acanthosis nigricans
C -	Phlébite
D -	Dysphagie progressive
E -	Epigastralgies
F -	Amaigrissement
G -	Hémorragie digestive
H -	Pyrosis
I -	Ganglion de Troisier
J -	Dyspepsie

QCM 4	**Quelle est la localisation de la tumeur pour un cancer de l'estomac se manifestant principalement par des vomissements ? (1 réponse)**
A -	Fundus
B -	Pylore
C -	Cardia
D -	Grosse tubérosité

QCM 5	**Quel est l'examen de référence pour le bilan d'extension d'un cancer de l'estomac ? (1 réponse)**
A -	IRM abdomino-pelvienne
B -	Scintigraphie osseuse
C -	Endoscopie digestive haute
D -	Scanner thoraco-abdomino-pelvien
E -	Coloscopie
F -	TEP-TDM
G -	Echo-endoscopie digestive haute
H -	Echographie abdominale
I -	Scanner cérébral

QCM 6	**Quel est le récepteur dont le statut est recherché par immunohistochimie dans les cancers de l'estomac métastatiques ? (1 réponse)**

A - HER-2
B - BRCA-1
C - MLH1
D - JAK2
E - N-MYC
F - ABL
G - TPO
H - KRAS
I - HFE
J - EGFR

QCM 7	**Quelles sont les stratégies thérapeutiques possibles des stades localisés des cancers de l'estomac ? (Jusqu'à 5 réponses)**

A - Chimiothérapie exclusive
B - Curage ganglionnaire
C - Thérapie ciblée
D - Exérèse chirurgicale de la tumeur
E - Radiothérapie externe exclusive
F - Chimiothérapie péri-opératoire
G - Gastrectomie des $4/5^{èmes}$ ou totale selon la localisation de la tumeur
H - Pose de prothèse expansive par voie endoscopique

QCM 8	**Comment traite-on une œsophagite par reflux biliaire compliquant un traitement curatif d'un cancer de l'estomac ? (Jusqu'à 3 réponses)**

A - Inhibiteur de la pompe à protons
B - Alimentation hypercalorique
C - Pansements digestifs
D - Prokinétiques
E - Alimentation hyperprotéinée

QCM 9	**Quelle supplémentation vitaminique faut-il réaliser après une gastrectomie totale ? (1 réponse)**

A - Vitamine A par voie orale
B - Vitamine A par voie intramusculaire
C - Vitamine B1 par voie orale
D - Vitamine B1 par voie intraveineuse
E - Vitamine B6 par voie orale
F - Vitamine B6 par voie intramusculaire
G - Vitamine C par voie orale
H - Vitamine C par voie intraveineuse
I - Vitamine B12 par voie orale
J - Vitamine B12 par voie intramusculaire

QCM 10	**Une chimiothérapie par épirubicine, 5-fluoro-uracile et cisplatine est proposée après avis de la réunion de concertation pluridisciplinaire à votre patient. Que faut-il faire avant de débuter ce traitement ? (Jusqu'à 10 réponses)**

A - Dosage de la calcémie
B - Pose de chambre implantable
C - Dosage de créatininémie et calcul du débit de filtration glomérulaire
D - NFS-plaquettes
E - Echographie cardiaque pour détermination de la fraction d'éjection du ventricule gauche
F - Dosage de la TSH
G - Bilan nutritionnel
H - ECG
I - Dosage du CA 15-3
J - Epreuves fonctionnelles respiratoires

QROC 1	**Quel est le type histologique le plus fréquent dans les cancers de l'estomac ?** **Texte libre (1 mot)**
QROC 2	**Quel agent infectieux est un facteur étiologique de cancer gastrique ?** **Texte libre (2 mots)**
QROC 3	**Quelle protéine subit une perte de fonction par mutation du gène dans le cancer gastrique diffus héréditaire ?** **Texte libre (2 mots)**
QROC 4	**Quelle maladie auto-immune peut favoriser la survenue de cancer de l'estomac en provoquant une gastrite chronique atrophique ?** **Texte libre (3 mots)**
QROC 5	**Quel examen paraclinique permet le diagnostic de cancer de l'estomac ?** **Texte libre (4 mots)**
QROC 6	**Quel est le nom d'une métastase ovarienne d'un cancer de l'estomac ?** **Texte libre (3 mots)**
QROC 7	**Quel type de cancer de l'estomac est caractérisé par une prolifération de cellules indépendantes mucosécrétantes "en bague à chaton" ?** **Texte libre (2 mots)**
QROC 8	**Quels sont les 2 traitements possibles des cancers de l'estomac superficiels découverts précocement de stade T1aN0M0 (n'envahissant pas la sous-muqueuse) ?** **Texte libre (3 mots)**
QROC 9	**Quel est le nom de la complication de la chirurgie du cancer de l'estomac se manifestant par les signes suivants: sensation de malaise général avec gêne épigastrique, survenant en période postprandiale, liée à l'inondation brutale de l'intestin grêle par des substances hyperosmolaires ?** **Texte libre (2 mots)**
QROC 10	**Quel est le type des lymphomes gastriques à petites cellules, de bas grade de malignité ?** **Texte libre (3 mots)**

2 Corrigé

		V F	Cotation	Commentaires, conseils et coaching
QCM 1	A -	V	1	Epidémiologie du cancer de l'estomac: Plus fréquent chez les hommes que les femmes. Touche plus souvent les personnes > 65 ans. Incidence en diminution en France, 6500 cas en 2012 (INCa). Mortalité ≈ 4500 décès en 2012 (INCa), cancer de pronostic intermédiaire.
	B -	V	1	
	C -	F	1	
	D -	F	1	
	E -	F	1	
	F -	F	1	
	G -	V	1	
	H -	F	1	
	I -	F	1	
	J -	V	1	
QCM 2	A -	V	1	Principaux facteurs de risque de cancer de l'estomac: • Gastrite chronique (secondaire à l'infection par *H. pylori*). • Facteurs génétiques: cancer gastrique diffus héréditaire, syndrome de Lynch. • Facteurs environnementaux: tabagisme, alimentation salée et fumée, pauvre en fruits et légumes frais. • Ulcère gastrique.
	B -	F	1	
	C -	F	1	
	D -	V	2	
	E -	V	2	
	F -	F	1	
	G -	V	2	
QCM 3	A -	V	1	Le pyrosis est un signe de reflux gastro-œsophagien. Les autres symptômes et signes cliniques peuvent être révélateurs d'un cancer de l'estomac, ils sont peu spécifiques.
	B -	V	1	
	C -	V	1	
	D -	V	1	
	E -	V	1	
	F -	V	1	
	G -	V	1	
	H -	F	1	
	I -	V	1	
	J -	V	1	
QCM 4	A -	F	2	ZERO à la question si plus d'une réponse donnée. Les cancers du pylore se manifestent par des vomissements.
	B -	V	4	
	C -	F	2	
	D -	F	2	
QCM 5	A -	F	1	ZERO à la question si plus d'une réponse donnée. Le scanner thoraco-abdomino-pelvien est l'examen de référence du bilan d'extension. Il recherche des métastases hépatiques, pulmonaires, ovariennes, des adénopathies sus- et sous-diaphragmatiques, une carcinose péritonéale, un envahissement des organes de voisinage.
	B -	F	1	
	C -	F	1	
	D -	V	2	
	E -	F	1	
	F -	F	1	
	G -	F	1	
	H -	F	1	
	I -	F	1	
QCM 6	A -	V	1	ZERO à la question si plus d'une réponse donnée. La détermination du statut du récepteur HER-2 se fait par immunohistochimie sur biopsie gastrique, pour les formes **métastatiques** des cancers de l'estomac.
	B -	F	1	
	C -	F	1	
	D -	F	1	
	E -	F	1	
	F -	F	1	
	G -	F	1	
	H -	F	1	
	I -	F	1	
	J -	F	1	
QCM 7	A -	F	1	Stratégies thérapeutiques des stades localisés des adénocarcinomes gastriques: Chirurgie seule: exérèse complète de la tumeur (gastrectomie des $4/5^{èmes}$ pour les cancers de l'antre, gastrectomie totale sinon) associée à un curage ganglionnaire. Chimiothérapie péri-opératoire + chirurgie.
	B -	V	2	
	C -	F	1	
	D -	V	1	
	E -	F	1	
	F -	V	1	
	G -	V	2	
	H -	F	1	

QCM 8	A -	F	2	L'œsophagite par reflux biliaire secondaire au traitement chirurgical se traite par pansements digestifs et prokinétiques. Les IPP sont inefficaces car le reflux est alcalin.
	B -	F	2	
	C -	V	2	
	D -	V	2	
	E -	F	2	
QCM 9	A -	F	1	ZERO à la question si plus d'une réponse donnée. La gastrectomie totale induit un déficit en vitamine B12 (par défaut de synthèse de facteur intrinsèque, normalement produit par les cellules du fundus). Supplémentation en vitamine B12 à vie, par voie intramusculaire.
	B -	F	1	
	C -	F	1	
	D -	F	1	
	E -	F	1	
	F -	F	1	
	G -	F	1	
	H -	F	1	
	I -	F	1	
	J -	V	1	
QCM 10	A -	F	1	Bilan pré-chimiothérapie: • Pose de chambre implantable. • NFS-plaquettes. • Fonction rénale. • Bilan nutritionnel. • ECG + échographie cardiaque (anthracycline).
	B -	V	1	
	C -	V	1	
	D -	V	1	
	E -	V	1	
	F -	F	1	
	G -	V	1	
	H -	V	1	
	I -	F	1	
	J -	F	1	
			100	**Total QCM**

	Réponses	Cotation	Commentaires, conseils et coaching
QROC 1	• Adénocarcinome	10	Les cancers de l'estomac sont majoritairement des adénocarcinomes.
QROC 2	• Helicobacter • Pylori	5 5	La gastrite induite par *H. pylori* peut évoluer vers la gastrite chronique atrophique, la métaplasie puis la dysplasie et le cancer.
QROC 3	• Protéine • E-cadhérine	1 9	La recherche d'une prédisposition génétique est recommandée en cas d'antécédents familiaux de cancer gastrique, de survenue avant 40 ans.
QROC 4	• Maladie • De • Biermer	1 1 8	La maladie de Biermer peut provoquer une gastrite chronique auto-immune du fundus avec un risque augmenté de cancer gastrique.
QROC 5	• Endoscopie • Œso-gastro-duodénale • Avec • Biopsies	3 3 4	Les biopsies de la tumeur seront réalisées au cours d'une endoscopie œso-gastro-duodénale. Elles seront envoyées en anatomo-pathologie.
QROC 6	• Tumeur / Syndrome • De • Krükenberg	2 1 7	Les tumeurs de Krükenberg sont majoritairement issues d'un cancer primitif digestif (estomac ++).
QROC 7	• Linite • Gastrique	9 1	Les linites gastriques font partie des adénocarcinomes de type diffus. Ils sont moins fréquents que les adénocarcinomes de type intestinal.
QROC 8	• Traitement • Endoscopique • Chirurgie	3 3 4	Pour les formes précoces (T1aN0M0), les 2 stratégies thérapeutiques sont: • Traitement endoscopique (mucosectomie). • Chirurgie.
QROC 9	• Dumping • Syndrome		En cas de dumping syndrome, il faut fractionner les repas et limiter les sucres rapides.
QROC 10	• Lymphome • Du • MALT	10	MALT = Mucosa Associated lymphoid Tissue. Les lymphomes gastriques sont les plus fréquents des lymphomes non hodgkiniens non ganglionnaires. Ils ne représentent qu'une minorité des cancers gastriques.
		100	**Total QROC**

FICHE DE SYNTHESE : POINTS CLES UE POUR MIEUX REPONDRE AUX QUESTIONS ISOLEES ET AUX DOSSIERS CLINIQUES PROGRESSIFS	
Titres	**Eléments à cocher lors des QCM** **Mots clés des QROC**
ZEROS	Devant tout ulcère gastrique, biopsies des berges indispensables pour ne pas méconnaître un cancer de l'estomac. Penser à la consultation d'oncogénétique et savoir évoquer les formes familiales si plusieurs cas dans la même famille ou survenue avant 40 ans. Ne pas oublier la supplémentation en vitamine B12 par voie IM post-gastrectomie.
Epidémiologie	6500 cas en 2012, 4500 décès. Terrain: H > F, âge > 65 ans. Survie à 5 ans: 15% tous stades confondus.
Type histologique principal	Adénocarcinome.
Facteurs de risque	Gastrite chronique (principalement secondaire à l'infection par *Helicobacter pylori*). Tabagisme. Alimentation salée et fumée. Antécédent familial de cancer gastrique, syndrome de Lynch. Gastrite liée à la maladie de Biermer.
Clinique	Peu spécifique: épigastralgies, nausées et vomissements répétés, dysphagie progressive, altération de l'état général, hémorragie gastro-intestinale ou anémie chronique, syndrome paranéoplasique (thromboses veineuses profondes, acanthosis nigricans,...), métastase révélatrice. Bilan d'extension: recherche d'une ascite, de symptômes d'anémie, de masse abdominale (hépatomégalie), d'adénopathies (Troisier), d'un nodule de carcinose péritonéale au toucher rectal.
Examens complémentaires	Pour le diagnostic positif: endoscopie œso-gastro-duodénale avec biopsies tumorales envoyées en anatomie pathologique. Pour le bilan d'extension: scanner thoraco-abdomino-pelvien ++, +/- écho-endoscopie, recherche d'autres métastases sur point d'appel. Pour le bilan pré-thérapeutique: bilan nutritionnel ++, bilan pré-opératoire / pré-chimiothérapie. Consultation d'oncogénétique si jeune âge de survenue ou plusieurs cas familiaux.
Traitement	Stades localisés: chirurgie (exérèse tumorale: gastrectomie totale ou partielle + curage ganglionnaire) +/- chimiothérapie péri-opératoire. Stades métastatiques: chimiothérapie palliative. Soins de support: **prise en charge nutritionnelle**, de la douleur, soutien psy. Comme pour tout cancer: Cs d'annonce, RCP, remise du PPS, ALD30. Surveillance pour dépister une récidive.
Complications de la chirurgie (et leur traitement)	Amaigrissement, dénutrition. Déficit en vitamine B12 → supplémentation à vie en IM en cas de gastrectomie totale. Syndrome du petit estomac → fractionner les repas. Dumping syndrome → fractionner les repas et limiter les sucres rapides. Œsophagite par reflux biliaire → pansements digestifs, prokinétiques. Diarrhée → ralentisseur du transit.

☑ J'inscris mes notes personnelles pour mieux progresser

UE questions isolées — Item 301

1 Enoncé

QCM 1 — **Quelle(s) proposition(s) sur l'épidémiologie des cancers primitifs du foie est (sont) exacte(s) ? (Jusqu'à 8 réponses)**

A - L'incidence des cancers primitifs du foie est en augmentation en France.
B - Le carcinome hépatocellulaire se développe dans la plupart des cas dans un contexte d'hépatopathie chronique au stade de cirrhose.
C - L'incidence des cancers primitifs du foie était d'environ 3000 cas en 2012.
D - Le carcinome hépatocellulaire représente la majorité des tumeurs du foie.
E - L'incidence des cancers primitifs du foie était d'environ 15 000 cas en 2012.
F - La principale cause de carcinome hépatocellulaire en France est l'infection par le virus de l'hépatite B.
G - L'incidence des cancers primitifs du foie est en diminution en France.
H - Le taux de survie à 5 ans des cancers primitifs du foie est autour de 50% tous stades confondus.
I - Les cancers primitifs du foie ont une incidence globalement identique chez l'homme et chez la femme.
J - L'incidence des cancers primitifs du foie est supérieure à l'incidence des métastases hépatiques de tumeurs solides.

QCM 2 — **Quelle est la circonstance de découverte la plus fréquente des carcinomes hépatocellulaires ? (1 réponse)**

A - Syndrome tumoral
B - Douleurs de l'hypochondre droit
C - Décompensation de la cirrhose
D - Découverte d'une lésion hépatique lors d'un examen d'imagerie
E - Complication de la cirrhose
F - Ictère
G - Signes liés à une métastase révélatrice

QCM 3 — **Quelles sont les composantes du score de Child-Pugh ? (Jusqu'à 7 réponses)**

A - Gamma GT
B - Ascite
C - Albuminémie
D - ASAT
E - TCA
F - Bilirubine
G - Encéphalopathie hépatique
H - ALAT
I - Taux de prothrombine
J - Natrémie

QCM 4 — **Quels examens complémentaires peuvent être réalisés devant la découverte d'un nodule de 2cm suspect d'être un carcinome hépatocellulaire chez un patient cirrhotique ? (Jusqu'à 6 réponses)**

A - Dosage de l'ACE
B - IRM hépatique
C - Dosage de l'alpha-fœtoprotéine
D - Echographie hépatique de contraste
E - Scanner thoraco-abdomino-pelvien aux 4 temps (sans injection, artériel, portal et tardif)
F - Dosage du CA 19-9
G - Ponction-biopsie hépatique dirigée

QCM 5 — **Quelle(s) est (sont) la (les) contre-indications à la ponction-biopsie hépatique par voie percutanée ?(Jusqu'à 5 réponses)**

A - TP < 80%
B - Plaquettes < 150 000 G/L
C - Ictère
D - Plaquettes < 50 000/mm^3
E - TP < 50%
F - Plaquettes < 150 G/L
G - Hypoalbuminémie
H - Ascite volumineuse

QCM 6	**Quel(s) est (sont) le(s) traitement(s) curatif(s) d'un carcinome hépatocellulaire parmi les suivants ? (Jusqu'à 6 réponses)**
A -	Hépatectomie partielle
B -	Inhibiteur de tyrosine kinase (sorafénib)
C -	Hépatectomie totale avec transplantation hépatique
D -	Chimio-embolisation intra-artérielle hépatique
E -	Ablation tumorale percutanée par radiofréquence
F -	Hormonothérapie

QCM 7	**Quels sont les patients qui peuvent théoriquement bénéficier d'une hépatectomie partielle en cas de carcinome hépatocellulaire parmi les patients opérables, avec une tumeur résécable ? (Jusqu'à 4 réponses)**
A -	Absence de cirrhose
B -	Cirrhose stade Child-Pugh A
C -	Cirrhose stade Child-Pugh B
D -	Cirrhose stade Child-Pugh C

QCM 8	**Quelle est la conduite à tenir devant un nodule hépatique de 5mm de diamètre chez un patient cirrhotique ? (1 réponse)**
A -	Biopsie hépatique d'emblée
B -	Surveillance par scanner hépatique avec injection tous les 3 mois
C -	Surveillance par IRM hépatique avec injection tous les 6 mois
D -	Surveillance échographique tous les 3 mois
E -	Résection chirurgicale du nodule d'emblée à visée curative et diagnostique
F -	Surveillance échographique annuelle
G -	Absence de modification du rythme de surveillance

QCM 9	**Quelles sont les 4 causes les plus fréquentes de carcinome hépatocellulaire en France ? (4 réponses)**
A -	Hémochromatose génétique
B -	Hépatite chronique C
C -	Maladie de Wilson
D -	Infection par le virus de l'hépatite A
E -	Alcoolisme chronique
F -	Stéatohépatite non alcoolique
G -	Hépatite chronique B-delta
H -	Hépatite auto-immune
I -	Cholangite sclérosante primitive
J -	Hépatite chronique B

QCM 10	**Quelles sont les caractéristiques d'un kyste biliaire simple en échographie ? (Jusqu'à 5 réponses)**
A -	Contenu homogène
B -	Cône d'ombre postérieur
C -	Paroi fine
D -	Limites nettes avec le parenchyme hépatique
E -	Contenu hypodense

QCM 11	**Comment confirme-t-on le diagnostic de kyste hydatique devant la présence d'une lésion hépatique ? (1 réponse)**
A -	Détection d'antigènes dans le liquide de ponction du kyste
B -	Sérologie hydatidose
C -	Hémocultures
D -	Ponction du kyste et culture du liquide avec analyse bactériologique, mycologique et parasitologique
E -	PCR hydatidose sur sang

QCM 12	**Quel est l'hôte définitif habituel de l'agent infectieux responsable de l'hydatidose ? (1 réponse)**
A -	Vache
B -	Cheval
C -	Mouton
D -	Homme
E -	Oiseaux
F -	Chien
G -	Mammifères marins
H -	Chat
I -	Poissons d'eau douce
J -	Porc

QCM 13 — **Quel est l'aspect le plus habituel des métastases hépatiques au scanner ? (Jusqu'à 3 réponses)**

A - Lésions hypodenses
B - Fort rehaussement après injection
C - Lésions souvent multiples
D - Lésions hyperdenses
E - Absence de rehaussement après injection

QCM — **Visualisez la vidéo numéro IV.**
Quelle(s) lésion(s) observez-vous sur l'examen d'imagerie présenté ? (Jusqu'à 8 réponses)

A - Epanchement liquidien péritonéal péri-hépatique
B - Métastase hépatique volumineuse sur le segment VI
C - Plaques pleurales calcifiées
D - Carcinome hépatocellulaire
E - Métastases hépatiques multiples
F - Epanchement pleural gauche de moyenne abondance
G - Epanchement liquidien péritonéal péri-splénique
H - Pneumopéritoine
I - Métastase hépatique unique de grande taille du foie gauche
J - Epanchement pleural droit de faible abondance

QROC 1	Quel est le dépistage recommandé du carcinome hépatocellulaire chez les patients atteints de cirrhose ? Texte libre (3 mots)
QROC 2	Quel est le nom de l'aspect particulier de la vascularisation de la tumeur (CHC) au temps portal en scanner ou en IRM ? Texte libre (2 mots)
QROC 3	Quel est approximativement le pourcentage de patients atteints de carcinome hépatocellulaire qui peuvent bénéficier d'un traitement à visée curative? Texte libre (1 mot)
QROC 4	Quelle est la principale complication, source de mortalité postopératoire précoce, à redouter en cas d'hépatectomie partielle chez un patient ayant un CHC secondaire à une cirrhose ? Texte libre (2 mots)
QROC 5	Quelle tumeur hépatique se rehausse de façon particulière après injection de produit de contraste au scanner / à l'IRM par des "mottes" périphériques progressant vers le centre et finissant par la remplir totalement ? Texte libre (2 mots)
QROC 6	Quelle tumeur hépatique affecte surtout la femme et est favorisée par la prise prolongée de contraceptifs oraux ? Texte libre (2 mots)
QROC 7	Quelle tumeur hépatique prend l'aspect suivant au scanner: lésion iso- ou hypodense, rehaussement au temps artériel, lavage au temps portal avec aspect de "cicatrice centrale" ? Texte libre (3 mots)
QROC 8	Quelle est la surveillance recommandée des kystes biliaires simples ? Texte libre (2 mots)
QROC 9	Quelle lésion hépatique prend un aspect hypodense au scanner avec rehaussement périphérique de la paroi après injection de produit de contraste ? Texte libre (2 mots)
QROC 10	Quel est l'agent infectieux responsable des kystes hydatiques ? Texte libre (2 mots)
QROC 11	Quel est le cancer primitif le plus fréquemment en cause en cas de métastases hépatiques ? Texte libre (2 mots)
QROC 12	Dans quelle pathologie la ponction d'une lésion hépatique ramène un pus "couleur chocolat" ? Texte libre (2 mots)

2 Corrigé

		V F	Cotation	Commentaires, conseils et coaching
QCM 1	A -	V	1	L'incidence des cancers primitifs du foie est en augmentation en France. Le carcinome hépatocellulaire (CHC) se développe dans la plupart des cas dans un contexte d'hépatopathie chronique au stade de cirrhose. Le CHC représente la majorité des **cancers primitifs** du foie (certaines tumeurs bénignes comme le kyste biliaire simple ou l'hémangiome bénin sont plus fréquentes ainsi que les métastases). L'incidence des cancers primitifs du foie était d'environ 8700 cas en 2012. La principale cause de CHC en France est l'alcoolisme chronique. Le taux de survie à 5 ans des CHC est proche de 10% tous stades confondus. Sex ratio: H/F = 80%/20%.
	B -	V	1	
	C -	F	1	
	D -	F	1	
	E -	F	1	
	F -	F	1	
	G -	F	1	
	H -	F	1	
	I -	F	1	
	J -	F	1	
QCM 2	A -	F	1	ZERO à la question si plus d'une réponse donnée. La découverte d'un nodule hépatique lors d'un dépistage individuel d'un patient cirrhotique est la circonstance de découverte la plus fréquente du CHC.
	B -	F	1	
	C -	F	1	
	D -	V	4	
	E -	F	1	
	F -	F	1	
	G -	F	1	
QCM 3	A -	F	1	Le score de Child-Pugh est utilisé pour évaluer le pronostic au cours de l'évolution d'une cirrhose hépatique. Somme des points pour 5 items chacun coté de 1 à 3 points. 3 classes: A (5-6), B (7-9) et C (10-15).
	B -	V	1	
	C -	V	1	
	D -	F	1	
	E -	F	1	
	F -	V	1	
	G -	V	1	
	H -	F	1	
	I -	V	1	
	J -	F	1	
QCM 4	A -	F	1	Bilan paraclinique devant une suspicion de CHC: • Echographie hépatique. • Scanner (avec injection, aux 4 temps) et/ou IRM hépatique (TDM TAP pour le bilan d'extension). • Dosage de l'alpha-fœtoprotéine. • L'échographie de contraste est optionnelle. • La ponction-biopsie hépatique peut être utile, notamment si l'imagerie n'est pas typique.
	B -	V	1	
	C -	V	2	
	D -	V	1	
	E -	V	2	
	F -	F	1	
	G -	V	2	
QCM 5	A -	F	1	Contre-indications à la ponction-biopsie hépatique par voie percutanée: • TP < 50%. • Plaquettes < 50 G/L (rappel: 50 G/L = 50 000/mm^3). • Ascite volumineuse.
	B -	F	1	
	C -	F	1	
	D -	V	2	
	E -	V	2	
	F -	F	1	
	G -	F	1	
	H -	V	1	
QCM 6	A -	V	3	**Traitements curatives du CHC**: hépatectomie totale avec transplantation hépatique, hépatectomie partielle, destruction tumorale percutanée (radiofréquence, cryothérapie). **Traitements palliatifs du CHC**: chimio-embolisation intra-artérielle hépatique, thérapie ciblée.
	B -	F	1	
	C -	V	2	
	D -	F	1	
	E -	V	2	
	F -	F	1	
QCM 7	A -	V	3	Hépatectomie partielle uniquement possible si absence de cirrhose ou cirrhose stade Child-Pugh A.
	B -	V	3	
	C -	F	2	
	D -	F	2	

QCM	Item	Réponse	Points	Commentaire
QCM 8	A -	F	1	ZERO à la question si plus d'une réponse donnée. Si nodule < 1cm chez un patient cirrhotique: surveillance renforcée par échographie hépatique tous les 3 mois. Si la lésion reste stable pendant 18 à 24 mois, la surveillance pourra être espacée.
	B -	F	1	
	C -	F	1	
	D -	V	4	
	E -	F	1	
	F -	F	1	
	G -	F	1	
QCM 9	A -	F	1	ZERO à la question si plus de 4 réponses données. Principales causes de CHC (et de cirrhose hépatique) en France: • Alcoolisme chronique. • Hépatite C chronique. • Stéatohépatite non alcoolique (NASH). • Hépatite B chronique.
	B -	V	1	
	C -	F	1	
	D -	F	1	
	E -	V	1	
	F -	V	1	
	G -	F	1	
	H -	F	1	
	I -	F	1	
	J -	V	1	
QCM 10	A -	V	2	Un kyste biliaire a un contenu parfaitement homogène. **Renforcement postérieur des échos** (contenu liquidien). **Pas de paroi** visible. Limites nettes avec le parenchyme hépatique. Son contenu est **anéchogène** (on parle de densité pour le scanner).
	B -	F	2	
	C -	F	2	
	D -	V	2	
	E -	F	2	
QCM 11	A -	F	2	ZERO à la question si plus d'une réponse donnée. Le diagnostic de kyste hydatique est confirmé par la sérologie. **Toute ponction d'un kyste hydatique est formellement contre-indiquée !!!** (risque de dissémination intra-péritonéale).
	B -	V	2	
	C -	F	2	
	D -	F	2	
	E -	F	2	
QCM 12	A -	F	1	ZERO à la question si plus d'une réponse donnée. L'hôte définitif du parasite responsable de l'hydatidose est le chien. Remarque: Les hôtes intermédiaires sont principalement les moutons. L'homme est un hôte intermédiaire accidentel.
	B -	F	1	
	C -	F	1	
	D -	F	1	
	E -	F	1	
	F -	V	1	
	G -	F	1	
	H -	F	1	
	I -	F	1	
	J -	F	1	
QCM 13	A -	V	2	Les métastases hépatiques se présentent souvent sous forme de lésions hépatiques multiples, hypodenses, ne se rehaussant pas ou peu après injection de produit de contraste.
	B -	F	2	
	C -	V	2	
	D -	F	2	
	E -	V	2	
QCM 14	A -	V	1	Sur le scanner abdominal avec injection présenté, on observe: • Un épanchement pleural droit de faible abondance. • Un épanchement pleural gauche de moyenne abondance. • Des métastases hépatiques multiples (hypodenses) dont la plus volumineuse est située dans le segment VI (foie gauche). • Un épanchement liquidien péritonéal péri-hépatique et péri-splénique.
	B -	V	1	
	C -	F	1	
	D -	F	1	
	E -	V	1	
	F -	V	1	
	G -	V	1	
	H -	F	1	
	I -	F	1	
	J -	V	1	
			140	**Total QCM**

	Réponses	Cotation	Commentaires, conseils et coaching
QROC 1	• Echographie • Hépatique • Semestrielle	4 3 3	Le dépistage recommandé du CHC chez les patients atteints de cirrhose repose sur: • Une échographie hépatique tous les 6 mois. • Sans dosage de l'alpha-fœtoprotéine. • (EASL-EORTC 2012).
QROC 2	• Wash • Out	5 5	Le CHC est vascularisé exclusivement par l'artère hépatique. Le nodule tumoral se rehausse plus que le parenchyme voisin au temps artériel. Mais il devient moins dense / moins intense que le parenchyme voisin au temps portal: c'est le "wash out".
QROC 3	• 30%	10	Si réponse entre 15 et 45%: 10 points.
QROC 4	• Insuffisance • Hépatique	5 5	L'hépatectomie partielle sur foie cirrhotique expose au risqué d'insuffisance hépatique prolongée.
QROC 5	• Hémangiome • Bénin	7 3	Hémangiome bénin: tumeur bénigne fréquente, avec aspect caractéristique au scanner / à l'IRM (rehaussement en "mottes" périphériques progressant vers le centre).
QROC 6	• Adénome • Hépatocellulaire	7 3	L'adénome est une tumeur bénigne d'origine hépatocytaire. Elle est assez rare.
QROC 7	• Hyperplasie • Nodulaire • Focale	4 3 3	L'hyperplasie nodulaire focale est une tumeur bénigne rare. Elle atteint presque électivement la femme en période d'activité génitale.
QROC 8	• Aucune • Surveillance	10	Si réponse "rien", "inutile": 10 points. Les kystes biliaires simples ne nécessitent aucun traitement ni aucune surveillance.
QROC 9	• Abcès • Hépatique	9 1	Le rehaussement périphérique traduit l'état inflammatoire du parenchyme hépatique voisin.
QROC 10	• Echinococcus • Granulosus	5 5	L'hydatidose est due à un cestode: *Echinococcus granulosus*.
QROC 11	• Cancer • Colorectal	10	Les cancers primitifs les plus fréquemment en cause en cas de métastases hépatiques sont: • Adénocarcinomes digestifs (cancer colorectal ++) et du pancréas. • Cancer du sein. • Cancer bronchique. • Mélanome.

QROC 12	• Amœbose / Amibiase • Hépatique	7 3	Ponction écho-guidée si doute avec un abcès hépatique à pyogènes. Le pus "couleur chocolat" ne contient pas d'amibes.
		120	**Total QROC**

FICHE DE SYNTHESE : POINTS CLES UE POUR MIEUX REPONDRE AUX QUESTIONS ISOLEES ET AUX DOSSIERS CLINIQUES PROGRESSIFS	
Titres	**Eléments à cocher lors des QCM** **Mots clés des QROC**
ZEROS	Toujours penser à traiter la cause de la cirrhose (sevrage alcoolique,...) et à prévenir / traiter ses complications. Savoir évoquer le carcinome hépatocellulaire (CHC) devant tout nodule hépatique chez un patient cirrhotique. **Ne jamais ponctionner un kyste hépatique sans avoir éliminé un kyste hydatique par la sérologie.**
Définitions	**Cancers primitifs du foie**: carcinome hépatocellulaire, (cholangiocarcinome). **Cancers secondaires du foie**: métastases hépatiques. **Tumeurs bénignes primitives du foie**: kyste biliaire simple, hémangiome bénin, hyperplasie nodulaire focale, adénome hépatocellulaire. **Tumeurs infectieuses**: abcès hépatique à pyogènes ou amibien, kyste hydatique, échinococcose alvéolaire.
Type histologique principal des cancers primitifs du foie	Carcinome hépatocellulaire.
Etiologies	**Du CHC**: hépatopathie préexistante ++ (cirrhose). • Alcoolisme chronique. • Hépatite C chronique. • Stéatohépatite non alcoolique (NASH). • Hépatite B chronique. **Cancers primitifs donnant le plus de métastases hépatiques**: adénocarcinomes digestifs (cancer colorectal) et du pancréas, cancer du sein, cancer bronchique.
Clinique (CHC)	Asymptomatique (découverte lors du dépistage). Décompensation de cirrhose. Altération de l'état général. Douleurs de l'hypochondre droit, hépatomégalie, ganglion de Troisier;... Bilan d'extension clinique.
Examens complémentaires (CHC)	Echographie hépatique: 1x/6mois pour dépistage du CHC chez les patients cirrhotiques. Dosage de l'alpha-fœtoprotéine. Scanner et/ou IRM hépatique aux 4 temps → nodule hypervascularisé au temps artériel, wash out au temps portal. Scanner thoraco-abdomino-pelvien pour bilan d'extension. Ponction-biopsie hépatique si imagerie non typique, absence de cirrhose,... Recherche de comorbidités, bilan pré-thérapeutique.
Traitement (CHC)	RCP, PPS, consultation d'annonce. Sevrage alcoolique. **Traitement curatif** (30% des patients): hépatectomie partielle (pas de cirrhose ou stade Child-Pugh A), hépatectomie totale avec transplantation hépatique, ablation tumorale percutanée. **Traitement palliatif**: chimio-embolisation intra-artérielle hépatique, thérapie ciblée. Traitement symptomatique.
Complications	Insuffisance hépatique si hépatectomie partielle. Progression locorégionale et métastases à distance. Récidive.
Survie à 5 ans (CHC)	≈ 10% tous stades confondus (25% si localisé).
Tumeurs hépatiques bénignes	**Kyste biliaire simple**: anéchogène, homogène, pas de paroi visible, limites nettes. **Hémangiome bénin**: homogène et hyperéchogène (écho), hypodense avec rehaussement centripète en "mottes" (TDM). **Hyperplasie nodulaire focale**: rehaussement au temps artériel, lavage au temps portal avec "cicatrice centrale". **Adénome hépatocellulaire**: tumeur hypervasculaire / risque de complications, de transformation maligne.

☑ <u>J'inscris mes notes personnelles pour mieux progresser</u>

UE questions isolées Item 302

1 Enoncé

QCM 1	**Quelles sont les caractéristiques de la dysphagie liée aux cancers de l'œsophage ? (Jusqu'à 8 réponses)**
A -	Elle concerne d'abord les solides.
B -	Son installation est progressive.
C -	Elle se manifeste principalement comme une gêne à initier la déglutition.
D -	C'est un symptôme apparaissant tardivement, pour les stades avancés.
E -	La gêne à la progression du bol alimentaire est surtout ressentie au niveau rétrosternal.
F -	La dysphagie a une évolution paroxystique, intermittente.
G -	Elle prédomine sur les liquides.
H -	La dysphagie évolue en s'aggravant.
I -	Elle entraine souvent un amaigrissement.

QCM 2	**Quel est le premier examen à réaliser devant une suspicion de cancer de l'œsophage ? (1 réponse)**
A -	Scanner cervico-thoracique
B -	Echo-endoscopie œsophagienne
C -	Œsophagoscopie au tube rigide
D -	Scanner thoraco-abdominal
E -	TEP-TDM
F -	Echographie cervicale
G -	Endoscopie œsogastrique avec biopsies
H -	IRM cervico-thoracique
I -	Transit œsophagien
J -	Dosage du SCC

QCM 3	**Que peut évoquer une toux après la déglutition dans un contexte de cancer de l'œsophage ? (Jusqu'à 4 réponses)**
A -	Compression trachéale
B -	Fistule œso-bronchique
C -	Cause médicamenteuse de toux
D -	Cancer du poumon associé
E -	Fausses routes
F -	BPCO associée liée au tabagisme
G -	Hyperréactivité bronchique

QCM 4	**Quel sont les 4 éléments les plus importants à rechercher lors du bilan d'extension clinique d'un cancer de l'œsophage ? (4 réponses)**
A -	Recherche de signes d'épanchement pleural à l'auscultation pulmonaire
B -	Recherche d'une hépatomégalie à la palpation hépatique
C -	Palpation des aires ganglionnaires axillaires
D -	Palpation des aires ganglionnaires inguinales
E -	Recherche de douleurs osseuses
F -	Palpation des aires ganglionnaires cervicales
G -	Palpation des aires ganglionnaires sus-claviculaires

QCM 5	**Quel examen est le plus sensible pour détecter une extension ganglionnaire et métastatique à distance dans un contexte de cancer de l'œsophage ? (1 réponse)**
A -	TEP-TDM au fluorodeoxyglucose
B -	Scintigraphie au technétium 99m
C -	IRM thoraco-abdomino-pelvienne sans et avec injection
D -	Scanner cervico-thoraco-abdominal sans et avec injection
E -	Echo-endoscopie œsophagienne
F -	IRM cervico-thoracique sans et avec injection

QCM 6	**Quel est le traitement carcinologique de référence pour les cancers de l'œsophage de stades localisés ? (Jusqu'à 4 réponses)**

A - Curage ganglionnaire
B - Chimiothérapie exclusive
C - Traitement chirurgical
D - Thérapie ciblée
E - Radiothérapie externe seule
F - Hormonothérapie
G - Radiothérapie métabolique
H - Œsophagectomie transthoracique

QCM 7	**Quelles doivent être les modalités de renutrition envisagées en 1ère intention chez un patient ayant un cancer de l'œsophage, opérable, et présentant une dénutrition liée à la dysphagie ? (Jusqu'à 2 réponses)**

A - Gastrostomie
B - Nutrition parentérale
C - Jéjunostomie
D - Compléments nutritionnels oraux
E - Nutrition entérale par sonde nasogastrique

QCM 8	**Quel(s) est (sont) l'effet (les effets) indésirable(s) tardif(s) de la radiothérapie dans le cancer de l'œsophage ? (Jusqu'à 7 réponses)**

A - Sténose œsophagienne
B - Fistule anastomotique
C - Nausées
D - Diarrhée motrice
E - Dilatation œsophagienne
F - Œsophagite mycotique
G - Neuropathie périphérique

QCM 9	**Quel(s) traitement(s) doit (doivent) être prescrit(s) lors d'un sevrage alcoolique pour la prévention du syndrome de sevrage ? (Jusqu'à 5 réponses)**

A - Vitamine C
B - Benzodiazépine
C - Vitamine D
D - Vitamine A
E - Bonne hydratation
F - Vitamine B4
G - Vitamine B5
H - Vitamine E
I - Vitamine B1
J - Vitamine B2

QCM 10	**Quelle maladie auto-immune est un facteur de risque de cancer de l'œsophage ? (1 réponse)**

A - Maladie de Biermer
B - Diabète
C - Dermatoses bulleuses auto-immunes
D - Maladie de Basedow
E - Lupus érythémateux systémique
F - Maladie d'Addison
G - Maladie cœliaque
H - Myasthénie
I - Syndrome de Gougerot-Sjögren
J - Polyarthrite rhumatoïde

QROC 1	**Quel est le type histologique de cancer de l'œsophage lié à l'alcool et au tabac ? Texte libre (2 mots)**
QROC 2	**Quel est l'autre nom de l'œsophage de Barrett ? Texte libre (1 mot)**
QROC 3	**Quel type histologique de cancer de l'œsophage est favorisé par le tabac, le reflux gastro-œsophagien, le surpoids ? Texte libre (1 mot)**
QROC 4	**Quelle est la structure anatomique atteinte en cas de dysphonie dans un contexte de cancer de l'œsophage ? Texte libre (2 mots)**
QROC 5	**Quel est l'examen paraclinique systématique du bilan d'extension d'un cancer de l'œsophage ? Texte libre (2 mots)**
QROC 6	**Quels sont les 2 examens à réaliser pour rechercher un second cancer associé chez un patient fumeur ayant un cancer de l'œsophage ? Texte libre (4 mots)**
QROC 7	**Quel est l'organe de remplacement le plus souvent utilisé après une œsophagectomie ? Texte libre (1 mot)**
QROC 8	**Quel traitement peut être utilisé chez un patient ayant un cancer de l'œsophage métastatique présentant une dysphagie sévère liée à une sténose tumorale ? Texte libre (2 mots)**
QROC 9	**Quelle est la conduite à tenir devant la découverte d'un œsophage de Barrett ? Texte libre (4 mots)**
QROC 10	**Quel est le performance status de l'OMS d'un patient ambulatoire, capable de prendre soin de lui-même, incapable de travailler et alité moins de 50% de la journée ? Texte libre (1 mot)**

2 Corrigé

<table>
<tr><th></th><th></th><th>V
F</th><th>Cota
tion</th><th>Commentaires, conseils et coaching</th></tr>
<tr><td rowspan="9">QCM 1</td><td>A -</td><td>V</td><td>1</td><td rowspan="9">Dysphagie liée à un cancer de l'œsophage = dysphagie œsophagienne de type lésionnel.
Concerne d'abord les solides, progressive, évolution vers l'aggravation.
Elle s'accompagne d'un amaigrissement.
C'est dans la dysphagie oro-pharyngée que la gêne se situe à l'initiation de la déglutition.
La dysphagie est un symptôme souvent révélateur, présent dès les stades précoces.</td></tr>
<tr><td>B -</td><td>V</td><td>1</td></tr>
<tr><td>C -</td><td>F</td><td>1</td></tr>
<tr><td>D -</td><td>F</td><td>1</td></tr>
<tr><td>E -</td><td>V</td><td>1</td></tr>
<tr><td>F -</td><td>F</td><td>1</td></tr>
<tr><td>G -</td><td>F</td><td>1</td></tr>
<tr><td>H -</td><td>V</td><td>1</td></tr>
<tr><td>I -</td><td>V</td><td>2</td></tr>
<tr><td rowspan="10">QCM 2</td><td>A -</td><td>F</td><td>1</td><td rowspan="10">ZERO à la question si plus d'une réponse donnée.
Toute suspicion diagnostique de cancer de l'œsophage justifie une endoscopie œsogastrique avec biopsies.</td></tr>
<tr><td>B -</td><td>F</td><td>1</td></tr>
<tr><td>C -</td><td>F</td><td>1</td></tr>
<tr><td>D -</td><td>F</td><td>1</td></tr>
<tr><td>E -</td><td>F</td><td>1</td></tr>
<tr><td>F -</td><td>F</td><td>1</td></tr>
<tr><td>G -</td><td>V</td><td>1</td></tr>
<tr><td>H -</td><td>F</td><td>1</td></tr>
<tr><td>I -</td><td>F</td><td>1</td></tr>
<tr><td>J -</td><td>F</td><td>1</td></tr>
<tr><td rowspan="7">QCM 3</td><td>A -</td><td>F</td><td>1</td><td rowspan="7">2 causes de toux après la déglutition dans un contexte de cancer de l'œsophage :
• Fausses routes liées à un envahissement du nerf récurrent.
• Fistule œso-bronchique.</td></tr>
<tr><td>B -</td><td>V</td><td>2</td></tr>
<tr><td>C -</td><td>F</td><td>1</td></tr>
<tr><td>D -</td><td>F</td><td>1</td></tr>
<tr><td>E -</td><td>V</td><td>3</td></tr>
<tr><td>F -</td><td>F</td><td>1</td></tr>
<tr><td>G -</td><td>F</td><td>1</td></tr>
<tr><td rowspan="7">QCM 4</td><td>A -</td><td>V</td><td>1</td><td rowspan="7">Le bilan d'extension clinique recherchera essentiellement:
• Des adénopathies sus-claviculaires et cervicales.
• Une hépatomégalie.
• Un épanchement pleural.</td></tr>
<tr><td>B -</td><td>V</td><td>2</td></tr>
<tr><td>C -</td><td>F</td><td>1</td></tr>
<tr><td>D -</td><td>F</td><td>1</td></tr>
<tr><td>E -</td><td>F</td><td>1</td></tr>
<tr><td>F -</td><td>V</td><td>2</td></tr>
<tr><td>G -</td><td>V</td><td>2</td></tr>
<tr><td rowspan="6">QCM 5</td><td>A -</td><td>V</td><td>5</td><td rowspan="6">ZERO à la question si plus d'une réponse donnée.
La TEP-TDM sera surtout réalisée si le scanner et l'écho-endoscopie sont normaux et que le cancer de l'œsophage est jugé résécable à la recherche d'une atteinte métastatique non détectée.</td></tr>
<tr><td>B -</td><td>F</td><td>1</td></tr>
<tr><td>C -</td><td>F</td><td>1</td></tr>
<tr><td>D -</td><td>F</td><td>1</td></tr>
<tr><td>E -</td><td>F</td><td>1</td></tr>
<tr><td>F -</td><td>F</td><td>1</td></tr>
<tr><td rowspan="8">QCM 6</td><td>A -</td><td>V</td><td>2</td><td rowspan="8">Traitement de référence des cancers de l'œsophage de stades localisés (T1-T2 N0 M0): chirurgie.
Œsophagectomie subtotale + curage ganglionnaire avec envoi des pièces opératoires en anatomie pathologique.</td></tr>
<tr><td>B -</td><td>F</td><td>1</td></tr>
<tr><td>C -</td><td>V</td><td>1</td></tr>
<tr><td>D -</td><td>F</td><td>1</td></tr>
<tr><td>E -</td><td>F</td><td>1</td></tr>
<tr><td>F -</td><td>F</td><td>1</td></tr>
<tr><td>G -</td><td>F</td><td>1</td></tr>
<tr><td>H -</td><td>V</td><td>2</td></tr>
<tr><td rowspan="5">QCM 7</td><td>A -</td><td>F</td><td>2</td><td rowspan="5">Modalités de renutrition en 1ère intention chez un patient opérable:
• Compléments nutritionnels oraux ou alimentation entérale par sonde naso-gastrique.
• (Jéjunostomie en 2ème intention).
• Pas de gastrostomie pour ne pas abîmer le greffon gastrique.</td></tr>
<tr><td>B -</td><td>F</td><td>2</td></tr>
<tr><td>C -</td><td>F</td><td>2</td></tr>
<tr><td>D -</td><td>V</td><td>2</td></tr>
<tr><td>E -</td><td>V</td><td>2</td></tr>
</table>

QCM 8	A -	V	3	Effets indésirables tardifs de la radiothérapie dans le cancer de l'œsophage: • Sténose radique. • Œsophagite mycotique.
	B -	F	1	
	C -	F	1	
	D -	F	1	
	E -	F	1	
	F -	V	2	
	G -	F	1	
QCM 9	A -	F	1	Traitement préventif des symptômes lors du sevrage alcoolique: • Bonne hydratation (par voie orale chez un patient conscient). • Vitamine B1. • Benzodiazépine.
	B -	V	1	
	C -	F	1	
	D -	F	1	
	E -	V	1	
	F -	F	1	
	G -	F	1	
	H -	F	1	
	I -	V	1	
	J -	F	1	
QCM 10	A -	F	1	ZERO à la question si plus d'une réponse donnée. La maladie cœliaque est un facteur de risque de carcinome épidermoïde de l'œsophage.
	B -	F	1	
	C -	F	1	
	D -	F	1	
	E -	F	1	
	F -	F	1	
	G -	V	1	
	H -	F	1	
	I -	F	1	
	J -	F	1	
			100	**Total QCM**

	Réponses	Cotation	Commentaires, conseils et coaching
QROC 1	• Carcinome • Epidermoïde	5 5	Le carcinome épidermoïde de l'œsophage est principalement lié à l'alcool et au tabac (effet synergique). Son incidence tend à diminuer.
QROC 2	• Endobrachyœsophage	10	L'œsophage de Barrett correspond à une métaplasie intestinale au niveau du bas œsophage.
QROC 3	• Adénocarcinome	10	La condition précancéreuse de l'adénocarcinome est l'œsophage de Barrett. Son incidence tend à augmenter.
QROC 4	• Nerf • Récurrent	2 8	La présence d'une dysphonie doit faire évoquer une atteinte récurrentielle.
QROC 5	• Scanner • Thoraco-abdominal	5 5	Il recherche des métastases hépatiques et pulmonaires, des adénopathies sus- ou sous-diaphragmatiques, un envahissement trachéo-bronchique,...
QROC 6	• Fibroscopie • Bronchique • Examen • ORL	3 3 1 3	Devant un cancer de l'œsophage (de type carcinome épidermoïde) chez un patient fumeur, il faut rechercher un 2ème cancer associée par: • Une fibroscopie bronchique. • Un examen ORL (si "nasofibroscopie" à la place: 4 pts).
QROC 7	• Estomac	10	Le rétablissement de la continuité après œsophagectomie est réalisé le plus souvent par l'estomac qui est tubulisé et anastomosé à l'œsophage restant.
QROC 8	• Pose • D'endoprothèse	1 9	La pose d'endoprothèse est à un traitement symptomatique, qui permet de limiter l'obstruction tumorale.
QROC 9	• Surveillance • Endoscopique • Avec • Biopsies	5 3 2	Le rythme de la surveillance varie selon la longueur de l'œsophage de Barrett.
QROC 10	• 2	10	Le performance status de l'OMS est très utilisé en oncologie pour évaluer l'état général des patients. Score de 0 à 4.
		100	**Total QROC**

FICHE DE SYNTHESE : POINTS CLES UE POUR MIEUX REPONDRE AUX QUESTIONS ISOLEES ET AUX DOSSIERS CLINIQUES PROGRESSIFS	
Titres	**Eléments à cocher lors des QCM Mots clés des QROC**
ZEROS	**Toute dysphagie progressive ou persistante chez un adulte doit faire évoquer un cancer de l'œsophage**. Ne pas oublier de rechercher un 2ème cancer associé ou une autre pathologie liée au tabagisme ou à la consommation excessive d'alcool (pathologie cardiovasculaire, cirrhose,...). Ne pas oublier d'évaluer l'état nutritionnel et de prendre une charge une dénutrition. Une aide au sevrage tabagique et/ou alcoolique doit être proposée dans le traitement.
Types histologiques principaux	Carcinome épidermoïde. Adénocarcinome.
Facteurs de risque	Pour les carcinomes épidermoïdes: **tabac et alcool** ++ (effet synergique). Pour les adénocarcinomes: tabac, reflux gastro-œsophagien (RGO), surpoids, sexe masculin.
Condition précancéreuse	L'endobrachyœsophage (ou œsophage de Barrett) est une métaplasie intestinale au niveau du bas œsophage, conséquence d'un RGO. L'endobrachyœsophage est une condition précancéreuse des adénocarcinomes. Séquence: métaplasie intestinale → dysplasie de bas grade → dysplasie de haut grade → cancer *in situ* → cancer invasif.
Clinique	Au stade précoce: **dysphagie** organique, d'apparition progressive, concernant d'abord les aliments solides, persistante, évoluant vers l'aggravation. A un stade avancé: • Aggravation de la dysphagie, jusqu'à aphagie. • Altération de l'état général. • Régurgitations, hoquet, haleine fétide liée à la stase alimentaire. • Dysphonie par envahissement du nerf récurrent, toux après la déglutition (fistule œso-bronchique) • Adénopathies cervicales ou sus-claviculaires, douleurs thoraciques ou dorsales.
Examens complémentaires	Confirmation du diagnostic: **endoscopie œsogastrique avec biopsies** multiples envoyées en anatomie pathologique. Bilan d'extension: scanner thoraco-abdominal, écho-endoscopie œsophagienne +/- TEP-TDM, échographie cervicale et sus-claviculaire. Recherche de pathologies / 2ème cancer associés: fibroscopie bronchique et examen ORL chez les fumeurs. **Bilan nutritionnel**: albuminémie, calcémie. Bilan d'opérabilité, pré-thérapeutique.
Traitement	RCP, PPS, consultation d'annonce. **Stades localisés**: chirurgie (œsophagectomie transthoracique subtotale avec curage ganglionnaire). **Stades localement avancés**: radio-chimiothérapie + chirurgie. **Stades métastatiques**: chimiothérapie. Prise en charge nutritionnelle, de la douleur, endoprothèse si dysphagie importante en contexte palliatif. Surveillance.
Prévention	**Primaire**: éviction des facteurs de risque. **Secondaire**: protocole de surveillance des endobrachyœsophages par endoscopie avec biopsies.

☑ J'inscris mes notes personnelles pour mieux progresser

UE questions isolées — Item 303

1 Enoncé

QCM 1	**Quel(s) est (sont) parmi les facteurs suivants celui (ceux) qui est (sont) associé(s) à une augmentation du risque de cancer de l'ovaire ? (Jusqu'à 8 réponses)**
A -	Premières règles précoces
B -	Contraception orale
C -	Multiparité
D -	Ménopause précoce
E -	Allaitement maternel
F -	Ligature des trompes
G -	Ménopause tardive
H -	Nulliparité
I -	Antécédents familiaux de cancer de l'ovaire
J -	Age > 50 ans
QCM 2	**Quel est le type histologique principal des cancers de l'ovaire ? (1 réponse)**
A -	Carcinome épidermoïde
B -	Adénocarcinome
C -	Sarcome
D -	Tumeur des cordons sexuels
E -	Tératome
F -	Tumeurs à cellules de la granulosa
G -	Tumeur germinale maligne
H -	Thécome
I -	Dysgerminome
J -	Fibrome
QCM 3	**Quelle(s) information(s) sur l'épidémiologie des cancers de l'ovaire est (sont) exacte(s) ? (Jusqu'à 4 réponses)**
A -	L'incidence des cancers de l'ovaire est d'environ 2000 cas en 2012.
B -	La mortalité des cancers de l'ovaire est d'environ 3000 décès en 2012.
C -	L'incidence des cancers de l'ovaire est d'environ 12 000 cas en 2012
D -	Le cancer de l'ovaire atteint majoritairement les femmes en période d'activité génitale.
E -	L'incidence des cancers de l'ovaire est d'environ 4500 cas en 2012
F -	La mortalité des cancers de l'ovaire est d'environ 700 décès en 2012.
G -	La mortalité des cancers de l'ovaire est d'environ 10 000 décès en 2012.
H -	La mortalité des cancers de l'ovaire est d'environ 6000 décès en 2012.
I -	L'incidence des cancers de l'ovaire est d'environ 8500 cas en 2012
J -	La majorité des cancers de l'ovaire est diagnostiquée à un stade avancé.
QCM 4	**Quel est l'examen de première intention à visée diagnostique à faire en cas de suspicion de tumeur ovarienne ? (1 réponse)**
A -	Echographie pelvienne par voie abdominale
B -	TEP-TDM
C -	Scanner pelvien
D -	Dosage de l'hCG
E -	IRM pelvienne
F -	Echographie abdomino-pelvienne par voie sus-pubienne et endovaginale
G -	Scanner abdomino-pelvien sans et avec injection
H -	Dosage de l'ACE
I -	Cœlioscopie exploratrice
J -	Dosage du CA 19.9

QCM 5	Quelle(s) caractéristique(s) lors d'un examen d'imagerie d'une tumeur ovarienne oriente(nt) vers une tumeur maligne ? (Jusqu'à 10 réponses)

A - Néovascularisation anarchique
B - Contours irréguliers
C - Végétations exokystiques
D - Contenu hétérogène
E - Absence de paroi visible
F - Contenu tissulaire
G - Lésion uniloculaire
H - Végétations endokystiques
I - Taille > 6 cm
J - Ascite associée

QCM 6	Quelle est l'attitude recommandée devant la découverte d'une tumeur ovarienne kystique d'allure bénigne, mesurant 4 cm, asymptomatique, chez une femme en période d'activité génitale ? (Jusqu'à 2 réponses)

A - Traitement chirurgical conservateur
B - Réalisation d'une IRM pelvienne pour mieux apprécier la lésion
C - Ponction échoguidée ou scannoguidée avec envoi en cytologie
D - Laparotomie exploratrice
E - Prescription d'une contraception œstroprogestative pour la faire disparaître
F - Annexectomie à visée diagnostique avec envoi en histologie
G - Ponction échoguidée ou scannoguidée avec envoi en histologie
H - Réalisation d'un scanner pelvien pour mieux apprécier la lésion
I - Cœlioscopie exploratrice
J - Abstention diagnostique et thérapeutique

QCM 7	Quelle(s) est (sont) la (les) circonstance(s) qui doit (doivent) faire rechercher un syndrome de prédisposition génétique sein-ovaire ?(Jusqu'à 6 réponses)

A - Patiente atteinte d'un cancer de l'ovaire survenu avant 70 ans
B - Patiente atteinte d'un cancer de l'ovaire ayant un apparenté au 1er degré atteinte d'un cancer du sein
C - Patiente atteinte d'un cancer de l'ovaire survenu après 70 ans ayant une apparentée au 1er degré atteinte d'un cancer de l'ovaire
D - Patiente atteinte d'un cancer de l'ovaire survenu avant 50 ans
E - Patiente atteinte d'un cancer de l'ovaire survenu après 70 ans
F - Patiente atteinte d'un cancer de l'ovaire survenu après 50 ans ayant une apparentée au 1er degré atteinte d'un cancer de l'ovaire
G - Patiente atteinte d'un cancer de l'ovaire ayant un apparenté au 1er degré atteinte d'un cancer du côlon

QCM 8	Quel est l'examen d'imagerie recommandé pour le bilan d'extension d'un cancer de l'ovaire ? (1 réponse)

A - Scanner pelvien sans et avec injection
B - Scintigraphie osseuse
C - Echographie pelvienne par voie abdominale
D - IRM abdomino-pelvienne sans et avec injection
E - Scanner thoraco-abdomino-pelvien sans et avec injection
F - TEP-TDM
G - IRM cérébrale
H - Echographie abdomino-pelvienne par voie sus-pubienne et endovaginale

QCM 9	Quel est le traitement généralement recommandé des tumeurs ovariennes présumées bénignes chez les patientes non ménopausées sans antécédent particulier ? (Jusqu'à 7 réponses)

A - Voie d'abord par cœlioscopie
B - Ovariectomie unilatérale du côté de la tumeur
C - Chimiothérapie
D - Voie d'abord par laparotomie
E - Annexectomie bilatérale
F - Radiothérapie externe
G - Réalisation d'une cytologie péritonéale avant le geste chirurgical curatif
H - Annexectomie bilatérale + hystérectomie totale
I - Kystectomie ovarienne
J - Exploration du péritoine

QCM 10	Quel(s) type(s) de tumeurs ovariennes peut (peuvent) être révélé(s) par des manifestations endocrines ?(Jusqu'à 4 réponses)

A - Tératome
B - Tumeurs à cellules de Sertoli-Leydig
C - Carcinome épidermoïde
D - Tumeurs de la granulosa
E - Adénocarcinome
F - Tératome
G - Sarcome
H - Kyste dermoïde

QCM 11	**Quel est le traitement généralement recommandé pour les cancers de l'ovaire de stades localisés (I à IIIB) ? (Jusqu'à 8 réponses)**

A - Voie d'abord par cœlioscopie
B - Cytologie péritonéale et biopsies multiples du péritoine à l'aveugle avant le geste curatif
C - Voie d'abord par laparotomie médiane xipho-pubienne
D - Ovariectomie unilatérale du côté de la tumeur
E - Annexectomie bilatérale + hystérectomie totale
F - Radiothérapie externe
G - Hormonothérapie
H - Curage ganglionnaire pelvien et lombo-aortique bilatéral
I - Chimiothérapie adjuvante
J - Curiethérapie

QCM 12	**La réunion de concertation pluridisciplinaire décide d'une chimiothérapie par carboplatine et paclitaxel. Quels sont leurs principaux effets indésirables spécifiques ? (Jusqu'à 8 réponses)**

A - Toxicité rénale
B - Cardiomyopathie dilatée
C - Alopécie
D - Toxicité vésicale
E - Neutropénie
F - Paresthésies des extrémités
G - Nausées
H - Toxicité sur la fonction auditive
I - Mucite
J - Fibrose pulmonaire

QCM 13	**Quel est le principal facteur pronostique dans les cancers de l'ovaire ? (1 réponse)**

A - Type histologique de la tumeur
B - Age de la patiente
C - Taille de la tumeur en cm
D - Absence de résidu tumoral après la chirurgie
E - Degré de différenciation des cellules tumorales
F - Positivité et taux des marqueurs tumoraux
G - Stade FIGO

QROC 1	**Quel est le facteur de risque le plus important de cancer de l'ovaire ? Texte libre (2 mots)**
QROC 2	**Quelle lésion ovarienne a un développement lié au cycle ovarien et régresse spontanément en quelques semaines ? Texte libre (2 mots)**
QROC 3	**Quel est l'autre nom des tumeurs ovariennes à la limite de la malignité ? Texte libre (2 mots)**
QROC 4	**Quelle lésion ovarienne se développe en 2ème partie de cycle ? Texte libre (2 mots)**
QROC 5	**Quelle lésion ovarienne se développe en 1ère partie de cycle, avant l'ovulation ? Texte libre (2 mots)**
QROC 6	**Quels sont les 2 gènes qui peuvent être mutés dans le syndrome de prédisposition génétique sein-ovaire ? Texte libre (2 mots)**
QROC 7	**Quel examen peut être utile pour le diagnostic des masses ovariennes suspectes ou indéterminées après un 1er bilan d'imagerie ? Texte libre (4 mots)**
QROC 8	**Quel est le marqueur tumoral dont le dosage est recommandé lors du bilan initial d'un cancer de l'ovaire, avec un intérêt pour le suivi de la patiente ? Texte libre (1 mot)**
QROC 9	**Que doit-on suspecter devant une douleur pelvienne intense, d'apparition brutale, résistante aux antalgiques, chez une patiente ayant un kyste ovarien ? Texte libre (2 mots)**
QROC 10	**Quel est le traitement recommandé de la pathologie précédente (de la QROC 9) chez une femme en période d'activité génitale ? Texte libre (4 mots)**
QROC 11	**Vous décidez de traiter votre patiente atteinte d'un cancer de l'ovaire, après avis de la réunion de concertation pluridisciplinaire, par chimiothérapie (paclitaxel + carboplatine). Au cours de la réalisation de la 1ère cure de cette chimiothérapie, pendant que la perfusion coule, la patiente présente une dyspnée et un rash cutané. Quel diagnostic devez-vous évoquer en premier lieu ? Texte libre (2 mots)**
QROC 12	**Quelle est la première voie de dissémination des cancers ovariens ? Texte libre (1 mot)**

2 Corrigé

QCM		V F	Cotation	Commentaires, conseils et coaching
QCM 1	A -	V	1	Facteurs associés à une augmentation du risque de cancer de l'ovaire: • Antécédents familiaux de cancers de l'ovaire, prédispositions génétiques. • Age > 50 ans. • 1ères règles précoces, ménopause tardive. • Nulliparité. Facteurs associés à une diminution du risque de cancer de l'ovaire: • Contraception orale. • Grossesse et multiparité. • Allaitement maternel. • Ligature des trompes.
	B -	F	1	
	C -	F	1	
	D -	F	1	
	E -	F	1	
	F -	F	1	
	G -	V	1	
	H -	V	1	
	I -	V	1	
	J -	V	1	
QCM 2	A -	F	1	ZERO à la question si plus d'une réponse donnée. > 90% des cancers de l'ovaire chez l'adulte sont des cancers épithéliaux (adénocarcinomes).
	B -	V	1	
	C -	F	1	
	D -	F	1	
	E -	F	1	
	F -	F	1	
	G -	F	1	
	H -	F	1	
	I -	F	1	
	J -	F	1	
QCM 3	A -	F	1	Le cancer de l'ovaire atteint majoritairement les femmes ménopausées (âge moyen au diagnostic = 65 ans). Les 3/4 des cancers de l'ovaire sont diagnostiqués à un stade avancé. Incidence ≈ 4500 cas en 2012 (INCa). Mortalité ≈ 3000 décès en 2012 (INCa).
	B -	V	1	
	C -	F	1	
	D -	F	1	
	E -	V	1	
	F -	F	1	
	G -	F	1	
	H -	F	1	
	I -	F	1	
	J -	V	1	
QCM 4	A -	F	1	ZERO à la question si plus d'une réponse donnée. En cas de suspicion d'une tumeur ovarienne, l'examen de 1ère intention est l'**échographie abdominopelvienne sus-pubienne et endovaginale**.
	B -	F	1	
	C -	F	1	
	D -	F	1	
	E -	F	1	
	F -	V	1	
	G -	F	1	
	H -	F	1	
	I -	F	1	
	J -	F	1	
QCM 5	A -	V	1	Caractéristiques d'une tumeur ovarienne qui orientent vers une tumeur maligne (par rapport à une tumeur bénigne): • Taille > 6 cm. • Parois épaisses. • Contours irréguliers. • Contenu hétérogène, tissulaire. • Végétations exo- et endokystiques. • Cloisons intrakystiques (tumeur multiloculaire). • Néovascularisation anarchique. • Ascite, carcinose péritonéale associées.
	B -	V	1	
	C -	V	1	
	D -	V	1	
	E -	F	1	
	F -	V	1	
	G -	F	1	
	H -	V	1	
	I -	V	1	
	J -	V	1	
QCM 6	A -	F	1	ZERO à la question si plus d'une réponse donnée. En cas de masse uniloculaire liquidienne pure (allure bénigne) de taille inférieure à 7 cm chez une femme en période d'activité génitale: **abstention diagnostique et thérapeutique**. La ponction n'est pas recommandée. L'échographie est suffisante pour caractériser la lésion. Le traitement hormonal est inefficace pour faire disparaître la lésion et n'est pas recommandé dans ce but. Une échographie de contrôle sera réalisée 3 mois après.
	B -	F	1	
	C -	F	1	
	D -	F	1	
	E -	F	1	
	F -	F	1	
	G -	F	1	
	H -	F	1	
	I -	F	1	
	J -	V	1	

QCM 7	A -	V	2	Recherche d'un syndrome sein-ovaire (mutation BRCA 1 ou 2) si: • Patiente atteinte d'un cancer de l'ovaire survenu avant 70 ans. • Patiente atteinte d'un cancer de l'ovaire survenu à ou après 70 ans, ayant un(e) apparenté(e) au 1er degré (ou au 2e degré si l'intermédiaire est un homme) atteint(e) d'un cancer du sein ou de l'ovaire.
	B -	V	2	
	C -	V	2	
	D -	V	1	
	E -	F	1	
	F -	V	1	
	G -	F	1	
QCM 8	A -	F	1	ZERO à la question si plus d'une réponse donnée. Pour le bilan d'extension d'un cancer de l'ovaire: réalisation d'un scanner (thoraco)-abdomino-pelvien sans et avec injection.
	B -	F	1	
	C -	F	1	
	D -	F	1	
	E -	V	3	
	F -	F	1	
	G -	F	1	
	H -	F	1	
QCM 9	A -	V	1	Traitement généralement recommandé des tumeurs ovariennes présumées bénignes chez les patientes non ménopausées sans antécédent particulier: • Voie d'abord par cœlioscopie. • Exploration du péritoine et réalisation d'une cytologie péritonéale. • Traitement chirurgical conservateur: kystectomie.
	B -	F	1	
	C -	F	1	
	D -	F	1	
	E -	F	1	
	F -	F	1	
	G -	V	1	
	H -	F	1	
	I -	V	1	
	J -	V	1	
QCM 10	A -	F	1	Les tumeurs de la granulosa peuvent être avoir des sécrétions œstrogéniques et être responsables de métrorragies post-ménopausiques. Les tumeurs à cellules de Sertoli-Leydig peuvent être responsables de virilisation par sécrétion d'hormones masculines.
	B -	V	2	
	C -	F	1	
	D -	V	2	
	E -	F	1	
	F -	F	1	
	G -	F	1	
	H -	F	1	
QCM 11	A -	F	1	Traitement généralement recommandé des cancers de l'ovaire de stades localisés: • Traitement chirurgical non conservateur (hors exceptions: annexectomie unilatérale possible chez la femme jeune désirant une grossesse, avec tumeur de stade IA G1). • Voie d'abord par laparotomie médiane xipho-pubienne. • Cytologie péritonéale et biopsies multiples du péritoine à l'aveugle avant le geste curatif. • Annexectomie bilatérale + hystérectomie totale + curage ganglionnaire pelvien et lombo-aortique bilatéral + omemtectomie +/- appendicectomie avec envoi de toutes les pièces opératoires en anatomie pathologique. • Souvent suivie d'une chimiothérapie adjuvante (sauf stades IA ou IB G1).
	B -	V	1	
	C -	V	1	
	D -	F	1	
	E -	V	1	
	F -	F	1	
	G -	F	1	
	H -	V	1	
	I -	V	1	
	J -	F	1	
QCM 12	A -	V	1	Le carboplatine est un sel de platine. Ses effets indésirables spécifiques sont : néphrotoxicité, ototoxicité, neuropathie périphérique. Le paclitaxel est un taxane. Ses effets indésirables spécifiques sont: neuropathie périphérique sensitive, toxicité unguéale.
	B -	F	1	
	C -	F	1	
	D -	F	1	
	E -	F	1	
	F -	V	1	
	G -	F	1	
	H -	V	1	
	I -	F	1	
	J -	F	1	
QCM 13	A -	F	1	ZERO à la question si plus d'une réponse donnée. La **qualité de la cytoréduction tumorale initiale** est le principal facteur pronostique des cancers de l'ovaire.
	B -	F	1	
	C -	F	1	
	D -	V	4	
	E -	F	1	
	F -	F	1	
	G -	F	1	
			130	**Total QCM**

	Réponses	Cotation	Commentaires, conseils et coaching
QROC 1	• Prédisposition • Génétique	5 5	Environ 10% des cancers de l'ovaire surviennent dans un contexte de prédisposition génétique.
QROC 2	• Kyste • Fonctionnel	3 7	Les kystes fonctionnels de l'ovaire sont toujours bénins. Ils régressent en quelques semaines.
QROC 3	• Tumeur • Borderline / Frontière	1 9	Les tumeurs borderline sont un type particulier de tumeurs ovariennes.
QROC 4	• Kyste • Lutéal	2 8	Le kyste lutéal est un kyste fonctionnel de l'ovaire se développant à partir du corps jaune.
QROC 5	• Kyste • Folliculaire	2 8	Le kyste folliculaire est un kyste fonctionnel de l'ovaire se développant à partir d'un follicule.
QROC 6	• BRCA 1 • BRCA 2	5 5	Ne pas oublier d'interroger une patiente atteinte de cancer de l'ovaire sur les antécédents familiaux de cancers.
QROC 7	• IRM • Abdomino-pelvienne • Avec • Injection	4 3 1 2	L'IRM abdomino-pevienne avec injection de gadolinium est recommandée en seconde intention pour explorer les masses indéterminées ou les masses de taille supérieure à 7 cm.
QROC 8	• CA-125	10	Le dosage du CA-125 n'est pas effectué à visée diagnostique mais pour le suivi (persistance d'un taux élevé si exérèse chirurgicale incomplète, réascension si récidive,...).
QROC 9	• Torsion • D'annexe	7 3	La torsion d'annexe est une complication possible de toute tumeur ovarienne (bénigne ou maligne). A évoquer rapidement devant toute douleur pelvienne, défense,...
QROC 10	• Chirurgie • Conservatrice • Détorsion • D'annexe	4 2 2 2	En cas de suspicion de torsion d'annexe, une exploration chirurgicale cœlioscopique est recommandée. Traitement chirurgical conservateur chez les femmes en période d'activité génitale: détorsion d'annexe.
QROC 11	• Réaction • Allergique	1 9	En cas d'apparition de symptômes pendant l'administration d'un traitement (flush, hypotension, dyspnée, rash cutané,...), évoquer en 1er lieu une réaction allergique.
QROC 12	• Péritonéale	10	Extension locorégionale par contiguïté au péritoine. → Carcinose péritonéale.
		120	**Total QROC**

FICHE DE SYNTHESE : POINTS CLES UE POUR MIEUX REPONDRE AUX QUESTIONS ISOLEES ET AUX DOSSIERS CLINIQUES PROGRESSIFS	
Titres	**Eléments à cocher lors des QCM Mots clés des QROC**
ZEROS	Penser aux syndromes de prédisposition génétique si cancer de l'ovaire découvert avant 70 ans ou antécédent familial au 1er degré de cancer du sein ou de l'ovaire. Penser à la torsion d'annexe comme étiologie de douleurs pelviennes et complication des kystes ovariens. Dans l'examen clinique d'une patiente chez qui on suspecte un cancer ovarien: touchers pelviens et examen des seins ++. Dans le bilan d'imagerie: échographie pelvienne en 1ère intention. Si kyste fonctionnel: surveillance seule, aucun traitement.
Définitions	**Kystes fonctionnels de l'ovaire**: transformation kystique d'un follicule ou d'un corps jaune, développement lié au cycle ovarien, régression spontanée. **Kystes organiques de l'ovaire**: développement indépendant du cycle ovarien, persistent dans le temps, souvent bénins mais parfois malins. **Tumeurs ovariennes bénignes.** **Tumeurs ovariennes à la limite de la malignité ou borderline.** **Cancers de l'ovaire:**
Types histologiques principaux	Cancers de l'ovaire: tumeurs épithéliales ++ (cystadénocarcinomes séreux ou mucineux). Tumeurs ovariennes bénignes: cystadénome séreux ou mucineux, endométriome, tératome mature,...
Facteurs de risque de cancer de l'ovaire	Antécédents familiaux de cancers de l'ovaire, prédispositions génétiques (BRCA, Lynch). Age > 50 ans. 1ères règles précoces, ménopause tardive. Nulliparité.
Clinique	Symptômes non spécifiques. La plupart des cancers de l'ovaire sont diagnostiqués à un stade avancé. Inconfort abdominal, douleurs pelviennes, ascite, masse abdominale, métrorragies, leucorrhées, symptômes de compression abdomino-pelvienne (digestifs, urinaires),... Examen gynécologique (masse pelvienne latéro-utérine, séparée de l'utérus par un sillon au TV). Examen abdominal, palpation des aires ganglionnaires, touchers pelviens (vaginal et rectal), mesure du poids. Palpation hépatique, recherche de carcinose péritonéale, examen pulmonaire (épanchement pleural).
Examens complémentaires	En 1ère intention: échographie abdomino-pelvienne par voie sus-pubienne et endovaginale. Si masse pelvienne indéterminée à l'échographie: 2ème avis échographique, IRM pelvienne sans et avec injection. Marqueur tumoral: CA-125. Bilan d'extension: scanner (thoraco)-abdomino-pelvien sans et avec injection. Examen histologique des pièces opératoires.
Traitement	**Pour les cancers de l'ovaire:** • RCP, PPS, consultation d'annonce. • Traitement chirurgical: objectif = résection complète des lésions cancéreuses. • Par laparotomie, annexectomie bilatérale, hystérectomie totale, curage ganglionnaire, omemtectomie. • Chimiothérapie adjuvante souvent. • Soutien psychologique, prise en charge de la douleur,... **Pour les tumeurs ovariennes** présumées bénignes: cœlioscopie, kystectomie. **Pour les kystes fonctionnels de l'ovaire**: échographie de contrôle à 3 mois, aucun traitement.
Complications	Torsion d'annexe. Hémorragie intra-kystique. Rupture de kyste ovarien. Compression extrinsèque des organes de voisinage. Pour les cancers, voies de dissémination: péritonéale, lymphatique puis hématogène. Taux de survie à 5 ans des cancers de l'ovaire tous stades confondus ≈ 45%.
Suivi	Examen clinique et dosage des marqueurs si initialement élevés. Consultation d'oncogénétique si cancer de l'ovaire avant 70 ans ou antécédent familial au 1er degré de cancer de l'ovaire ou de cancer du sein → recherche d'une mutation BRCA1 ou 2.

UE questions isolées — Item 304

1 Enoncé

QCM 1 — **Quelles sont les tumeurs osseuses malignes qui ont la plus forte incidence chez l'adulte en France ?**
(1 réponse)

A - Chondrosarcome
B - Exostose
C - Ostéosarcome
D - Lymphome osseux primitif
E - Enchondrome
F - Plasmocytome
G - Métastases osseuses
H - Hémangiome vertébral
I - Fibrome non ossifiant
J - Ostéome ostéoïde

QCM 2 — **Quelle tumeur osseuse, fréquente chez les enfants et asymptomatique, se présente sous la forme d'une lésion corticale métaphysaire lytique à contours réguliers, cernée d'un liseré de condensation périphérique ?**
(1 réponse)

A - Chondrosarcome
B - Exostose
C - Ostéosarcome
D - Lymphome osseux primitif
E - Enchondrome
F - Dysplasie fibreuse
G - Métastases osseuses
H - Hémangiome
I - Fibrome non ossifiant
J - Ostéome ostéoïde

QCM 3 — **Quels sont les 2 sites métastatiques les plus fréquents des tumeurs osseuses malignes primitives ?**
(2 réponses)

A - Péritoine
B - Poumon
C - Surrénale
D - Foie
E - Os
F - Cerveau
G - Ganglions
H - Ovaire

QCM 4 — **Quelles sont les 5 cancers primitifs qui donnent le plus de métastases osseuses ?**
(5 réponses)

A - Cancer du rein
B - Mélanome
C - Cancer de la prostate
D - Cancer du poumon
E - Cancer de l'estomac
F - Cancer colorectal
G - Cancer du pancréas
H - Cancer de la thyroïde
I - Cancer du testicule
J - Cancer du sein

QCM 5	Quel(s) est (sont) le(s) signe(s) clinique(s) qui oriente(nt) vers une tumeur osseuse maligne ? (Jusqu'à 5 réponses)

A - Signes de compression nerveuse
B - Altération de l'état général
C - Douleur de rythme inflammatoire
D - Evolution lente
E - Douleurs soulagées par le repos
F - Intensité des douleurs croissante dans le temps
G - Douleurs de rythme mécanique
H - Absence de douleurs osseuses

QCM 6	Quel(s) est (sont) le(s) signe(s) radiographique(s) de malignité devant une fracture vertébrale ? (Jusqu'à 8 réponses)

A - Hétérogénéité de la trame osseuse
B - Fracture symétrique de la vertèbre de face
C - Fracture – tassement vertébral au-dessus de L2
D - Convexité du mur postérieur
E - Ostéolyse localisée d'un pédicule
F - Existence d'un liseré de condensation périphérique autour d'une lésion ostéolytique
G - Fracture – tassement vertébral en dessous de T5
H - Corticales érodées

QCM 7	Quelle tumeur osseuse se présente sous la forme d'une tumeur sessile ou pédiculée, naissant perpendiculairement à la métaphyse et se dirigeant vers la diaphyse, dotée d'une coiffe cartilagineuse parfois calcifiée ? (1 réponse)

A - Chondrosarcome
B - Exostose
C - Ostéosarcome
D - Lymphome osseux primitif
E - Enchondrome
F - Plasmocytome solitaire
G - Métastases osseuses
H - Hémangiome
I - Fibrome non ossifiant
J - Ostéome ostéoïde

QCM 8	Quelle tumeur osseuse se présentant sous forme d'une image de lacune plus ou moins soufflée, est responsable d'un pic monoclonal sur l'électrophorèse des protéines sériques ? (1 réponse)

A - Chondrosarcome
B - Exostose
C - Ostéosarcome
D - Lymphome osseux primitif
E - Enchondrome
F - Plasmocytome solitaire
G - Métastases osseuses
H - Hémangiome
I - Fibrome non ossifiant
J - Ostéome ostéoïde

QCM 9	Quelle tumeur vertébrale se présente en radiographie standard sous forme d'une déminéralisation du corps vertébral avec travées verticales épaissies, donnant un aspect grillagé de la vertèbre ? (1 réponse)

A - Chondrosarcome
B - Exostose
C - Ostéosarcome
D - Lymphome osseux primitif
E - Enchondrome
F - Plasmocytome solitaire
G - Métastases osseuses
H - Hémangiome
I - Fibrome non ossifiant
J - Ostéome ostéoïde

QCM 10	Quelle tumeur osseuse est accompagnée d'une réaction périostée spiculée en "feux d'herbe" ? (1 réponse)
A -	Chondrosarcome
B -	Exostose
C -	Ostéosarcome
D -	Lymphome osseux primitif
E -	Enchondrome
F -	Plasmocytome solitaire
G -	Métastases osseuses
H -	Hémangiome
I -	Fibrome non ossifiant
J -	Ostéome ostéoïde

QCM 🎬	**Visualisez la photo numéro V.** **Que suspectez-vous sur l'imagerie présentée ?** **(Jusqu'à 8 réponses)**
A -	Sacro-iliite
B -	Myélome multiple des os
C -	Métastases osseuses rachidiennes
D -	Cancer primitif de la vessie
E -	Métastases osseuses des ailes iliaques
F -	Métastase osseuse du radius droit
G -	Métastases osseuses des côtes
H -	Tumeur osseuse primitive du bassin
I -	Hémangiome vertébral
J -	Métastase osseuse de la tête fémorale gauche

QROC 1	Quelles sont les 2 tumeurs osseuses malignes primitives les plus fréquentes chez l'enfant et l'adulte jeune ? Texte libre (3 mots)
QROC 2	Quel est l'autre nom des exostoses ? Texte libre (1 mot)
QROC 3	Quelle hémopathie peut donner des lésions ostéolytiques lacunaires à l'emporte pièce sur les os longs et plats ? Texte libre (2 mots)
QROC 4	Quel est l'examen de référence pour le bilan d'extension locale à effectuer avant la prise en charge thérapeutique d'une tumeur osseuse maligne primitive ? Texte libre (1 mot)
QROC 5	Quel examen d'imagerie est très utilisé pour le diagnostic dans le cadre de métastases osseuses ? Texte libre (4 mots)
QROC 6	Quelle tumeur osseuse se présente sous la forme d'une lésion ostéolytique bordée d'une réaction périostée en "bulbe d'oignon" ? Texte libre (2 mots)
QROC 7	Quelle tumeur osseuse peut parfois résulter de la transformation maligne d'une exostose ou d'un enchondrome proximal ? Texte libre (1 mot)
QROC 8	Quelle tumeur osseuse, plus fréquente chez l'adolescent, est responsable de douleurs nocturnes, bien calmées par les AINS ? Texte libre (2 mots)
QROC 9	Quelle est la conduite à tenir devant la découverte d'une exostose sur une radiologie, chez un patient asymptomatique ? Texte libre (1 mot)
QROC 10	Quelle tumeur à différenciation cartilagineuse a tendance détruire progressivement l'épiphyse ? Texte libre (2 mots)
QROC 11	Quel est le nom des appositions périostées de forme pseudo-triangulaire, interrompues en périphérie par la croissance tumorale rapide ? Texte libre (3 mots)
QROC 12	Quel est l'examen paraclinique à réaliser en 1ère intention devant une suspicion clinique de tumeur osseuse ? Texte libre (3 mots)
QROC 13	Quel examen permet de confirmer le diagnostic de tumeur osseuse ? Texte libre (3 mots)
QROC 14	Quel élément du bilan biologique est-il nécessaire de réaliser dans un contexte de métastases osseuses ? Texte libre (1 mot)
QROC 15	Quel est l'aspect radiographique le plus typique des métastases osseuses du cancer de la prostate ? Texte libre (1 mot)
QROC 16	Quel traitement peut-on proposer pour un foyer douloureux lié à une métastase osseuse chez un patient présentant un cancer avec des métastases osseuses multiples ? Texte libre (3 mots)
QROC 17	Quelle hormone est élevée dans l'hypercalcémie liée à un syndrome paranéoplasique ? Texte libre (1 mot)
QROC 18	Quel traitement oncologique peut-on prescrire à un patient atteint d'un cancer de la prostate chez qui on vient de découvrir des métastases osseuses ? Texte libre (1 mot)
QROC 19	Quel traitement médicamenteux peut être employé dans les hypercalcémies liées à des métastases osseuses ? Texte libre (1 mot)
QROC 20	Quels traitements médicamenteux prescrit-on dans le cadre d'une compression médullaire liée à des métastases osseuses rachidiennes, en plus de la chirurgie de décompression ? Texte libre (2 mots)

2 Corrigé

<table>
<tr><th></th><th></th><th>V
F</th><th>Cota
tion</th><th>Commentaires, conseils et coaching</th></tr>
<tr><td rowspan="10">QCM 1</td><td>A -</td><td>F</td><td>1</td><td rowspan="10">ZERO à la question si plus d'une réponse donnée.
Les métastases osseuses sont les plus fréquentes des tumeurs osseuses malignes chez l'adulte.
Les tumeurs osseuses malignes primitives sont rares chez l'adulte.</td></tr>
<tr><td>B -</td><td>F</td><td>1</td></tr>
<tr><td>C -</td><td>F</td><td>1</td></tr>
<tr><td>D -</td><td>F</td><td>1</td></tr>
<tr><td>E -</td><td>F</td><td>1</td></tr>
<tr><td>F -</td><td>F</td><td>1</td></tr>
<tr><td>G -</td><td>V</td><td>1</td></tr>
<tr><td>H -</td><td>F</td><td>1</td></tr>
<tr><td>I -</td><td>F</td><td>1</td></tr>
<tr><td>J -</td><td>F</td><td>1</td></tr>
<tr><td rowspan="10">QCM 2</td><td>A -</td><td>F</td><td>1</td><td rowspan="10">ZERO à la question si plus d'une réponse donnée.
Le fibrome non ossifiant est une tumeur osseuse bénigne très fréquente chez les enfants et asymptomatique.
Elle se présente sous la forme d'un defect cortical siégeant au niveau de la métaphyse des os longs.</td></tr>
<tr><td>B -</td><td>F</td><td>1</td></tr>
<tr><td>C -</td><td>F</td><td>1</td></tr>
<tr><td>D -</td><td>F</td><td>1</td></tr>
<tr><td>E -</td><td>F</td><td>1</td></tr>
<tr><td>F -</td><td>F</td><td>1</td></tr>
<tr><td>G -</td><td>F</td><td>1</td></tr>
<tr><td>H -</td><td>F</td><td>1</td></tr>
<tr><td>I -</td><td>V</td><td>1</td></tr>
<tr><td>J -</td><td>F</td><td>1</td></tr>
<tr><td rowspan="8">QCM 3</td><td>A -</td><td>F</td><td>1</td><td rowspan="8">ZERO à la question si plus de 2 réponses données.
Les 2 sites métastatiques les plus fréquents des tumeurs osseuses malignes primitives sont:
• L'os.
• Le poumon.</td></tr>
<tr><td>B -</td><td>V</td><td>2</td></tr>
<tr><td>C -</td><td>F</td><td>1</td></tr>
<tr><td>D -</td><td>F</td><td>1</td></tr>
<tr><td>E -</td><td>V</td><td>2</td></tr>
<tr><td>F -</td><td>F</td><td>1</td></tr>
<tr><td>G -</td><td>F</td><td>1</td></tr>
<tr><td>H -</td><td>F</td><td>1</td></tr>
<tr><td rowspan="10">QCM 4</td><td>A -</td><td>V</td><td>1</td><td rowspan="10">Les métastases osseuses sont dans 80% des cas secondaires à l'un des 5 cancers primitifs suivants (moyen mnémotechnique = PPRST):
• Prostate.
• Poumon.
• Rein.
• Sein.
• Thyroïde.</td></tr>
<tr><td>B -</td><td>F</td><td>1</td></tr>
<tr><td>C -</td><td>V</td><td>1</td></tr>
<tr><td>D -</td><td>V</td><td>1</td></tr>
<tr><td>E -</td><td>F</td><td>1</td></tr>
<tr><td>F -</td><td>F</td><td>1</td></tr>
<tr><td>G -</td><td>F</td><td>1</td></tr>
<tr><td>H -</td><td>V</td><td>1</td></tr>
<tr><td>I -</td><td>F</td><td>1</td></tr>
<tr><td>J -</td><td>V</td><td>1</td></tr>
<tr><td rowspan="8">QCM 5</td><td>A -</td><td>V</td><td>2</td><td rowspan="8">Signes cliniques orientant vers la malignité:
• Douleurs osseuses de rythme inflammatoire, persistantes, d'intensité croissante avec le temps, non améliorées par le repos, résistantes aux antalgiques usuels.
• Signes de compression nerveuse.
• Altération de l'état général.</td></tr>
<tr><td>B -</td><td>V</td><td>2</td></tr>
<tr><td>C -</td><td>V</td><td>1</td></tr>
<tr><td>D -</td><td>F</td><td>1</td></tr>
<tr><td>E -</td><td>F</td><td>1</td></tr>
<tr><td>F -</td><td>V</td><td>1</td></tr>
<tr><td>G -</td><td>F</td><td>1</td></tr>
<tr><td>H -</td><td>F</td><td>1</td></tr>
<tr><td rowspan="8">QCM 6</td><td>A -</td><td>V</td><td>1</td><td rowspan="8">Signes radiographiques de malignité d'une fracture vertébrale:
• Ostéolyse localisée corticale ou de l'os spongieux (pédicule).
• Fracture – tassement asymétrique de la vertèbre de face
• Convexité du mur postérieur.
• Hétérogénéité de la trame osseuse.
• Fracture - tassement d'une vertèbre au-dessus de T5.</td></tr>
<tr><td>B -</td><td>F</td><td>1</td></tr>
<tr><td>C -</td><td>F</td><td>1</td></tr>
<tr><td>D -</td><td>V</td><td>2</td></tr>
<tr><td>E -</td><td>V</td><td>2</td></tr>
<tr><td>F -</td><td>F</td><td>1</td></tr>
<tr><td>G -</td><td>F</td><td>1</td></tr>
<tr><td>H -</td><td>V</td><td>1</td></tr>
</table>

QCM 7	A -	F	1	ZERO à la question si plus d'une réponse donnée. Description de l'aspect d'une exostose.
	B -	V	1	
	C -	F	1	
	D -	F	1	
	E -	F	1	
	F -	F	1	
	G -	F	1	
	H -	F	1	
	I -	F	1	
	J -	F	1	
QCM 8	A -	F	1	ZERO à la question si plus d'une réponse donnée. Le plasmocytome solitaire peut évoquer vers un myélome multiple.
	B -	F	1	
	C -	F	1	
	D -	F	1	
	E -	F	1	
	F -	V	1	
	G -	F	1	
	H -	F	1	
	I -	F	1	
	J -	F	1	
QCM 9	A -	F	1	ZERO à la question si plus d'une réponse donnée. Les hémangiomes vertébraux sont généralement de découverte fortuite sur des radiographies.
	B -	F	1	
	C -	F	1	
	D -	F	1	
	E -	F	1	
	F -	F	1	
	G -	F	1	
	H -	V	1	
	I -	F	1	
	J -	F	1	
QCM 10	A -	F	1	ZERO à la question si plus d'une réponse donnée. La réaction périostée en "feux d'herbe" traduit une croissance tumorale très rapide.
	B -	F	1	
	C -	V	1	
	D -	F	1	
	E -	F	1	
	F -	F	1	
	G -	F	1	
	H -	F	1	
	I -	F	1	
	J -	F	1	
QCM [illegible]	A -	F	1	La scintigraphie osseuse présentée évoque la présence de: • Métastases osseuses du bassin. • Métastases osseuses rachidiennes. • Métastases osseuses costales.
	B -	F	1	
	C -	V	1	
	D -	F	1	
	E -	V	1	
	F -	F	1	
	G -	V	1	
	H -	F	1	
	I -	F	1	
	J -	F	1	
			110	**Total QCM**

	Réponses	Cotation	Commentaires, conseils et coaching
QROC 1	• Ostéosarcome • Sarcome • D'Ewing	5 2 3	Les ostéosarcomes et les sarcomes d'Ewing sont les tumeurs osseuses malignes primitives sont les plus fréquentes chez les enfants, adolescents et jeunes adultes.
QROC 2	• Ostéochondromes	10	Les exostoses (ou ostéochondromes) sont des tumeurs osseuses primitives bénignes.
QROC 3	• Myélome • Multiple	5 5	Le myélome multiple des os symptomatique peut être responsable d'une atteinte osseuse pouvant se traduire par des lésions ostéolytiques, des fractures pathologiques, une déminéralisation osseuse diffuse.
QROC 4	• IRM	10	L'IRM est l'examen de référence pour le bilan d'extension locale. Elle permet de bien visualiser l'extension aux parties molles.
QROC 5	• Scintigraphie • Osseuse • Au • Technétium	5 2 3	La scintigraphie osseuse du squelette entier permet de rechercher des hyperfixations multiples dans le cadre de métastases osseuses.
QROC 6	• Sarcome • D'Ewing	5 5	La présence d'appositions périostées lamellaires en "bulbe d'oignon" est typique du sarcome d'Ewing.
QROC 7	• Chondrosarcome	10	Le chondrosarcome peut être primitif ou plus rarement se développer sur une exostose ou un enchondrome proximal.
QROC 8	• Ostéome • Ostéoïde	5 5	L'ostéome ostéoïde se présente sous forme d'une image lytique centrale (nidus) parfois calcifiée en son centre, entourée d'une importante sclérose réactionnelle.
QROC 9	• Abstention	10	Pas de surveillance particulière ni de traitement des exostoses asymptomatiques.
QROC 10	• Chondroblastome • Bénin	7 3	Le chondroblastome bénin siège sur les épiphyses des os longs.
QROC 11	• Eperon / Triangle • De • Codman	4 1 5	L'éperon de Codman est l'un des types de réactions périostées présent dans les tumeurs osseuses à croissance rapide.

QROC 12	• Radiographies • Face • Profil	6 2 2	Les radiographies standards face + profil de l'os concerné constitue l'examen de 1ère intention devant une suspicion clinique de tumeur osseuse.
QROC 13	• Biopsie • Osseuse • Chirurgicale	6 2 2	La biopsie osseuse est envoyée en anatomopathologie pour examen. Elle doit être effectuée dans un centre spécialisé, par le chirurgien qui réalisera ensuite l'exérèse chirurgicale de la tumeur. La voie d'abord doit être la plus courte possible et pouvoir être reséquée ultérieurement.
QROC 14	• Calcémie	10	La recherche d'une hypercalcémie est très importante dans un contexte de métastases osseuses.
QROC 15	• Ostéocondensant	10	La principale cause de métastases condensantes est le cancer de la prostate.
QROC 16	• Radiothérapie • Externe • Locale	6 2 2	La radiothérapie externe sur un foyer douloureux de métastase osseuse a un effet antalgique.
QROC 17	• PTHrp	10	L'hypercalcémie paranéoplasique est liée à la sécrétion de PTHrp (parathormone related peptide).
QROC 18	• Hormonothérapie	10	L'hormonothérapie est un traitement souvent employé en 1ère intention dans les cancers de la prostate métastatiques osseux.
QROC 19	• Bisphosphonates	10	Les bisphosphonates agissent en inhibant la résorption ostéoclastique.
QROC 20	• Corticothérapie / Corticoïdes • Antalgiques	6 4	Traitement d'une compression médullaire liée à des métastases vertébrales: • Chirurgie (laminectomie de décompression) ou radiothérapie externe. • Corticoïdes. • Antalgiques de palier adapté.
		200	**Total QROC**

FICHE DE SYNTHESE : POINTS CLES UE POUR MIEUX REPONDRE AUX QUESTIONS ISOLEES ET AUX DOSSIERS CLINIQUES PROGRESSIFS	
Titres	**Eléments à cocher lors des QCM** **Mots clés des QROC**
ZEROS	Savoir évoquer une tumeur osseuse devant des douleurs osseuses persistantes, une tuméfaction osseuse, une fracture pathologique. Confirmation = biopsie osseuse dans un centre spécialisé. Hypercalcémie à rechercher et à traiter en cas de métastases osseuses. **Hypercalcémie: ECG** pour recherche de troubles du rythme / de conduction. Ne pas oublier les antalgiques dans le traitement.
Définitions	**Tumeurs osseuses primitives**: tumeurs bénignes et malignes. **Tumeurs osseuses secondaires**: métastases osseuses d'un cancer solide.
TUMEURS OSSEUSES PRIMITIVES	
Tumeurs osseuses bénignes	**Exostose** (ostéochondrome): tumeur pédiculée naissant perpendiculairement à la métaphyse et se dirigeant vers la diaphyse, dotée d'une coiffe cartilagineuse, asymptomatique, fréquente. **Ostéome ostéoïde**: adolescent, douleurs nocturnes bien soulagées par les AINS, petite lésion lytique centrale (nidus) parfois calcifiée en son centre entourée de sclérose réactionnelle. **Fibrome non ossifiant**: asymptomatique, defect cortical. **Chondrome** (enchondrome): siège aux métaphyses distales, ostéolyse bien limitée parsemée de calcifications. **Chondroblastome bénin**: siège épiphysaire, destruction de l'épiphyse. **Dysplasie fibreuse**: siège métaphysaire, col fémoral ou côtes, image en "verre dépoli". **Hémangiome vertébral**: corps vertébral déminéralisé, travées verticales épaissies.
Tumeurs osseuses malignes	**Ostéosarcome**: enfant, adolescent, adulte jeune / siège métaphysaire, réaction périostée spiculée, envahissement des parties molles en "feux d'herbe". **Sarcome d'Ewing**: enfant, adolescent / siège diaphysaire, lésion ostéolytique bordée d'une réaction périostée en "bulbe d'oignon". **Chondrosarcome**: adulte. **Plasmocytome solitaire**: adulte / évolution possible vers un myélome. **Lymphome osseux primitif**: adulte.
Clinique	Douleurs osseuses: persistantes, de rythme inflammatoire, résistantes aux antalgiques. Tuméfaction osseuse. Impotence fonctionnelle (boiterie si membre inférieur). Signes généraux (sarcome d'Ewing ++). Complication: compression nerveuse, fracture pathologique.
Examens complémentaires	**Radiographies standards** de l'os atteint face + profil. Scanner pour préciser l'atteinte osseuse. **IRM** pour bien visualiser l'extension aux parties molles. **Biopsie osseuse** chirurgicale dans un centre spécialisé. Bilan d'extension: scintigraphie osseuse, TDM thoracique, biopsie ostéo-médullaire (sarcome d'Ewing).

Traitement	Chirurgie. Chimiothérapie néo-adjuvante et/ou adjuvante. Respect des tumeurs bénignes asymptomatiques.
TUMEURS OSSEUSES SECONDAIRES	
Cancers primitifs à l'origine de la majorité des métastases osseuses	Cancer de la prostate. Cancer du poumon. Cancer du sein. Cancer du rein. Cancer de la thyroïde.
Signes orientant vers une fracture vertébrale pathologique	Localisation au-dessus de T5. Rupture de la corticale. Fracture asymétrique sur la vertèbre de face. Atteinte de l'arc postérieur (lyse d'un / des pédicule(s)). Recul du mur postérieur, compression médullaire / radiculaire.
Examens complémentaires	Dosage calcémie + albuminémie +/- ECG si hypercalcémie. Scintigraphie osseuse, radios standards des os atteints. Recherche du cancer primitif si non connu. IRM rachidienne si métastases vertébrales (recherche épidurite).
Traitement	Situation palliative généralement. Traitement du cancer primitif: exemple hormonothérapie si cancer de la prostate. Antalgiques de palier adapté. Bisphosphonates. Si compression médullaire: corticoïdes, chirurgie de décompression. Radiothérapie externe sur un foyer douloureux. Immobilisation (corset si fracture vertébrale).

UE questions isolées — Item 305

1 Enoncé

QCM 1	Quel est le type histologique le plus fréquent des tumeurs pancréatiques ? (1 réponse)
A -	Insulinome
B -	Adénocarcinome
C -	Glucagonome
D -	Sarcome
E -	Carcinome épidermoïde
F -	Tumeurs intracanalaires papillaires mucineuses pancréatiques
G -	Gastrinome
H -	Cystadénome
I -	VIPome
J -	Métastases pancréatiques de cancer solide
QCM 2	**Quelle(s) information(s) sur l'épidémiologie des cancers du pancréas est (sont) exacte(s) ? (Jusqu'à 3 réponses)**
A -	L'incidence des cancers du pancréas est d'environ 11 500 cas en 2012 en France.
B -	Il a une incidence plus élevée chez l'homme que chez la femme.
C -	L'incidence des cancers du pancréas est d'environ 6500 cas en 2012 en France.
D -	L'âge moyen de survenue est autour de 40 ans.
E -	Il a une incidence plus élevée chez la femme que chez l'homme.
F -	L'incidence des cancers du pancréas est d'environ 3500 cas en 2012 en France.
G -	L'âge moyen de survenue est autour de 70 ans.
QCM 3	**Quel est le facteur de risque principal et clairement établi des cancers du pancréas ? (1 réponse)**
A -	Obésité
B -	Alimentation riche en graisses
C -	Alcool
D -	Tabac
E -	Forte consommation de sel
F -	Infection à HPV
G -	Forte consommation de viande rouge
H -	Diabète
I -	Exposition à l'amiante
J -	Infection à *Helicobacter pylori*
QCM 4	**Quelle(s) est (sont) la (les) caractéristique(s) de l'ictère retrouvé dans les cancers du pancréas ? (Jusqu'à 7 réponses)**
A -	Ictère associé à des douleurs abdominales et de la fièvre
B -	Ictère à bilirubine libre
C -	Ictère cholestatique
D -	Ictère d'apparition lentement progressive
E -	Ictère accompagné d'un prurit
F -	Ictère à bilirubine conjuguée
G -	Ictère d'intensité fluctuante
H -	Perception d'une vésicule biliaire tendue et volumineuse à la palpation de l'hypochondre droit
QCM 5	**Quelles sont les circonstances qui peuvent être révélatrice d'un cancer du pancréas ? (Jusqu'à 6 réponses)**
A -	Apparition d'un diabète
B -	Amaigrissement rapide et important
C -	Douleurs de l'hypochondre gauche
D -	Pancréatite aiguë
E -	Douleurs épigastriques "solaires"
F -	Ictère

QCM 6	**Quels sont les 2 examens à effectuer pour le diagnostic de cancer du pancréas ? (2 réponses)**
A -	Cholangio-IRM
B -	IRM abdominale avec injection
C -	Echographie abdominale
D -	TEP-TDM
E -	Echo-endoscopie
F -	Scanner thoraco-abdomino-pelvien avec injection, aux 3 temps
G -	Dosage du CA 19-9
H -	Cholangio-pancréatographie rétrograde endoscopique

QCM 7	**Le bilan paraclinique initial montre des images typiques d'un cancer du pancréas et le juge résécable. Le CA 19-9 est élevé. Comment sera obtenue la confirmation du diagnostic de cancer du pancréas ? (Jusqu'à 2 réponses)**
A -	Biopsie pancréatique par écho-endoscopie
B -	Biopsie percutanée de la tumeur pancréatique
C -	Une confirmation du diagnostic n'est pas nécessaire avant la chirurgie.
D -	Le diagnostic est déjà confirmé par l'imagerie.
E -	Biopsie percutanée d'une métastase
F -	Une élévation du CA 19-9 est spécifique du cancer du pancréas et confirme le diagnostic.
G -	Une confirmation du diagnostic est nécessaire avant la chirurgie.
H -	Examen anatomopathologique de la pièce opératoire

QCM 8	**Quel(s) est (sont) l' (les) effet(s) indésirable(s) potentiel(s) lié(s) à la chirurgie curative des cancers du pancréas ? (Jusqu'à 4 réponses)**
A -	La survenue d'un diabète par insuffisance pancréatique endocrine est fréquente.
B -	Troubles du transit
C -	La survenue d'un diabète par insuffisance pancréatique exocrine est fréquente.
D -	Stéatorrhée liée à une insuffisance pancréatique exocrine
E -	La mortalité péri-opératoire est autour de 10%.
F -	Stéatorrhée liée à une insuffisance pancréatique endocrine

QCM 9	**Une chimiothérapie par gemcitabine est décidée par après avis de la réunion de concertation pluridisciplinaire pour un patient ayant un cancer du pancréas métastatique. A quelle classe de chimiothérapie appartient cette molécule ? (1 réponse)**
A -	Analogue de la cytidine
B -	Inhibiteur de la topoisomérase I
C -	Alcaloïde
D -	Anthracycline
E -	Sel de platine
F -	Taxane
G -	Analogue de l'adénine
H -	Moutarde azotée

QCM 10	**Quel(s) est (sont) le(s) principal (principaux) effet(s) indésirable(s) de la gemcitabine ? (Jusqu'à 10 réponses)**
A -	Néphrotoxicité
B -	Nausées-vomissements
C -	Toxicité unguéale
D -	Cardiomyopathie dilatée
E -	Neutropénie
F -	Diarrhée
G -	Neuropathie périphérique
H -	Anémie
I -	Ototoxicité
J -	Thrombopénie

QROC 1	**Quelle est approximativement la survie à 5 ans dans les cancers du pancréas tous stades confondus ?** **Texte libre (1 mot)**
QROC 2	**Dans quelle localisation des cancers du pancréas retrouve-t-on un tableau clinique d'ictère ?** **Texte libre (3 mots)**
QROC 3	**Quel est le nom de la chirurgie curative de référence pour les cancers de la tête du pancréas ?** **Texte libre (2 mots)**
QROC 4	**En quoi consiste la chirurgie curative de référence pour les cancers de la queue du pancréas ?** **Texte libre (2 mots)**
QROC 5	**Dans quelle partie du pancréas est localisée la majorité des cancers ?** **Texte libre (1 mot)**
QROC 6	**Quel traitement peut-on donner en cas de stéatorrhée ?** **Texte libre (3 mots)**
QROC 7	**Quel traitement palliatif peut être utilisé en cas d'ictère par obstruction biliaire ?** **Texte libre (4 mots)**
QROC 8	**Quel est le nom du syndrome associant des ulcères duodénaux ou jéjunaux multiples à une diarrhée chronique, dans le cadre d'une tumeur pancréatique endocrine ?** **Texte libre (4 mots)**
QROC 9	**Quelles sont les 2 tumeurs endocrines pancréatiques les plus fréquentes ?** **Texte libre (2 mots)**
QROC 10	**Quelle pathologie faut-il rechercher en cas de tumeur pancréatique endocrine ?** **Texte libre (4 mots)**

2 Corrigé

		V F	Cotation	Commentaires, conseils et coaching
QCM 1	A -	F	1	ZERO à la question si plus d'une réponse donnée. L'adénocarcinome pancréatique est de loin la plus fréquente des tumeurs pancréatiques.
	B -	V	1	
	C -	F	1	
	D -	F	1	
	E -	F	1	
	F -	F	1	
	G -	F	1	
	H -	F	1	
	I -	F	1	
	J -	F	1	
QCM 2	A -	V	2	L'incidence du cancer du pancréas était d'environ 11 500 cas en 2012 (INCa). Elle est plus élevée chez l'homme que chez la femme. L'âge moyen de survenue est autour de 70 ans.
	B -	V	2	
	C -	F	1	
	D -	F	1	
	E -	F	1	
	F -	F	1	
	G -	V	2	
QCM 3	A -	F	1	ZERO à la question si plus d'une réponse donnée. Le tabac est le principal facteur de risque des cancers du pancréas.
	B -	F	1	
	C -	F	1	
	D -	V	1	
	E -	F	1	
	F -	F	1	
	G -	F	1	
	H -	F	1	
	I -	F	1	
	J -	F	1	
QCM 4	A -	F	1	Ictère dans le cancer de la tête du pancréas: • Ictère à bilirubine conjuguée, cholestatique. • Evolution lentement progressive, sans rémission. • Prurit associé, vésicule biliaire tendue et volumineuse. • Pas de fièvre (douleur de l'hypochondre droit, fièvre, ictère → angiocholite).
	B -	F	1	
	C -	V	2	
	D -	V	1	
	E -	V	2	
	F -	V	1	
	G -	F	1	
	H -	V	1	
QCM 5	A -	V	2	Circonstances pouvant être révélatrices d'un cancer du pancréas: • Ictère, douleurs: épigastriques "solaires", de l'hypochondre gauche (corps et queue). • Altération de l'état général: amaigrissement rapide et important. • **Apparition d'un diabète chez un homme > 40 ans = évoquer un cancer du pancréas.** • Plus rarement: pancréatite aiguë.
	B -	V	2	
	C -	V	2	
	D -	V	2	
	E -	V	1	
	F -	V	1	
QCM 6	A -	F	1	ZERO à la question si plus de 2 réponses données. Examens complémentaires pour le diagnostic de cancer du pancréas: • **Echographie abdominale**: examen de 1ère intention (visualise la dilatation des voies biliaires, parfois met en évidence la tumeur pancréatique). • **Scanner thoraco-abdomino-pelvien avec temps artériel et temps veineux:** examen de référence pour le diagnostic positif (taille de la tumeur, topographie) et le bilan d'extension (envahissement vasculaire, ganglionnaire, métastase viscérale).
	B -	F	1	
	C -	V	2	
	D -	F	1	
	E -	F	1	
	F -	V	2	
	G -	F	1	
	H -	F	1	
QCM 7	A -	F	1	En cas de tumeur pancréatique jugée résécable par le bilan initial: • La chirurgie est réalisable d'emblée (pas de nécessité d'établir la preuve histologique avant si l'image est typique). • La confirmation du diagnostic sera faite par l'examen anatomopathologique de la pièce opératoire. Si cancer du pancréas non résécable ou doute diagnostique ou résécabilité douteuse: nécessité d'une preuve histologique avant l'instauration d'un traitement (chimiothérapie).
	B -	F	1	
	C -	V	2	
	D -	F	1	
	E -	F	1	
	F -	F	1	
	G -	F	1	
	H -	V	2	

QCM 8	A -	F	2	Effets indésirables de la chirurgie curative des cancers du pancréas: • Chirurgie lourde et complexe: 10% de mortalité péri-opératoire et 50% de morbidité. • Troubles du transit. • Stéatorrhée liée à une insuffisance pancréatique exocrine. • La survenue d'un diabète (par insuffisance pancréatique endocrine) est rare.
	B -	V	2	
	C -	F	1	
	D -	V	2	
	E -	V	2	
	F -	F	1	
QCM 9	A -	V	3	ZERO à la question si plus d'une réponse donnée. La gemcitabine est un analogue de la cytidine, elle fait partie des anti-métabolites.
	B -	F	1	
	C -	F	1	
	D -	F	1	
	E -	F	1	
	F -	F	1	
	G -	F	1	
	H -	F	1	
QCM 10	A -	F	1	Principaux effets indésirables de la gemcitabine: • Hématotoxicité (neutropénie, anémie, thrombopénie). • Effets secondaires digestifs: nausées-vomissements, diarrhée, mucite. • Syndrome pseudo-grippal, syndrome œdémateux.
	B -	V	1	
	C -	F	1	
	D -	F	1	
	E -	V	1	
	F -	V	1	
	G -	F	1	
	H -	V	1	
	I -	F	1	
	J -	V	1	
			100	**Total QCM**

	Réponses	Cotation	Commentaires, conseils et coaching
QROC 1	• 5%	10	Si réponse ≤ 15%: 10 points. Si réponse entre 16 et 25%: 6 points. Les cancers du pancréas sont de mauvais pronostic. Le diagnostic est souvent réalisé à un stade avancé. Une minorité de patients peut bénéficier d'un traitement à visée curative.
QROC 2	• Tête • Du • Pancréas	8 1 1	L'ictère cholestatique est présent dans les cancers de la tête du pancréas. Mécanisme = obstruction de la voie biliaire principale.
QROC 3	• Duodénopancréatectomie • Céphalique	7 3	La duodénopancréatectomie céphalique est la chirurgie curative de référence des cancers de la tête du pancréas.
QROC 4	• Splénopancréatectomie • Gauche	8 2	La splénopancréatectomie gauche est la chirurgie curative de référence des cancers du corps ou de la queue du pancréas.
QROC 5	• Tête	10	70-80% des adénocarcinomes pancréatiques touchent la tête du pancréas. Les cancers du corps ou de la queue du pancréas sont moins fréquents.
QROC 6	• Extraits • Pancréatiques • Gastro-protégés	4 4 2	L'insuffisance pancréatique exocrine peut être corrigée par la prescription d'extraits pancréatiques gastro-protégés.
QROC 7	• Prothèse • Biliaire • Par • Endoscopie	4 3 3	La pose d'une prothèse biliaire par voie endoscopique permet de lever l'obstruction.
QROC 8	• Syndrome • De • Zollinger - • Ellison	1 5 4	Le syndrome de Zollinger-Ellison est retrouvé dans les gastrinomes.
QROC 9	• Insulinomes • Gastrinomes	5 5	Les insulinomes et les gastrinomes représentent la majorité des tumeurs pancréatiques endocrines.
QROC 10	• Néoplasie • Endocrinienne • Multiple • I	3 3 2 2	Une néoplasie endocrinienne multiple de type I doit être recherchée en cas de tumeur endocrine pancréatique (présente dans 5-20% des cas). NEM I = tumeurs des parathyroïdes, du pancréas, adénomes hypophysaires.
		100	**Total QROC**

FICHE DE SYNTHESE : POINTS CLES UE POUR MIEUX REPONDRE AUX QUESTIONS ISOLEES ET AUX DOSSIERS CLINIQUES PROGRESSIFS	
Titres	**Eléments à cocher lors des QCM** **Mots clés des QROC**
ZEROS	Apparition d'un diabète chez un homme > 40 ans = évoquer un cancer du pancréas. Amaigrissement souvent important et rapide → prise en charge nutritionnelle. Douleurs fréquentes → prise en charge adaptée (morphiniques, alcoolisation du plexus cœliaque,...). Ne pas oublier de rechercher une NEM I dans les tumeurs endocrines du pancréas. Si patient fumeur → arrêt du tabac.
Définitions	**Tumeurs du pancréas exocrine**: adénocarcinome ++ (localisés le plus souvent au niveau de la tête du pancréas), cystadénomes, TIPMP. **Tumeurs du pancréas endocrine** (rares): insulinome, gastrinome, (glucagonome, somatostatinome, VIPome).
Type histologique principal	Adénocarcinome canalaire +++.
Facteurs de risque	Tabac ++. (Régime alimentaire, obésité). (Diabète). (Pancréatite chronique). Prédisposition familiale.
Clinique	Expression clinique souvent tardive. Ictère cholestatique nu, évolution progressive, sans rémission, prurit, grosse vésicule biliaire. Altération de l'état général: amaigrissement rapide et important. Douleurs abdominales (épigastriques, "solaires", transfixiantes).
Examens complémentaires	Bilan d'imagerie: échographie abdominale + TDM thoraco-abdomino-pelvienne avec injection aux 3 temps. Examen histologique de la pièce opératoire si tumeur résécable et imagerie typique. Biopsie lors d'une écho-endoscopie si pas de traitement chirurgical, situation palliative avant mise sous chimiothérapie, doute diagnostique.
Traitement	10-20% des patients peuvent bénéficier d'un traitement à visée curative. **Traitement curatif**: chirurgie + chimiothérapie adjuvante. **Traitement palliatif**: chimiothérapie. **Traitement symptomatique**: antalgiques, prise en charge nutritionnelle, soutien psychologique, extraits pancréatiques gastro-protégés. Prothèse duodénale / biliaire par voie endoscopique si obstruction.
Complications	Extension locorégionale, envahissement vasculaire, adénopathie, métastases viscérales. Récidive. Insuffisance pancréatique (exocrine et endocrine), déficit en vitamines liposolubles par malabsorption, occlusion digestive haute par sténose duodénale. Complication de la chirurgie: troubles du transit, stéatorrhée (insuffisance pancréatique exocrine), diabète (rarement), mortalité péri-opératoire. Effets secondaires de la chimiothérapie.
Pronostic	Cancer de mauvais pronostic, souvent diagnostiqué à un stade avancé. Survie à 5 ans tous stades confondus ≈ 5% (20% si chirurgie puis chimiothérapie).

☑ J'inscris mes notes personnelles pour mieux progresser

UE questions isolées — Item 306

1 Enoncé

QCM 1 — **Quelle est approximativement l'incidence des cancers du poumon en France métropolitaine en 2012 ? (1 réponse)**

A - 1000 cas
B - 6500 cas
C - 11 000 cas
D - 14 300 cas
E - 19 000 cas
F - 26 500 cas
G - 30 000 cas
H - 39 500 cas
I - 44 500 cas
J - 50 000 cas

QCM 2 — **Quelle est approximativement la mortalité liée aux cancers du poumon en France métropolitaine en 2012 ? (1 réponse)**

A - 750 décès
B - 6500 décès
C - 11 000 décès
D - 14 300 décès
E - 19 000 décès
F - 26 500 décès
G - 30 000 décès
H - 39 500 décès
I - 44 500 décès
J - 47 000 décès

QCM 3 — **En quelle position se situe le cancer du poumon en termes de mortalité parmi l'ensemble des cancers chez l'homme en France métropolitaine en 2012 ? (1 réponse)**

A - 1ère
B - 2ème
C - 3ème
D - 4ème
E - 5ème
F - 6ème
G - 7ème
H - 8ème
I - 9ème
J - 10ème

QCM 4 — **En quelle position se situe le cancer du poumon en termes de mortalité parmi l'ensemble des cancers chez la femme en France métropolitaine en 2012 ? (1 réponse)**

A - 1ère
B - 2ème
C - 3ème
D - 4ème
E - 5ème
F - 6ème
G - 7ème
H - 8ème
I - 9ème
J - 10ème

QCM 5	**Quelle(s) information(s) sur l'épidémiologie du cancer du poumon en France est (sont) exacte(s) ? (Jusqu'à 6 réponses)**
A -	L'incidence du cancer du poumon a eu tendance à légèrement diminuer chez l'homme au cours de ces dernières années.
B -	L'incidence du cancer du poumon a eu tendance à augmenter chez l'homme au cours de ces dernières années.
C -	L'incidence du cancer du poumon a eu tendance à légèrement diminuer chez la femme au cours de ces dernières années.
D -	L'incidence du cancer du poumon a eu tendance à augmenter chez la femme au cours de ces dernières années.
E -	Le cancer du poumon est plus fréquent chez la femme que chez l'homme.
F -	Le cancer du poumon est plus fréquent chez l'homme que chez la femme.
G -	Le sex ratio du cancer du poumon est proche de 1.
H -	L'âge moyen au diagnostic est autour de 50 ans.
I -	Environ les trois-quarts des cancers sont diagnostiqués à des stades avancés.
J -	La survie à 5 ans tous stades confondus est de l'ordre de 35%.

QCM 6	**Quels sont les facteurs de risque de cancer du poumon ? (Jusqu'à 10 réponses)**
A -	Exposition aux gaz d'échappement des moteurs diesel
B -	Tabagisme passif
C -	Période d'exposition aux œstrogènes longue
D -	Alcool
E -	Exposition à l'amiante
F -	Tabagisme actif
G -	Exposition à certains rayonnements ionisants
H -	Alimentation riche en graisses
I -	Exposition aux poussières de bois
J -	Antécédent de radiothérapie thoracique

QCM 7	**Quelles sont les 2 formes histologiques les plus fréquentes de cancer broncho-pulmonaire ? (2 réponses)**
A -	Adénocarcinome
B -	Carcinome à grandes cellules
C -	Cancer broncho-pulmonaire à petites cellules
D -	Carcinome épidermoïde

QCM 8	**Quels peuvent être les symptômes révélateurs d'un cancer broncho-pulmonaire ? (Jusqu'à 10 réponses)**
A -	Douleur thoracique
B -	Toux sèche, de survenue récente
C -	Expectorations hémoptoïques
D -	Dysphonie
E -	Pleurésie
F -	Pneumopathie récidivante dans le même territoire
G -	Toux ancienne de modification récente
H -	Embolie pulmonaire inexpliquée
I -	Altération isolée de l'état général
J -	Phlébite inexpliquée

QCM 9	**Quel est le bilan à effectuer chez un patient qui vous consulte pour une hémoptysie de faible abondance évoluant depuis quelques jours ? (Jusqu'à 5 réponses)**
A -	Réalisation d'une radiographie thoracique de face et profil en 1ère intention
B -	Réalisation d'une IRM thoracique avec injection après la radio
C -	Réalisation d'une fibroscopie bronchique en urgence
D -	Une radiographie normale élimine le diagnostic de cancer pulmonaire
E -	Réalisation d'une fibroscopie bronchique après le scanner thoracique
F -	Réalisation d'un scanner thoracique sans injection après la radio
G -	Prescription d'un bilan d'hémostase (TP, TCA, dosage des plaquettes)
H -	Réalisation d'un scanner thoracique avec injection après la radio

QCM 10	**Quelle(s) est (sont) la (les) proposition(s) exacte(s) sur le syndrome de Schwartz-Bartter ? (Jusqu'à 7 réponses)**
A -	Le patient présentera un tableau clinique d'hypercorticisme.
B -	Il y a une sécrétion inappropriée d'hormone antidiurétique.
C -	Il s'agit d'un syndrome paranéoplasique.
D -	Il est composé d'une hypercalcémie.
E -	Il est composé d'une hypernatrémie.
F -	Il est principalement rencontré dans les cancers bronchiques non à petites cellules.
G -	Le patient présentera un hippocratisme digital.
H -	Les cellules tumorales sécrètent un peptide ACTH-like.
I -	Il s'agit d'un diabète insipide.
J -	Il est composé d'une hyponatrémie.

QCM 11	Ques sont les signes ou pathologies qui peuvent être présents dans un syndrome paranéoplasique des cancers du poumon parmi les suivants ? (Jusqu'à 10 réponses)

A - Acanthosis nigricans
B - Maladie de Horton
C - Thyrotoxicose
D - Hippocratisme digital isolé
E - Dermatomyosite
F - Neuropathie périphérique
G - Syndrome de Cushing
H - Pemphigoïde bulleuse
I - Thromboses veineuses récidivantes
J - Hypercalcémie

QCM 12	Quelle(s) est (sont) la (les) caractéristique(s) du syndrome pseudo-myasthénique paranéoplasique ? (Jusqu'à 7 réponses)

A - Il est dû à la sécrétion d'anticorps anti-canaux calciques voltage-dépendants post-synaptiques.
B - L'amplitude des potentiels d'action musculaires au repos est diminuée.
C - La fatigabilité musculaire apparait à l'effort.
D - La fatigabilité est initiale.
E - Le déficit moteur touche surtout les muscles proximaux.
F - Il est dû à la sécrétion d'anticorps anti-récepteurs de l'acétylcholine.
G - Il y a un décrément de l'amplitude des potentiels d'action moteurs à la stimulation répétitive à fréquence basse.
H - Il est lié à une insuffisance de libération pré-synaptique d'acétylcholine.
I - Les réflexes ostéo-tendineux sont vifs et polycinétiques.
J - Le déficit moteur s'améliore après un effort répété.

QCM 13	Quels sont les examens à réaliser systématiquement lors du bilan d'extension d'un cancer broncho-pulmonaire *a priori* accessible à un traitement curatif locorégional ? (Jusqu'à 9 réponses)

A - IRM cérébrale
B - TDM abdominale avec injection
C - IRM thoracique avec injection
D - Biopsie ostéo-médullaire
E - TDM thoracique avec injection
F - Scintigraphie osseuse
G - TEP-TDM
H - Angioscanner thoracique
I - Dosage des marqueurs tumoraux

QCM 14	Quelle technique utilise-t-on en 1ère intention pour obtenir la preuve histologique d'un cancer localisé au 1/3 périphérique du poumon ? (1 réponse)

A - Thoracotomie exploratrice
B - Médiastinoscopie
C - Ponction sous écho-endoscopie bronchique
D - Biopsies lors d'une fibroscopie bronchique
E - Lavage broncho-alvéolaire
F - Ponction transpariétale à l'aiguille sous guidage TDM

QCM 15	Quelle(s) est (sont) la (les) contre-indication(s) à une chirurgie d'exérèse tumorale dans le cadre d'un cancer broncho-pulmonaire? (Jusqu'à 7 réponses)

A - Existence d'une hypercapnie pré-opératoire
B - VEMS prédit en post-opératoire < 50% de la théorique
C - Présence d'adénopathies hilaires homolatérales
D - Tumeur métastatique
E - VEMS prédit en post-opératoire < 30% de la théorique
F - VEMS prédit en post-opératoire < 2L
G - VEMS prédit en post-opératoire < 80% de la théorique
H - Présence d'adénopathies médiastinales controlatérales
I - VEMS prédit en post-opératoire < 1L
J - Présence d'une adénopathie sus-claviculaire homolatérale

QCM 16	**Quel est le traitement de référence recommandé en cas de cancer broncho-pulmonaire non à petites cellules du lobe inférieur droit de stade II chez un patient sans autre comorbidité et avec un état général relativement conservé ? (Jusqu'à 6 réponses)**

A - Chimiothérapie adjuvante
B - Lobectomie inférieure droite
C - Radiothérapie externe exclusive
D - Curage ganglionnaire médiastinal complet
E - Aide au sevrage tabagique
F - Chimiothérapie exclusive
G - Pneumonectomie droite
H - Traitement chirurgical
I - Thérapie ciblée
J - Radio-chimiothérapie concomitante

QCM 17	**Quel est l'aspect typique en imagerie d'une lymphangite carcinomateuse ? (Jusqu'à 6 réponses)**

A - Présence d'hyperdensité en verre dépoli au scanner
B - Syndrome alvéolaire
C - Epaississement irrégulier et nodulaire des septa interlobulaires
D - Présence de multiples kystes pulmonaires
E - Aspect de réseau à grandes mailles polyédriques au scanner
F - Syndrome interstitiel réticulo-nodulaire
G - Présence d'opacités floconneuses à distribution péri-hilaire

QCM 18	**Quels sont les 3 cancers primitifs les plus fréquemment en cause en cas de lymphangite carcinomateuse ? (3 réponses)**

A - Cancer de l'estomac
B - Cancer de l'ovaire
C - Cancer du sein
D - Cancer du col de l'utérus
E - Mélanome
F - Glioblastome
G - Cancer du corps de l'utérus
H - Cancer broncho-pulmonaire
I - Carcinome hépatocellulaire
J - Astrocytome

QCM 19	**Quelle(s) est (sont) la (les) pathologie(s) non cancéreuse(s) provoquée(s) par l'inhalation de poussières d'amiante ? (Jusqu'à 6 réponses)**

A - Plaques pleurales
B - Cancer broncho-pulmonaire primitif
C - Asbestose
D - Epaississement de la plèvre viscérale
E - Pneumopathie d'hypersensibilité
F - Pleurésie exsudative

QCM 20	**De quelle(s) mesure(s) peut bénéficier un patient ayant eu un cancer broncho-pulmonaire primitif, fumeur et exposé à l'amiante pendant 20 ans durant son travail sur les chantiers de construction navale ? (Jusqu'à 4 réponses)**

A - Déclaration en accident de travail
B - Déclaration en affection de longue durée
C - Le patient ne peut pas avoir de déclaration en maladie professionnelle à cause de son tabagisme.
D - Déclaration en maladie professionnelle indemnisable
E - Prise en charge à 100% des soins liés à son cancer
F - Indemnisation par le FIVA

QROC 1	En quelle position se situe le cancer du poumon en termes d'incidence parmi l'ensemble des cancers dans la population de France métropolitaine en 2012 ? Texte libre (1 mot)
QROC 2	En quelle position se situe le cancer du poumon en termes de mortalité parmi l'ensemble des cancers dans la population de France métropolitaine en 2012 ? Texte libre (1 mot)
QROC 3	En quelle position se situe le cancer du poumon en termes d'incidence parmi l'ensemble des cancers chez l'homme en France métropolitaine en 2012 ? Texte libre (1 mot)
QROC 4	En quelle position se situe le cancer du poumon en termes d'incidence parmi l'ensemble des cancers chez la femme en France métropolitaine en 2012 ? Texte libre (1 mot)
QROC 5	Quel est le principal facteur de risque des cancers du poumon ? Texte libre (1 mot)
QROC 6	Quels sont les 3 signes du syndrome de Claude Bernard Horner ? Texte libre (3 mots)
QROC 7	Comment s'appelle le syndrome comprenant un œdème de la base du cou, une circulation veineuse collatérale thoracique antérieure, une turgescence jugulaire, un œdème palpébral prédominant le matin, une hypertension intracrânienne, une cyanose de la face ? Texte libre (3 mots)
QROC 8	Quel est le traitement de ce syndrome (de la QROC 7) ? Texte libre (3 mots)
QROC 9	Dans quel type de cancer broncho-pulmonaire retrouve-t-on une bronchorrhée ? Texte libre (2 mots)
QROC 10	Quel syndrome associe une névralgie cervico-brachiale C8-T1, un syndrome de Claude Bernard Horner et une lyse costale ? Texte libre (4 mots)
QROC 11	Où se situe la tumeur chez un patient qui présente le syndrome précédent (de la QROC 10) ? Texte libre (2 mots)
QROC 12	Un patient âgé de 58 ans fume depuis l'âge de 16 ans. Il a fumé 10 cigarettes par jour de 16 à 33 ans et 20 cigarettes par jour de 34 à 58 ans. Calculez sa consommation. Texte libre (2 mots)
QROC 13	Quel est le nom du syndrome constitué d'un hippocratisme digital d'apparition récente accompagné d'arthralgies inflammatoires ? Texte libre (3 mots)
QROC 14	Quel est le nom du syndrome paranéoplasique donnant un tableau de syndrome pseudo-myasthénique ? Texte libre (4 mots)
QROC 15	Quel est le traitement de référence pour les cancers broncho-pulmonaires à petites cellules de forme localisée au thorax ? Texte libre (2 mots)
QROC 16	Quelle est la chimiothérapie de référence pour le traitement des cancers broncho-pulmonaires à petites cellules de stade métastatique ? Texte libre (4 mots)
QROC 17	De quel récepteur faut-il rechercher la mutation pour pouvoir prescrire une thérapie ciblée chez les patients mutés dans le cadre de cancers broncho-pulmonaires non à petites cellules métastatiques ? Texte libre (1 mot)
QROC 18	Quel traitement peut-on proposer en cas de pleurésie exsudative néoplasique abondante et récidivante suite aux ponctions pleurales ? Texte libre (2 mots)
QROC 19	Quel est le nom de la tumeur maligne primitive de la plèvre ? Texte libre (3 mots)
QROC 20	Comment appelle-t-on l'aspect classique imagé des métastases pulmonaires à la radiographie de thorax ? Texte libre (3 mots)
QROC 🎬	Visualisez la photo numéro VI. Que vous évoque la radiographie de thorax suivante ? Texte libre (2 mots)

2 Corrigé

		V/F	Cotation	Commentaires, conseils et coaching
QCM 1	A -	F	1	ZERO à la question si plus d'une réponse donnée. Incidence des cancers du poumon en France ≈ 39 500 cas en 2012 (INCa).
	B -	F	1	
	C -	F	1	
	D -	F	1	
	E -	F	1	
	F -	F	1	
	G -	F	1	
	H -	V	1	
	I -	F	1	
	J -	F	1	
QCM 2	A -	F	1	ZERO à la question si plus d'une réponse donnée. Mortalité liée aux cancers du poumon en France ≈ 30 000 décès en 2012 (INCa).
	B -	F	1	
	C -	F	1	
	D -	F	1	
	E -	F	1	
	F -	F	1	
	G -	V	1	
	H -	F	1	
	I -	F	1	
	J -	F	1	
QCM 3	A -	V	1	ZERO à la question si plus d'une réponse donnée. Le cancer du poumon est responsable du plus grand nombre de décès par cancer chez l'homme en 2012 en France.
	B -	F	1	
	C -	F	1	
	D -	F	1	
	E -	F	1	
	F -	F	1	
	G -	F	1	
	H -	F	1	
	I -	F	1	
	J -	F	1	
QCM 4	A -	F	1	ZERO à la question si plus d'une réponse donnée. Le cancer du poumon arrive en $2^{\text{ème}}$ position en termes de mortalité chez la femme en 2012 en France derrière le cancer du sein.
	B -	V	1	
	C -	F	1	
	D -	F	1	
	E -	F	1	
	F -	F	1	
	G -	F	1	
	H -	F	1	
	I -	F	1	
	J -	F	1	
QCM 5	A -	V	1	L'incidence du cancer du poumon a eu tendance à légèrement diminuer chez l'homme au cours de ces dernières années. L'incidence du cancer du poumon a eu tendance à augmenter chez la femme au cours de ces dernières années. Le cancer du poumon est plus fréquent chez l'homme que chez la femme (70%/30%). L'âge moyen au diagnostic est autour de 65 ans. 70 à 80 % des cancers sont diagnostiqués à des stades avancés. La survie à 5 ans tous stades confondus est de l'ordre de 15%.
	B -	F	1	
	C -	F	1	
	D -	V	1	
	E -	F	1	
	F -	V	1	
	G -	F	1	
	H -	F	1	
	I -	V	1	
	J -	F	1	

QCM 6	A -	V	1	Facteurs de risque de cancer du poumon: • Tabagisme +++: actif et passif. • Exposition à l'amiante. • Gaz d'échappement des moteurs diesel. • Exposition à certains rayonnements ionisants. • Antécédent de radiothérapie thoracique. • Autres facteurs environnementaux ou professionnels (radon, arsenic, nickel, cobalt, chrome, hydrocarbures polycycliques aromatiques,...).
	B -	V	1	
	C -	F	1	
	D -	F	1	
	E -	V	1	
	F -	V	1	
	G -	V	1	
	H -	F	1	
	I -	F	1	
	J -	V	1	
QCM 7	A -	V	3	ZERO à la question si plus de 2 réponses données. Les formes histologiques les plus fréquentes sont des cancers broncho-pulmonaires non à petites cellules: adénocarcinome et carcinome épidermoïde.
	B -	F	2	
	C -	F	2	
	D -	V	3	
QCM 8	A -	V	1	Tous ces symptômes peuvent être révélateurs d'un cancer broncho-pulmonaire. **"Tout symptôme respiratoire doit attirer l'attention et faire potentiellement évoquer un cancer broncho-pulmonaire chez un sujet tabagique de plus de 40 ans.**"
	B -	V	1	
	C -	V	1	
	D -	V	1	
	E -	V	1	
	F -	V	1	
	G -	V	1	
	H -	V	1	
	I -	V	1	
	J -	V	1	
QCM 9	A -	V	1	Devant toute hémoptysie (et tout saignement pouvant potentiellement menacer le pronostic vital) → contrôler le bilan d'hémostase. Bilan de 1ère intention devant une hémoptysie: radio de thorax face + profil. Puis si saignement non grave: TDM thoracique avec injection (permet de localiser la cause et le côté du saignement et de guider la fibroscopie). Fibroscopie bronchique après le scanner. Si saignement actif abondant: fibroscopie en urgence à visée diagnostique et thérapeutique (le scanner sera réalisé après).
	B -	F	1	
	C -	F	1	
	D -	F	1	
	E -	V	2	
	F -	F	1	
	G -	V	1	
	H -	V	2	
QCM 10	A -	F	1	Syndrome de Schwartz-Bartter: • Syndrome paranéoplasique. • Hyponatrémie par sécrétion inappropriée d'hormone antidiurétique (SIADH) par les cellules tumorales. • Principalement rencontré dans les cancers broncho-pulmonaires à petites cellules.
	B -	V	1	
	C -	V	1	
	D -	F	1	
	E -	F	1	
	F -	F	1	
	G -	F	1	
	H -	F	1	
	I -	F	1	
	J -	V	1	
QCM 11	A -	V	1	Syndromes paranéoplasiques: • Hippocratisme digital isolé ou dans le cadre d'une ostéo-arthropathie hypertrophiante pneumique de Pierre-Marie. • Hypercalcémie par sécrétion de PTHrp. • Thromboses veineuses et/ou embolies pulmonaires récidivantes. • Dermatomyosite. • Acanthosis nigricans. • Syndrome de Cushing par sécrétion d'ACTH-like. • SIADH (syndrome de Schwartz-Bartter). • Neuropathie périphérique (syndrome de Denny-Brown).
	B -	F	1	
	C -	F	1	
	D -	V	1	
	E -	V	1	
	F -	V	1	
	G -	V	1	
	H -	F	1	
	I -	V	1	
	J -	V	1	
QCM 12	A -	F	1	Caractéristiques du syndrome pseudo-myasthénique paranéoplasique: • Insuffisance de libération pré-synaptique d'acétylcholine. • Sécrétion d'anticorps anti-canaux calciques voltage-dépendants **pré**-synaptiques. • La fatigabilité est initiale, elle s'améliore à l'effort répété. • Le déficit moteur touche surtout les muscles proximaux. • L'amplitude des potentiels d'action musculaires au repos est diminuée. • Il y a un **incrément** anormal de l'amplitude des potentiels d'action musculaires à la stimulation nerveuse répétitive à fréquence rapide.
	B -	V	1	
	C -	F	1	
	D -	V	1	
	E -	V	1	
	F -	F	1	
	G -	F	1	
	H -	V	1	
	I -	F	1	
	J -	V	1	

QCM	Item	Réponse	Points	Commentaire
QCM 13	A -	V	1	Examens systématiques pour le bilan d'extension d'un cancer broncho-pulmonaire non à petites cellules *a priori* accessible à un traitement locorégional: • TDM thoraco-abdominale avec injection (extension locorégionale, ganglionnaire, recherche de métastases hépatiques, surrénaliennes). • Imagerie cérébrale (IRM à privilégier, scanner injecté si non accessible). • TEP-TDM (recherche de lésion métastatique viscérale ou ganglionnaire). La scintigraphie osseuse n'est pas indiquée si une TEP-TDM est réalisée. Pas de dosage de marqueur tumoral recommandé.
	B -	V	1	
	C -	F	1	
	D -	F	1	
	E -	V	1	
	F -	F	1	
	G -	V	2	
	H -	F	1	
	I -	F	1	
QCM 14	A -	F	1	ZERO à la question si plus d'une réponse donnée. • Choix de la technique diagnostique en fonction de la localisation de la lésion: - Tumeur du 1/3 central: fibroscopie bronchique ++. - Tumeur du 1/3 périphérique: ponction transthoracique en 1er, chirurgie (2). - Tumeur du 1/3 intermédiaire: fibroscopie bronchique (1), ponction transthoracique (2), chirurgie (3).
	B -	F	1	
	C -	F	1	
	D -	F	1	
	E -	F	1	
	F -	V	5	
QCM 15	A -	V	1	Contre-indications à la chirurgie d'exérèse tumorale dans le cadre d'un cancer broncho-pulmonaire: • VEMS prédit en post-opératoire < 1L ou < 30% de la théorique. • Existence d'une hypercapnie pré-opératoire. • Tumeur localement avancée (tous les stades IIIB, certains stades IIIA) → ne pas retenir par cœur toute la classification TNM et la stadification des cancers du poumon mais savoir que les adénopathies classées N3 contre-indiquent la chirurgie (stade IIIB): ADP médiastinales controlatérales et ADP sus-claviculaires homo- ou controlatérales. • Tumeur métastatique (stade IV).
	B -	F	1	
	C -	F	1	
	D -	V	1	
	E -	V	1	
	F -	F	1	
	G -	F	1	
	H -	V	1	
	I -	V	1	
	J -	V	1	
QCM 16	A -	V	1	Traitement de référence des cancers broncho-pulmonaires non à petites cellules de stades localisés: • Chirurgie (si patient opérable et tumeur résécable): lobectomie + curage ganglionnaire médiastinal complet. • Chimiothérapie adjuvante (systématique si stade II). • Aide au sevrage tabagique.
	B -	V	1	
	C -	F	1	
	D -	V	1	
	E -	V	1	
	F -	F	1	
	G -	F	1	
	H -	V	1	
	I -	F	1	
	J -	F	1	
QCM 17	A -	F	1	Aspect en imagerie de la lymphangite carcinomateuse: • Syndrome interstitiel réticulo-nodulaire. • Epaississement irrégulier et nodulaire des septa interlobulaires dessinant un réseau à grandes mailles polyédriques au scanner.
	B -	F	1	
	C -	V	2	
	D -	F	1	
	E -	V	2	
	F -	V	2	
	G -	F	1	
QCM 18	A -	V	1	ZERO à la question si plus de 3 réponses données. Les 3 cancers primitifs les plus fréquemment en cause dans les lymphangites carcinomateuses sont: • Cancer du sein. • Cancer broncho-pulmonaire. • Cancer de l'estomac.
	B -	F	1	
	C -	V	1	
	D -	F	1	
	E -	F	1	
	F -	F	1	
	G -	F	1	
	H -	V	1	
	I -	F	1	
	J -	F	1	
QCM 19	A -	V	2	Pathologies non cancéreuses provoquées par l'inhalation de poussières d'amiante: • Plaques pleurales. • Epaississements de la plèvre. • Pleurésie exsudative bénigne. • Asbestose (fibrose pulmonaire liée à l'amiante).
	B -	F	1	
	C -	V	2	
	D -	V	2	
	E -	F	1	
	F -	V	2	
QCM 20	A -	F	1	Mesures pour un patient ayant un cancer broncho-pulmonaire lié à l'amiante et au tabac: • Prise en charge à 100%, déclaration en ALD 30 (comme pour tout cancer). • Déclaration en maladie professionnelle indemnisable (vérifier les conditions dans le tableau n°30 bis des maladies professionnelles). • Indemnisation possible par le FIVA (Fonds d'Indemnisation des Victimes de l'Amiante).
	B -	V	2	
	C -	F	1	
	D -	V	2	
	E -	V	2	
	F -	V	2	
			200	**Total QCM**

	Réponses	Cotation	Commentaires, conseils et coaching
QROC 1	• 4ème / Quatrième	10	Le cancer du poumon arrive en 4ème position en termes d'incidence en 2012 en France derrière les cancers de la prostate, du sein et colorectal.
QROC 2	• 1ère / Première	10	Le cancer du poumon arrive en 1ème position en termes de mortalité en 2012 en France. Il est responsable de plus de 25% des décès par cancer.
QROC 3	• 2ème / Deuxième	10	Le cancer du poumon arrive en 2ème position en termes d'incidence chez l'homme en 2012 en France derrière le cancer de la prostate.
QROC 4	• 3ème / Troisième	10	Le cancer du poumon arrive en 3ème position en termes d'incidence chez la femme en 2012 en France derrière les cancers du sein et colorectal.
QROC 5	• Tabagisme	10	Le tabagisme actif ou passif représente le principal facteur de risque de cancer du poumon.
QROC 6	• Myosis • Ptosis • Enophtalmie	4 3 3	Le syndrome de Claude Bernard Horner est lié à une atteinte du système sympathique par envahissement du ganglion sympathique stellaire.
QROC 7	• Syndrome • Cave • Supérieur	1 5 4	Le syndrome cave supérieur est la conséquence d'une compression de la veine cave supérieure par la tumeur ou par des adénopathies latéro-trachéales droites.
QROC 8	• Anticoagulation • Curative • Corticoïdes	4 1 5	Traitement du syndrome cave supérieur: • Anticoagulation à dose curative. • Corticoïdes. • Stent cave à discuter.
QROC 9	• Carcinome • Bronchiolo-alvéolaire	4 6	Bronchorrhée: sécrétions bronchiques très abondantes, propres, fluides (= mucines). Elle est retrouvée uniquement dans les carcinomes bronchiolo-alvéolaires.
QROC 10	• Syndrome • De • Pancoast • Tobias	1 1 4 4	Syndrome de Pancoast Tobias = • Névralgie cervico-brachiale C8-T1. • Syndrome de Claude Bernard Horner homolatéral. • Lyse costale.
QROC 11	• Apex • Pulmonaire	9 1	Le syndrome de Pancoast Tobias peut révéler une tumeur de l'apex.

QROC 12	• 31 • Paquets-années	7 3	La consommation tabagique est calculée en paquets-années. 1 paquet = 20 cigarettes. Ici: 18 x 1/2 + 25 x 1 = 9 + 25 = 31.
QROC 13	• Syndrome / Ostéo-arthropathie • De • Pierre-Marie	2 1 7	Il s'agit d'un syndrome paranéoplasique.
QROC 14	• Syndrome • De • Lambert • Eaton	1 1 4 4	Le syndrome de Lambert Eaton peut être retrouvé dans les cancers broncho-pulmonaires à petites cellules.
QROC 15	• Radiothérapie • Chimiothérapie	4 6	Si réponse "chirurgie": ZERO à la question. Traitement des CBPC de forme limitée endothoracique: radiothérapie sur la tumeur et le médiastin et chimiothérapie.
QROC 16	• Sel • De • Platine • Etoposide	2 5 3	Si "cisplatine" à la place de "sel de platine": compter les 7 points. Question difficile mais mots clés cotés à l'ECN 2006. Chimiothérapie de référence: doublet comprenant un sel de platine. Pour les CBPC: cisplatine + étoposide.
QROC 17	• EGFR		EGFR = Epidermal Growth Factor Receptor. La thérapie ciblée par inhibiteur de l'activité tyrosine kinase de l'EGFR peut être prescrite dans les CBNPC métastatiques chez les patients porteurs d'une mutation de l'EGFR.
QROC 18	• Symphyse • Pleurale	7 3	La symphyse pleurale se fait sous pleuroscopie. Elle permet de créer des adhérences entre la plèvre viscérale et la plèvre pariétale pour prévenir l'accumulation de liquide dans l'espace pleural.
QROC 19	• Mésothéliome • Pleural • Malin	8 1 1	Le mésothéliome pleural malin est essentiellement causé par l'exposition à l'amiante.
QROC 20	• Lâcher • De • Ballons	4 1 5	L'aspect en "lâcher de ballons" (multiples nodules de taille variable dans les 2 champs pulmonaires) est l'aspect typique des métastases pulmonaires.
QROC [illegible]	• Métastases • Pulmonaires	5 5	La radiographie de thorax de face montre de multiples nodules pulmonaires de taille variable dans les 2 poumons réalisant un aspect en "lâcher de ballons" évocateur de lésions pulmonaires secondaires.
		210	**Total QROC**

FICHE DE SYNTHESE : POINTS CLES UE POUR MIEUX REPONDRE AUX QUESTIONS ISOLEES ET AUX DOSSIERS CLINIQUES PROGRESSIFS	
Titres	**Eléments à cocher lors des QCM Mots clés des QROC**
ZEROS	Tout symptôme respiratoire doit attirer l'attention et faire potentiellement évoquer un cancer broncho-pulmonaire chez un sujet tabagique de plus de 40 ans. Ne pas oublier l'aide au sevrage tabagique dans le traitement. Penser à la déclaration en maladie professionnelle indemnisable en cas d'exposition professionnelle à un carcinogène répertorié dans un tableau (amiante ++: tableau 30 bis). Pas de traitement chirurgical dans les cancers broncho-pulmonaires à petites cellules.
TUMEURS DU POUMON PRIMITIVES	
Epidémiologie	Incidence ≈ 39 500 cas et mortalité ≈ 30 000 décès en 2012. Cancer du poumon = 4ème cancer en fréquence dans la population française et 1ère cause de décès par cancer. 2ème cancer le plus fréquent chez l'homme et 3ème chez la femme. Cancer de mauvais pronostic: 15% de survie à 5 ans tous stades confondus. La majorité des cancers du poumon sont diagnostiqués à un stade avancé.
Formes histologiques	**Cancer broncho-pulmonaire non à petites cellules** (CBNPC): • Adénocarcinome. • Carcinome épidermoïde. • Carcinome à grandes cellules. **Cancer broncho-pulmonaire à petites cellules** (CBPC).
Facteurs de risque	Tabagisme +++: actif ou passif. Facteurs environnementaux ou professionnels: amiante ++, gaz d'échappement des moteurs diesel, radon, arsenic, nickel,... Exposition à certains rayonnements ionisants. Antécédent de radiothérapie thoracique.
Clinique	Symptômes respiratoires: apparition ou modification d'une toux, hémoptysie, bronchorrhée, pneumopathie récidivante dans le même territoire, dyspnée,... Altération de l'état général. Symptômes liés à l'extension locorégionale: pleurésie, syndrome compressif médiastinal, syndrome cave supérieur, syndrome de Pancoast Tobias. Syndromes paranéoplasiques (CBPC ++). Métastases révélatrices.
Examens complémentaires	Radio de thorax face + profil en 1ère intention (examen permettant une 1ère orientation). Scanner thoracique avec injection. **Bilan d'extension**: TDM thoraco-abdominale avec injection, TEP-TDM si CBNPC *a priori* résécable (ou pour aider à caractériser un nodule de nature incertaine), imagerie cérébrale. Si **CBPC**, même bilan (sans le TEP-TDM) avec en plus: scintigraphie osseuse, NFS (+/- biopsie ostéo-médullaire si anomalie de l'hémogramme). Preuve histologique: biopsies par fibroscopie bronchique ou ponction transthoracique à l'aiguille selon localisation pour examen anapath.

Traitement	RCP, PPS, consultation d'annonce, arrêt du tabac, soins de support. **CBNPC localisé** (max certains stades IIIA): chirurgie +/- chimiothérapie adjuvante (doublet avec 1 sel de platine). **CBNPC localisé chez un patient non opérable ou localement avancé** (IIIB): radio-chimiothérapie. **CBNPC métastatique** (IV): chimiothérapie ou inhibiteur de l'EGFR si muté. **CBPC**: chimiothérapie +/- radiothérapie si localisé au thorax. ALD 30, déclaration en maladie professionnelle si exposition professionnelle (tableaux), indemnisation par le FIVA si amiante.
TUMEURS DU POUMON SECONDAIRES	
Métastases pulmonaires	Le poumon est un site métastatique fréquent des cancers solides. Généralement métastases asymptomatiques ou peu symptomatiques. Aspects en imagerie: nodules pulmonaires multiples de taille variable (aspect en "lâcher de ballons"), lymphangite carcinomateuse, miliaire, épanchement pleural, adénopathies. **Cancers primitifs**: poumon, sein, colorectal, rein, thyroïde, testicule, mélanome, sarcomes, estomac, ovaire,... Traitement du cancer primitif (palliatif généralement).

UE questions isolées Item 307

1 Enoncé

QCM 1	Quelle est approximativement l'incidence du cancer de la prostate en France métropolitaine en 2012 ? (1 réponse)
A -	22 500 cas
B -	27 000 cas
C -	31 500 cas
D -	39 500 cas
E -	44 000 cas
F -	53 500 cas
G -	62 000 cas
H -	76 500 cas
I -	89 500 cas
J -	100 000 cas
QCM 2	**Quelle est approximativement la mortalité liée au cancer de la prostate en France métropolitaine en 2012 ? (1 réponse)**
A -	2500 décès
B -	4000 décès
C -	9000 décès
D -	16 000 décès
E -	21 000 décès
F -	28 000 décès
G -	35 000 décès
H -	42 000 décès
I -	49 000 décès
J -	54 000 décès
QCM 3	**Quelle(s) donnée(s) épidémiologique(s) sur le cancer de la prostate est (sont) exacte(s) ? (Jusqu'à 5 réponses)**
A -	L'âge moyen au diagnostic est de 53 ans.
B -	Le cancer de la prostate survient dans la majorité des cas de façon sporadique.
C -	Le cancer de la prostate est un cancer de pronostic intermédiaire.
D -	L'âge moyen au diagnostic est de 74 ans.
E -	La survie à 5 ans est supérieure à 75% tous stades confondus.
F -	Le cancer de la prostate est un cancer de mauvais pronostic.
G -	L'âge moyen au diagnostic est de 66 ans.
H -	La survie à 5 ans est d'environ 50% tous stades confondus.
I -	Le cancer de la prostate est un cancer de bon pronostic.
J -	10% des cancers de la prostate surviennent dans le cadre de formes familiales héréditaires.
QCM 4	**Quels sont les 2 sites métastatiques les plus fréquents des cancers de la prostate ? (2 réponses)**
A -	Os
B -	Foie
C -	Ganglions lymphatiques
D -	Péritoine
E -	Système nerveux central
F -	Surrénales
G -	Poumons
H -	Peau

QCM 5	Quel(s) est (sont) le(s) facteur(s) de risque démontré(s) de cancer de la prostate ? (Jusqu'à 10 réponses)

A - Antécédents familiaux: ≥ 2 cas chez des apparentés du 1er ou au 2eme degré
B - Age > 55 ans
C - Existence d'une hypertrophie bénigne de la prostate
D - Origine ethnique afro-antillaise
E - Consommation importante de phyto-œstrogènes
F - Déficit androgénique lié à l'âge
G - Origine ethnique asiatique
H - Antécédents familiaux: ≥ 3 cas chez des apparentés du 1er degré
I - Tabagisme
J - Antécédents familiaux: ≥ 2 cas avant l'âge de 55 ans chez des apparentés

QCM 6	Quel(s) est (sont) le(s) symptôme(s) pouvant être révélateur(s) d'un cancer de la prostate de stade localisé ?(Jusqu'à 9 réponses)

A - Troubles urinaires irritatifs
B - Douleurs osseuses d'horaire inflammatoire
C - Hémospermie
D - Troubles de l'érection
E - Troubles urinaires obstructifs
F - Le cancer de la prostate localisé est asymptomatique
G - Hématurie
H - Pollakiurie
I - Altération de l'état général
J - Impériosité urinaire

QCM 7	Quelle est l'attitude actuellement recommandée en France concernant un éventuel dépistage du cancer de la prostate ?(Jusqu'à 6 réponses)

A - L'association française d'urologie recommande un dépistage individuel chez les patients qui le souhaitent par dosage du PSA seul.
B - Il n'y a pas de dépistage systématique du cancer de la prostate en France.
C - Un dépistage individuel n'est pas recommandé chez les hommes dont l'espérance de vie est inférieure à 10 ans.
D - Le dépistage du cancer de la prostate est un dépistage de masse organisé.
E - Le médecin doit informer ses patients qui demandent un dépistage du cancer de la prostate sur les modalités, les bénéfices et les risques, les conséquences d'un dépistage.
F - L'association française d'urologie recommande un dépistage individuel chez les patients qui le souhaitent par toucher rectal et dosage du PSA.
G - La HAS ne recommande aucun dépistage systématique ou ciblé du cancer de la prostate chez les hommes de 50 ans et plus asymptomatiques.
H - La population qui pourrait bénéficier d'un dépistage individuel après information objective est constituée par les hommes de 50 ans à 74 ans selon l'association française d'urologie.

QCM 8	Quelle(s) information(s) sur le PSA est (sont) exacte(s) ?(Jusqu'à 7 réponses)

A - Il est recommandé d'effectuer un dosage du PSA libre sérique en 1ere intention à visée diagnostique.
B - Il est recommandé d'effectuer un dosage du PSA à distance d'un toucher rectal.
C - Une valeur > 100 ng/mL de PSA sérique évoque un cancer de la prostate métastatique.
D - Il est recommandé d'effectuer un dosage du PSA sérique total en 1ere intention à visée diagnostique.
E - La valeur normale du PSA sérique est < 1 ng/mL.
F - La valeur normale du PSA sérique est < 20 ng/mL.
G - La valeur normale du PSA sérique est < 4 ng/mL.
H - L'élévation du PSA est spécifique du cancer de la prostate.
I - La valeur du PSA doit être interprétée en fonction de l'âge du sujet et du volume de sa prostate.
J - Le PSA est l'antigène spécifique de la prostate.

QCM 9	Quel traitement de l'hypertrophie bénigne de la prostate divise par 2 le taux de PSA après 6 mois de traitement ?(1 réponse)

A - Inhibiteurs de la 5α-réductase
B - α-bloquants
C - Phytothérapie
D - Inhibiteurs de la phosphodiestérase de type 5

QCM 10	Quelles sont les complications possibles des biopsies de prostate ?(Jusqu'à 10 réponses)

A - Hémospermie
B - Prostatite aiguë
C - Douleurs périnéales
D - Urétrorragie
E - Epididymite
F - Malaise vagal
G - Rectorragies
H - Rétention aiguë d'urines
I - Cystite aiguë
J - Sepsis

QCM 11	**Quelles sont les modalités recommandées pour les biopsies de prostate ? (Jusqu'à 7 réponses)**
A -	Guidage échographique des biopsies
B -	Antibioprophylaxie par fluoroquinolone par voie orale en prise unique avant le geste
C -	Biopsies chirurgicales sous cœlioscopie
D -	Information et consentement du patient préalables à leur réalisation
E -	Anesthésie généralement locale
F -	Biopsies prostatiques par voie transrectale
G -	Antibioprophylaxie par fluoroquinolone par voie orale avant le geste et qui sera poursuivie 7 jours après
H -	Biopsies chirurgicales sous laparotomie
I -	Réalisation d'un lavement rectal avant le geste
J -	ECBU systématique avant le geste

QCM 12	**Quels examens peuvent être réalisés pour le bilan d'extension dans le cancer de la prostate? (Jusqu'à 8 réponses)**
A -	Une imagerie cérébrale est systématique pour tous les stades des cancers de la prostate.
B -	Scintigraphie osseuse
C -	IRM prostatique multiparamétrique
D -	TDM abdomino-pelvienne
E -	Une imagerie du thorax est systématique pour tous les stades des cancers de la prostate.
F -	IRM pelvienne
G -	La scintigraphie osseuse est systématique pour tous les stades des cancers de la prostate.
H -	Echographie prostatique

QCM 13	**Quelle(s) donnée(s) sur la classification de D'Amico est (sont) exacte(s) ? (Jusqu'à 5 réponses)**
A -	Classification évaluant le risque de récidive biochimique 10 ans après un traitement.
B -	Classification utilisée pour tous les stades localisés et localement avancés (maximum T4N1M0) des cancers de la prostate.
C -	Classification utilisée pour tous les stades des cancers de la prostate.
D -	Classification histopronostique basée par la somme des 2 grades de différenciation majoritaires au niveau des cellules tumorales prostatiques.
E -	Classification utilisée pour les stades localisés (maximum T3aN0M0) des cancers de la prostate.
F -	2 groupes: risque faible et risque élevé.
G -	Pour être classé en risque élevé, le patient doit présenter tous les critères du groupe à risque élevé.
H -	La classification est basée sur 3 critères.

QCM 14	**Quelle(s) est (sont) la (les) option(s) thérapeutique(s) pour les cancers de la prostate localisés de risque faible D'Amico chez les patients ayant une espérance de vie > 10 ans ? (Jusqu'à 6 réponses)**
A -	Chimiothérapie
B -	Radiothérapie externe
C -	Chirurgie: prostatectomie totale
D -	Thérapie ciblée
E -	Hormonothérapie
F -	Surveillance active – traitement différé
G -	Curiethérapie interstitielle
H -	Abstention thérapeutique – surveillance clinique

QCM 15	**Quelle(s) est (sont) la (les) option(s) thérapeutique(s) recommandée(s) pour les cancers de la prostate localisés de risque faible D'Amico chez les patients ayant une espérance de vie de moins de 10 ans ?(Jusqu'à 6 réponses)**
A -	Chimiothérapie
B -	Radiothérapie externe
C -	Chirurgie: prostatectomie totale
D -	Thérapie ciblée
E -	Hormonothérapie
F -	Surveillance active – traitement différé
G -	Curiethérapie interstitielle
H -	Abstention thérapeutique – surveillance clinique

QCM 16	**Quelle(s) est (sont) la (les) option(s) thérapeutique(s) recommandée(s) pour les cancers de la prostate localisés de risque élevé D'Amico chez les patients ayant une espérance de vie > 10 ans ?(Jusqu'à 7 réponses)**
A -	Chimiothérapie
B -	Radiothérapie + hormonothérapie
C -	Chirurgie: prostatectomie totale seule
D -	Thérapie ciblée
E -	Hormonothérapie seule
F -	Surveillance active – traitement différé
G -	Curiethérapie interstitielle
H -	Chirurgie: prostatectomie totale + curage ganglionnaire étendu
I -	Abstention thérapeutique – surveillance clinique
J -	Radiothérapie externe exclusive

QCM 17	**Quel(s) est (sont) l' (les) effet(s) indésirable(s) précoce(s) principal (principaux) de la chirurgie curative d'un cancer de la prostate ? (Jusqu'à 9 réponses)**
A -	Anéjaculation chez 25% des patients
B -	Incontinence fécale le plus souvent définitive
C -	Dysfonction érectile
D -	Augmentation du risque cardio-vasculaire
E -	Bouffées de chaleur
F -	Rectorragies
G -	Incontinence urinaire le plus souvent définitive
H -	Prise de poids
I -	Diarrhée
J -	Incontinence urinaire le plus souvent transitoire

QCM 18	**Un patient que vous suivez pour un cancer de la prostate est traité par hormonothérapie. Après une diminution initiale du PSA jusqu'à un minimum de 5 ng/mL, vous constatez sur plusieurs bilans successifs lors de vos consultations de suivi une augmentation du PSA à 7, 12 puis 16 ng/mL. La testostéronémie est à 14,5 ng/mL. Quelle est l'hypothèse la plus vraisemblable ? (1 réponse)**
A -	Cancer de la prostate résistant à la castration
B -	Progression du cancer
C -	Mauvaise observance de l'hormonothérapie
D -	Patient non répondeur à l'hormonothérapie

QCM 19	**Quel est le suivi recommandé chez un patient traité par prostatectomie pour un cancer de la prostate avec un PSA indétectable depuis la chirurgie ? (Jusqu'à 5 réponses)**
A -	Echographie pelvienne tous les 6 mois pendant 3 à 5 ans
B -	Toucher rectal à chaque consultation
C -	Scintigraphie osseuse tous les ans pendant les 3 premières années
D -	Examen clinique tous les 6 mois
E -	TDM abdomino-pelvien annuelle pendant 3 à 5 ans
F -	Dosage du PSA total tous les 6 mois pendant 3 à 5 ans puis 1 fois par an
G -	IRM pelvienne annuelle pendant 5 ans
H -	Dosage du PSA libre tous les 6 mois pendant 3 à 5 ans puis 1 fois par an

QCM 20	**Quels sont les principaux effets secondaires de l'hormonothérapie ? (Jusqu'à 10 réponses)**
A -	Résistance à l'insuline
B -	Incontinence urinaire
C -	Dysfonction érectile
D -	Augmentation du risque cardio-vasculaire
E -	Bouffées de chaleur
F -	Rectorragies
G -	Diminution de la libido
H -	Prise de poids
I -	Diarrhée
J -	Ostéopénie

QROC 1	En quelle position se situe le cancer de la prostate en termes d'incidence parmi l'ensemble des cancers dans la population de France métropolitaine en 2012 ? Texte libre (1 mot)
QROC 2	En quelle position se situe le cancer de la prostate en termes de mortalité parmi l'ensemble des cancers chez l'homme en France métropolitaine en 2012 ? Texte libre (1 mot)
QROC 3	Quel est le type histologique principal des cancers de la prostate ? Texte libre (1 mot)
QROC 4	Quel examen permet de confirmer le diagnostic de cancer de la prostate ? Texte libre (4 mots)
QROC 5	Quel score histopronostique reflétant l'agressivité de la tumeur est utilisé dans le cancer de la prostate ? Texte libre (3 mots)
QROC 6	Quelle est la partie de la prostate où se développent majoritairement les cancers ? Texte libre (2 mots)
QROC 7	Le cancer de la prostate est-il un cancer hormonodépendant ? Si oui, de quelles hormones dépend-t-il ? Texte libre (1 ou 2 mots)
QROC 8	Comment classe-t-on une tumeur prostatique découverte sur biopsies prostatiques réalisées en raison d'un dosage du PSA anormal ? Texte libre (1 mot)
QROC 9	Comment classe-t-on une tumeur prostatique ayant une extension extra-capsulaire ? Texte libre (1 mot)
QROC 10	Comment classe-t-on une tumeur prostatique fixée à la paroi pelvienne, avec présence d'adénopathies métastatiques régionales et métastases osseuses ? Texte libre (3 mots)
QROC 11	Quelle est la valeur seuil du PSA pour les groupes à faible risque de la classification de D'Amico ? Texte libre (2 mots)
QROC 12	Quelle est la valeur seuil du stade TNM pour les groupes à faible risque de la classification de D'Amico ? Texte libre (2 mots)
QROC 13	Un patient atteint d'un cancer de la prostate métastatique se présente aux urgences pour faiblesse des membres inférieurs, dorsalgies et douleurs en ceinture irradiant vers la dernière côte. Que suspectez-vous ? Texte libre (4 mots)
QROC 14	Quel est le traitement recommandé en 1ère intention dans les cancers de la prostate métastatiques ? Texte libre (1 mot)
QROC 15	Quel est le nom de l'effet secondaire caractérisé par une hypertestostéronémie transitoire lors de l'instauration d'un traitement par agoniste de la LHRH ? Texte libre (3 mots)
QROC 16	Comment peut-on prévenir cet effet secondaire (de la QROC 15) ? Texte libre (4 mots)
QROC 17	Quelle hormonothérapie a un effet aussi rapide que la castration chirurgicale ? Texte libre (4 mots)
QROC 18	Quelle est la chimiothérapie de référence dans les cancers de la prostate métastatiques résistants à la castration ? Texte libre (1 mot)
QROC 19	Quelle est la classe thérapeutique de l'acétate d'abiratérone ? Texte libre (2 mots)
QROC 20	Quel examen complémentaire faut-il prescrire avant la prescription de bisphosphonate pour des métastases osseuses ? Texte libre (2 mots)

2 Corrigé

		V F	Cotation	Commentaires, conseils et coaching
QCM 1	A -	F	1	ZERO à la question si plus d'une réponse donnée. Incidence du cancer de la prostate en France métropolitaine en 2012 ≈ 53 500 cas (INCa).
	B -	F	1	
	C -	F	1	
	D -	F	1	
	E -	F	1	
	F -	V	1	
	G -	F	1	
	H -	F	1	
	I -	F	1	
	J -	F	1	
QCM 2	A -	F	1	ZERO à la question si plus d'une réponse donnée. Mortalité liée au cancer de la prostate en France métropolitaine en 2012 ≈ 8900 décès (INCa).
	B -	F	1	
	C -	V	1	
	D -	F	1	
	E -	F	1	
	F -	F	1	
	G -	F	1	
	H -	F	1	
	I -	F	1	
	J -	F	1	
QCM 3	A -	F	1	L'âge moyen au diagnostic de cancer de la prostate est de 74 ans. Le cancer de la prostate est un cancer de bon pronostic. La survie à 5 ans est à 84% tous stades confondus. 80% des cancers de la prostate surviennent de façon sporadique, 10% dans le cadre de formes familiales héréditaires et 10% dans le cadre de formes familiales non héréditaires.
	B -	V	1	
	C -	F	1	
	D -	V	1	
	E -	V	1	
	F -	F	1	
	G -	F	1	
	H -	F	1	
	I -	V	1	
	J -	V	1	
QCM 4	A -	V	2	ZERO à la question si plus de 2 réponses données. Sites métastatiques les plus fréquents des cancers de la prostate: • Ganglions lymphatiques. • Os.
	B -	F	1	
	C -	V	2	
	D -	F	1	
	E -	F	1	
	F -	F	1	
	G -	F	1	
	H -	F	1	
QCM 5	A -	V	1	Facteurs de risque démontrés de cancer de la prostate: • Age (> 55 ans). • Origine ethnique afro-antillaise. • Formes héréditaires de cancer de la prostate: ≥ 3 cas chez des apparentés du 1er degré ou ≥ 3 cas chez des apparentés du 2ème degré du côté maternel ou ≥ 2 apparentés ayant eu un cancer de la prostate avant 55 ans. • Formes familiales (non héréditaires) de cancer de la prostate: ≥ 2 cas chez des apparentés du 1er ou du 2ème degré.
	B -	V	1	
	C -	F	1	
	D -	V	1	
	E -	F	1	
	F -	F	1	
	G -	F	1	
	H -	V	1	
	I -	F	1	
	J -	V	1	
QCM 6	A -	F	1	Le cancer de la prostate de stade localisé est asymptomatique. La présence de symptômes (aspécifiques) traduit un stade avancé ou métastatique.
	B -	F	1	
	C -	F	1	
	D -	F	1	
	E -	F	1	
	F -	V	1	
	G -	F	1	
	H -	F	1	
	I -	F	1	
	J -	F	1	

QCM 7	A -	F	1	Pas de dépistage de masse du cancer de la prostate en France. Divergences entre la HAS et l'association française d'urologie pour un dépistage ciblé: • Aucun dépistage recommandé chez les hommes > 50 ans asymptomatiques pour la HAS. • Pour l'association française d'urologie: un dépistage individuel pourrait être recommandé chez les hommes de 50 à 74 ans avec espérance de vie > 10 ans après consentement éclairé, par toucher rectal et dosage du PSA. Une information sur les modalités, bénéfices-risques et conséquences d'un dépistage est nécessaire dans tous les cas.
	B -	V	1	
	C -	V	1	
	D -	F	1	
	E -	V	1	
	F -	V	2	
	G -	V	2	
	H -	V	1	
QCM 8	A -	F	1	Le PSA est l'antigène spécifique de la prostate. L'élévation du PSA **n'est pas** spécifique du cancer de la prostate. Il est recommandé d'effectuer un dosage du PSA à distance d'un toucher rectal. Il est recommandé d'effectuer un dosage du PSA sérique total en 1ère intention à visée diagnostique. La valeur normale du PSA sérique totale est < 4 ng/mL. La valeur du PSA doit être interprétée en fonction de l'âge du sujet et du volume de sa prostate. Une valeur > 100 ng/mL de PSA sérique évoque un cancer de la prostate métastatique.
	B -	V	1	
	C -	V	1	
	D -	V	1	
	E -	F	1	
	F -	F	1	
	G -	V	1	
	H -	F	1	
	I -	V	1	
	J -	V	1	
QCM 9	A -	V	4	ZERO à la question si plus d'une réponse donnée. Les inhibiteurs de la 5α-réductase divisent par 2 le taux de PSA après 6 mois d'utilisation → à prendre en compte pour l'interprétation d'un dosage de PSA à visée de dépistage ou diagnostique.
	B -	F	2	
	C -	F	2	
	D -	F	2	
QCM 10	A -	V	1	Les 3 grandes complications des biopsies de prostate sont: • Infectieuses: prostatite aiguë associée aux soins, pouvant être sévère. • Hémorragiques. • Rétention aiguë d'urines.
	B -	V	1	
	C -	V	1	
	D -	V	1	
	E -	V	1	
	F -	V	1	
	G -	V	1	
	H -	V	1	
	I -	F	1	
	J -	V	1	
QCM 11	A -	V	1	Modalités des biopsies prostatiques: • Information et consentement du patient préalables à leur réalisation. • Biopsies par voie transrectale, sous guidage échographique. • Anesthésie locale par bloc péri-prostatique généralement. • Antibioprophylaxie par fluoroquinolone par voie orale en prise unique avant le geste (une antibioprophylaxie ne doit jamais dépasser 48h, elle a pour but de prévenir et non de traiter une infection de site opératoire). • Lavement rectal au moins 1h avant le geste. • L'ECBU préalable n'a pas systématique: seulement si antécédent ou suspicion d'infection urinaire.
	B -	V	1	
	C -	F	1	
	D -	V	1	
	E -	V	1	
	F -	V	1	
	G -	F	1	
	H -	F	1	
	I -	V	1	
	J -	F	1	
QCM 12	A -	F	1	Examens pouvant être réalisés pour le bilan d'extension d'un cancer de la prostate: • IRM prostatique, IRM pelvienne. • TDM abdomino-pelvienne. • Scintigraphie osseuse (non nécessaire pour les tumeurs localisées à bas risque en raison du faible risque d'atteinte osseuse). • L'échographie prostatique n'est pas utile au bilan d'extension, elle sert à évaluer le volume prostatique et à guider les biopsies.
	B -	V	1	
	C -	V	1	
	D -	V	1	
	E -	F	1	
	F -	V	1	
	G -	F	2	
	H -	F	2	
QCM 13	A -	V	1	Classification de D'Amico: • Evalue le risque de récidive biochimique 10 ans après un traitement local. • Classification utilisée pour les stades localisés (maximum T3aN0M0) des cancers de la prostate. • La classification est basée sur 3 critères: stade TNM clinique, score de Gleason, PSA sérique. • 3 groupes: faible risque, risque intermédiaire et haut risque. • Pour être en risque élevé, le patient doit présenter **≥ 1** critère du groupe à risque élevé.
	B -	F	1	
	C -	F	1	
	D -	F	1	
	E -	V	2	
	F -	F	1	
	G -	F	2	
	H -	V	1	

QCM 14	A -	F	1	Options thérapeutiques pour les cancers de la prostate localisés de risque faible D'Amico chez les patients ayant une espérance de vie > 10 ans: • Chirurgie: prostatectomie radicale. • Radiothérapie externe. • Curiethérapie interstitielle. • Surveillance active – traitement différé. → Contrôle régulier du PSA, toucher rectal et 2ème série de biopsies prostatiques. Un traitement actif sera envisagé en cas d'aggravation d'un de ces critères.
	B -	V	2	
	C -	V	2	
	D -	F	1	
	E -	F	1	
	F -	V	1	
	G -	V	1	
	H -	F	1	
QCM 15	A -	F	1	Chez les patients atteints d'un cancer de la prostate localisé de risque faible D'Amico et ayant une espérance de vie ≤ 10 ans, il est légitime de proposer une abstention thérapeutique et une surveillance clinique. Un traitement à visée palliative sera instauré chez les patients devenant symptomatiques.
	B -	F	1	
	C -	F	1	
	D -	F	1	
	E -	F	1	
	F -	F	1	
	G -	F	1	
	H -	V	3	
QCM 16	A -	F	1	Options thérapeutiques pour les cancers de la prostate localisés de risque élevé D'Amico chez les patients ayant une espérance de vie > 10 ans: • Radiothérapie externe + hormonothérapie prolongée (2-3 ans). • Ou chirurgie: prostatectomie totale + curage ganglionnaire étendu.
	B -	V	1	
	C -	F	1	
	D -	F	1	
	E -	F	1	
	F -	F	1	
	G -	F	1	
	H -	V	1	
	I -	F	1	
	J -	F	1	
QCM 17	A -	F	1	Effets secondaires précoces principaux de la chirurgie curative d'un cancer de la prostate: • Anéjaculation: constante. • Incontinence urinaire: le plus souvent transitoire. • Dysfonction érectile.
	B -	F	1	
	C -	V	1	
	D -	F	1	
	E -	F	1	
	F -	F	1	
	G -	F	1	
	H -	F	1	
	I -	F	1	
	J -	V	1	
QCM 18	A -	F	2	ZERO à la question si plus d'une réponse donnée. La testostéronémie est > 0,5 ng/mL → elle n'est pas à un taux de castration. Si le patient avait un cancer de la prostate devenu résistant à la castration, les PSA augmenteraient malgré une testostéronémie effondrée.
	B -	F	2	
	C -	V	4	
	D -	F	2	
QCM 19	A -	F	1	Suivi d'un patient traité pour un cancer de la prostate: • 1ère consultation entre 6 semaines et 3 mois après l'initiation du traitement. • Puis tous les 6 mois pendant 3 à 5 ans puis 1 fois par an. • Examen clinique (toucher rectal inutile en cas de prostatectomie totale avec PSA indétectable). • Dosage du PSA sérique total. Aucun examen d'imagerie systématique n'est recommandé pour les patients asymptomatiques en l'absence d'élévation significative du PSA.
	B -	F	2	
	C -	F	1	
	D -	V	1	
	E -	F	1	
	F -	V	2	
	G -	F	1	
	H -	F	1	
QCM 20	A -	V	1	Principaux effets secondaires de l'hormonothérapie dans le cancer de la prostate: • Bouffées de chaleur. • Prise de poids. • Diminution de la libido, dysfonction érectile. • Augmentation du risque cardio-vasculaire, résistance à l'insuline. • Ostéopénie.
	B -	F	1	
	C -	V	1	
	D -	V	1	
	E -	V	1	
	F -	F	1	
	G -	V	1	
	H -	V	1	
	I -	F	1	
	J -	V	1	
			200	**Total QCM**

	Réponses	Cotation	Commentaires, conseils et coaching
QROC 1	• 1ère / Première	10	Le cancer de la prostate est le 1er cancer en termes d'incidence en 2012 en France métropolitaine.
QROC 2	• 3ème / Troisième	10	Le cancer de la prostate arrive en 3ème position en termes de mortalité chez l'homme en 2012 en France derrière le cancer du poumon et le cancer colorectal.
QROC 3	• Adénocarcinome	10	Le cancer de la prostate est un adénocarcinome.
QROC 4	• Biopsies • Prostatiques • Pour • Histologie	4 4 2	Les biopsies prostatiques avec examen anatomopathologique permettent de d'affirmer le diagnostic de cancer en cas de positivité.
QROC 5	• Score • De • Gleason	1 1 8	Le score de Gleason est la somme des 2 grades de différenciation cellulaires les plus représentés sur les biopsies de prostate (va de 2 à 10).
QROC 6	• Zone • Périphérique	2 8	Les cancers se développent majoritairement au niveau de la zone périphérique. L'hypertrophie bénigne de la prostate correspond à une hyperplasie des glandes de la zone de transition.
QROC 7	• Oui • Androgènes	5 5	Le cancer de la prostate est un cancer hormonodépendant. La croissance des cellules tumorales est favorisée par les androgènes.
QROC 8	• T1c	10	T1c: tumeur non palpée au toucher rectal, découverte sur biopsies de prostate réalisées pour élévation du PSA.
QROC 9	• T3a	10	T3a : extension extra-capsulaire uni ou bilatérale.
QROC 10	• T4 • N1 • M1b	3 3 4	T4: extension aux organes adjacents ou tumeur fixée à la paroi pelvienne. N1: métastase ganglionnaire régionale. M1b: métastase osseuse.
QROC 11	• PSA • ≤ 10 ng/mL	10	La classification de D'Amico classent les formes localisées de cancer de la prostate selon leur risque évolutif: • Risque faible de rechute à 10 ans. • Risque intermédiaire de rechute. • Risque élevé de rechute.

QROC 12	• TNM • ≤ T2a	10	Groupe de D'Amico à risque faible si: • Tumeur ≤ T2a. • ET score de Gleason ≤ 6. • ET valeur du PSA ≤ 10 ng/mL.
QROC 13	• Compression • Médullaire • En • T8	4 4 2	Compression médullaire pouvant être liée à une épidurite métastatique ou à une fracture vertébrale sur métastase. • Syndrome lésionnel: douleurs de trajet radiculaire T8. • Syndrome sous-lésionnel: syndrome pyramidal (paraparésie spastique, ROT polycinétiques, Babinski) +/- troubles sensitifs. • Syndrome rachidien.
QROC 14	• Hormonothérapie	10	L'hormonothérapie est le traitement de 1ère intention des cancers de la prostate métastatiques (N+ ou M+).
QROC 15	• Effet • Flare • Up	 5 5	Il existe un effet rebond à l'instauration d'une hormonothérapie par agonistes de la LHRH entraînant une élévation brutale de la testostéronémie avant son effondrement.
QROC 16	• Co-prescription / Association • D'un • Anti-androgène • Initialement / Transitoirement	2 6 2	L'anti-androgène sera prescrit initialement avec l'agoniste de la LHRH pour prévenir l'effet flare up, pendant au moins 1 mois.
QROC 17	• Antagoniste • De • La • LHRH	7 3	Les antagonistes de la LHRH bloquent directement la voie de la LHRH et aboutissent à un effondrement de la testostéronémie aussi rapidement qu'une castration chirurgicale.
QROC 18	• Docétaxel	10	Si réponse "Taxane": 5 points. La chimiothérapie par docétaxel est employée dans les cancers de la prostate métastatiques résistants à la castration, chez des patients en bon état général.
QROC 19	• Nouvelle • Hormonothérapie	2 8	L'acétate d'abiratérone peut être employé dans les cancers de la prostate métastatiques résistants à la castration en pré- ou en post-chimiothérapie.
QROC 20	• Panoramique • Dentaire	5 5	Risque de nécrose mandibulaire avec les bisphosphonates. → Bilan dentaire avant la prescription.
		200	**Total QROC**

FICHE DE SYNTHESE : POINTS CLES UE POUR MIEUX REPONDRE AUX QUESTIONS ISOLEES ET AUX DOSSIERS CLINIQUES PROGRESSIFS	
Titres	**Eléments à cocher lors des QCM Mots clés des QROC**
ZEROS	Ne pas oublier de doser le PSA total sérique devant une suspicion de cancer de la prostate. Métastases des cancers de la prostate = ganglions et os +++. Les inhibiteurs de la 5α-réductase divisent par 2 le taux de PSA après plusieurs mois de traitement. Panoramique dentaire + remise en état bucco-dentaire avant prescription de bisphosphonates. Ne pas oublier l'information du patient (avant dépistage, biopsies, traitement oncologique,...).
Epidémiologie	Incidence du cancer de la prostate en France métropolitaine en 2012 ≈ 53 500 cas. Mortalité ≈ 8900 décès. 1er cancer en fréquence chez l'homme et dans la population française. 3ème cause de mortalité par cancer chez l'homme. Cancer de bon pronostic, évolution lente.
Type histologique principal	Adénocarcinome.
Facteurs de risque	Age (> 55 ans). Origine ethnique afro-antillaise. Formes héréditaires. Formes familiales.
Clinique	Le plus souvent découverte devant une élévation du PSA, un toucher rectal anormal. Asymptomatique pour les stades localisés. Toucher rectal: nodule dur, indolore ou induration de la glande. Si stade loco-régionalement avancé ou métastatique: signes urinaires irritatifs et/ou obstructifs, troubles de l'érection, douleurs osseuses.
Examens complémentaires	Dosage du PSA total sérique: augmenté (> 10 ng/mL, cancer possible entre 4 et 10 ng/mL: à interpréter selon contexte et cinétique). Biopsies prostatiques pour examen histologique (examen de confirmation): par voie transrectale, échoguidées, antibioprohylaxie par fluoroquinolone, lavement rectal. • Bilan d'extension: - Non nécessaire si risque faible D'Amico. - IRM prostatique, IRM pelvienne, TDM abdomino-pelvienne, scintigraphie osseuse +/- autres selon orientation.
Classification de D'Amico	Pour les stades localisés des cancers prostatiques, selon risque évolutif à 10 ans. • Risque faible: TNM ≤ T2a ET Gleason ≤6 ET PSA < 10 ng/mL. • Risque intermédiaire: TNM = T2b OU Gleason = 7 OU PSA = 10-20 ng/mL. • Risque élevé: TNM ≥ T2c OU Gleason ≥ 8 OU PSA > 20 ng/mL.

Traitement des stades localisés	**Risque faible D'Amico et espérance de vie ≥ 10 ans**: prostatectomie radicale ou radiothérapie externe ou curiethérapie ou surveillance active – traitement différé. **Risque faible D'Amico et espérance de vie < 10 ans**: abstention thérapeutique – surveillance clinique. **Risque intermédiaire D'Amico**: prostatectomie radicale avec curage ganglionnaire étendu ou radiothérapie externe +/- avec hormonothérapie pendant 6 mois. **Risque élevé D'Amico**: radiothérapie externe + hormonothérapie pendant 3 ans ou prostatectomie radicale avec curage ganglionnaire étendu si sujet jeune.
Traitement des stades métastatiques	**Hormonothérapie** en 1ère intention: agoniste de la LHRH (+ anti-androgène pendant 1 mois au début pour prévenir l'effet flare up) ou antagoniste de la LHRH et/ou anti-androgène ou castration chirurgicale. Si cancer de la prostate résistant à la castration: ajout d'un anti-androgène si agoniste de la LHRH seul ou chimiothérapie (docétaxel) ou nouvelle hormonothérapie. Traitement de la douleur, bisphosphonate si métastases osseuses,...
Complications de la chirurgie	Anéjaculation: constante Dysfonction érectile. Incontinence urinaire: le plus souvent transitoire.
Complications de la radiothérapie	Rectite radique, cystite radique. Dysfonction érectile Incontinence urinaire, pollakiurie. Sténose urétrale. Tumeur radio-induite.
Complications de l'hormonothérapie	Prise de poids. Bouffées de chaleur. Diminution de la libido, dysfonction érectile. Ostéopénie. Augmentation du risque cardio-vasculaire, résistance à l'insuline.
Suivi	Examen clinique (+/- toucher rectal si pas de prostatectomie radicale) et dosage du PSA tous les 6 mois pendant 3 à 5 ans puis 1 fois par an.

1 Enoncé

QCM 1	Quelle(s) information(s) sur l'épidémiologie des cancers du rein est (sont) exacte(s) ? (Jusqu'à 4 réponses)
A -	L'incidence des cancers du rein en France métropolitaine est d'environ 6500 cas en 2012.
B -	Il est plus fréquent chez la femme que chez l'homme.
C -	La mortalité liée aux cancers du rein en France métropolitaine est d'environ 19 000 décès en 2012.
D -	L'incidence des cancers du rein en France métropolitaine est d'environ 11 500 cas en 2012.
E -	L'âge moyen au diagnostic est d'environ 65 ans.
F -	L'incidence des cancers du rein en France métropolitaine est d'environ 19 500 cas en 2012.
G -	L'incidence des cancers du rein en France métropolitaine est d'environ 2500 cas en 2012.
H -	La mortalité liée aux cancers du rein en France métropolitaine est d'environ 4000 décès en 2012.
I -	L'incidence des cancers du rein en France métropolitaine est d'environ 24 500 cas en 2012.
J -	La mortalité liée aux cancers du rein en France métropolitaine est d'environ 10 000 décès en 2012.

QCM 2	Quelle est la circonstance de découverte la plus fréquente de cancers du rein ? (1 réponse)
A -	Hématurie macroscopique
B -	Découverte d'une masse en fosse lombaire
C -	Douleurs lombaires
D -	Hématurie microscopique
E -	Altération de l'état général
F -	Fortuite sur un examen d'imagerie abdominale
G -	Métastases révélatrices
H -	Syndrome paranéoplasique

QCM 3	Quel(s) est (sont) le(s) facteur(s) de risque de cancer du rein ? (Jusqu'à 10 réponses)
A -	Tabagisme
B -	Insuffisance rénale chronique traitée par dialyse
C -	Obésité
D -	Alcool
E -	Diabète
F -	Exposition à l'amiante
G -	Hypertension artérielle
H -	Infection par certains HPV
I -	Exposition au cadmium
J -	Période d'exposition aux œstrogènes longue

QCM 4	Comment est typiquement l'hématurie dans les cancers du rein ? (Jusqu'à 6 réponses)
A -	Initiale
B -	Apparait suite à une infection ORL
C -	Indolore
D -	Spontanée
E -	Présence de cylindres hématiques à l'examen cytologique des urines
F -	Terminale
G -	Récidivante
H -	Totale

QCM 5	Quel est l'examen de référence à faire en 1ère intention devant une forte suspicion clinique de tumeur rénale ?(1 réponse)
A -	Echographie rénale
B -	IRM abdominale sans injection
C -	TEP-TDM
D -	Scintigraphie à la MIBG
E -	Uroscanner
F -	Scanner abdominal sans injection
G -	IRM abdominale avec injection

QCM 6	**Dans quelle(s) circonstance(s) est-il recommandé de réaliser une biopsie rénale percutanée pour analyse histologique ? (Jusqu'à 8 réponses)**

A - Suspicion de tumeur rénale secondaire
B - Tumeur rénale bilatérale
C - La biopsie rénale est nécessaire pour confirmer le diagnostic avant de pouvoir débuter le traitement carcinologique curatif dans les cancers du rein localisés.
D - Découverte d'une tumeur rénale de moins de 5 cm
E - Découverte d'une masse rénale chez un patient avec rein unique
F - La biopsie rénale doit être réalisée devant toute suspicion de cancer du rein.
G - Suspicion de cancer du rein métastatique
H - Masse rénale justifiant un traitement par radiofréquence

QCM 7	**Quel est le traitement de référence d'un cancer du rein localisé, intra-rénal, mesurant 3 cm chez un patient avec un état général conservé ? (Jusqu'à 6 réponses)**

A - Chimiothérapie néo-adjuvante
B - Néphrectomie partielle
C - Radiothérapie externe
D - Curiethérapie
E - Néphrectomie élargie
F - Chirurgie
G - Chimiothérapie adjuvante
H - Thérapie ciblée

QCM 8	**Quel est l'aspect typique des cancers du rein en imagerie ? (Jusqu'à 5 réponses)**

A - Hypervascularisation au doppler
B - Masse isodense
C - Absence de rehaussement après injection
D - Masse tissulaire hyperéchogène déformant les contours rénaux
E - Aspect homogène fréquent en cas de tumeur > 5cm
F - Masse hypodense
G - Rehaussement après injection de produit de contraste

QCM 9	**Quel(s) est (sont) le(s) signe(s) rencontré(s) dans le syndrome de Stauffer ? (Jusqu'à 5 réponses)**

A - Hyperuricémie
B - Epanchement pleural exsudatif
C - Cholestase biologique
D - Hypercalcémie
E - Ictère
F - Ecchymoses périorbitaires
G - Hépatomégalie
H - Hyponatrémie
I - Nodules sous-cutanés bleutés
J - Crises épileptiques partielles

QCM 10	**Quelle est l'hormone dont la sécrétion en excès est responsable de l'hypertension artérielle dans le cadre d'un syndrome paranéoplasique d'un cancer du rein ? (1 réponse)**

A - Erythropoïétine
B - Rénine
C - PTH-rp
D - Adrénaline
E - Cortisol
F - Acide homovanylique
G - Dopamine
H - Somatostatine
I - IGF1
J - Hormone antidiurétique

QROC 1	**Quel est le type histologique le plus fréquent des cancers du rein ?** **Texte libre (4 mots)**
QROC 2	**Quelle est la maladie héréditaire la plus fréquemment responsable de cancers du rein ?** **Texte libre (4 mots)**
QROC 3	**Quelle est le mode de transmission de cette pathologie (de la QROC 2) ?** **Texte libre (2 mots)**
QROC 4	**Quel est le type de tumeurs rénales fréquent chez les dialysés ?** **Texte libre (2 mots)**
QROC 5	**Quel est le nom de la classification utilisée en imagerie pour les lésions kystiques du rein ?** **Texte libre (3 mots)**
QROC 6	**Quels sont les 2 examens biologiques les plus importants à doser dans le cadre d'un cancer du rein localisé ?** **Texte libre (2 mots)**
QROC 7	**Quel est le signe clinique à rechercher chez un patient qui témoigne de l'existence d'un thrombus tumoral ?** **Texte libre (1 mot)**
QROC 8	**Quel est l'examen recommandé pour le bilan d'extension à distance dans le cadre d'un cancer du rein sans signe clinique de métastase à distance ?** **Texte libre (2 mots)**
QROC 9	**Quelle classe de thérapie ciblée est utilisée dans le cancer du rein métastatique ?** **Texte libre (1 mots)**
QROC 10	**Quelles sont les 2 principales tumeurs rénales bénignes ?** **Texte libre (2 mots)**

2 Corrigé

		V F	Cota tion	Commentaires, conseils et coaching
QCM 1	A -	F	1	L'incidence des cancers du rein en France métropolitaine est d'environ 11 500 cas en 2012 (INCa). La mortalité liée aux cancers du rein en France métropolitaine est d'environ 4000 décès en 2012 (INCa). Il est plus fréquent chez l'homme que chez la femme (sex ratio = 1,5). L'âge moyen au diagnostic est d'environ 65 ans.
	B -	F	1	
	C -	F	1	
	D -	V	1	
	E -	V	1	
	F -	F	1	
	G -	F	1	
	H -	V	1	
	I -	F	1	
	J -	F	1	
QCM 2	A -	F	1	ZERO à la question si plus d'une réponse donnée. Plus de la moitié des cancers du rein est découverte de façon fortuite sur un examen d'imagerie abdominale (échographie ou scanner) fait pour une autre raison.
	B -	F	1	
	C -	F	1	
	D -	F	1	
	E -	F	1	
	F -	V	3	
	G -	F	1	
	H -	F	1	
QCM 3	A -	V	1	Facteurs de risque de cancer du rein: • Dialyse depuis plus de 3 ans (favorise le développement d'une dysplasie multikystique acquise). • Obésité. • Tabagisme. • Hypertension artérielle. • Exposition au cadmium, à l'amiante. • Formes familiales héréditaires.
	B -	V	1	
	C -	V	1	
	D -	F	1	
	E -	F	1	
	F -	V	1	
	G -	V	1	
	H -	F	1	
	I -	V	1	
	J -	F	1	
QCM 4	A -	F	1	L'hématurie dans le cancer du rein est typiquement: • Indolore. • Spontanée. • Totale. • Récidivante.
	B -	F	1	
	C -	V	1	
	D -	V	1	
	E -	F	2	
	F -	F	1	
	G -	V	1	
	H -	V	2	
QCM 5	A -	F	1	ZERO à la question si plus d'une réponse donnée. Le diagnostic de cancer rénal est souvent suggéré par l'échographie rénale. Mais c'est le scanner abdominal avec injection aux 3 temps (sans injection, temps vasculaire et temps excrétoire tardif → uroscanner) qui est l'examen de référence.
	B -	F	1	
	C -	F	1	
	D -	F	1	
	E -	V	4	
	F -	F	1	
	G -	F	1	
QCM 6	A -	V	1	Dans la plupart des cas, le patient sera opéré et la confirmation du diagnostic de cancer du rein se fera par l'examen anatomopathologique de la pièce opératoire. Biopsie rénale percutanée recommandée si: • Suspicion de tumeur secondaire ou de lymphome rénal. • Cancer du rein métastatique. • Masse rénale chez un patient à haut risque chirurgical. • Fonction rénale à préserver (rein unique, tumeur bilatérale, insuffisance rénale chronique). • Masse rénale justifiant un traitement mini-invasif (radiofréquence, cryothérapie).
	B -	V	2	
	C -	F	1	
	D -	F	1	
	E -	V	1	
	F -	F	1	
	G -	V	2	
	H -	V	1	

QCM 7	A -	F	1	Les cancers du rein ne sont ni chimiosensibles ni radiosensibles. Traitement de référence des cancers du rein localisés: • Chirurgie. • Ici la tumeur mesure moins de 4 cm (stade T1a) → néphrectomie partielle. • Pour les stades localisés ≥ T2 et certains T1B (tumeur entre 4 et 7 cm): néphrectomie élargie.
	B -	V	3	
	C -	F	1	
	D -	F	1	
	E -	F	1	
	F -	V	1	
	G -	F	1	
	H -	F	1	
QCM 8	A -	V	1	Aspect typique des cancers du rein en imagerie: • Echographie: masse tissulaire hyperéchogène déformant les contours rénaux, hypervascularisation au doppler. • Scanner: masse rénale isodense, rehaussement (hypervascularisation au temps vasculaire). • Aspect souvent hétérogène quand la tumeur est > 5 cm (nécrose tumorale centrale).
	B -	V	1	
	C -	F	1	
	D -	V	2	
	E -	F	2	
	F -	F	1	
	G -	V	2	
QCM 9	A -	F	1	Le syndrome de Stauffer est un syndrome paranéoplasique parfois rencontré dans les cancers du rein. Il comprend: • Hépatomégalie (non métastatique) de consistance ferme, lisse, indolore. • Cholestase biologique anictérique.
	B -	F	1	
	C -	V	1	
	D -	F	1	
	E -	F	1	
	F -	F	1	
	G -	V	1	
	H -	F	1	
	I -	F	1	
	J -	F	1	
QCM 10	A -	F	1	ZERO à la question si plus d'une réponse donnée. L'hypertension artérielle paranéoplasique est liée à la sécrétion de rénine.
	B -	V	1	
	C -	F	1	
	D -	F	1	
	E -	F	1	
	F -	F	1	
	G -	F	1	
	H -	F	1	
	I -	F	1	
	J -	F	1	
			100	**Total QCM**

	Réponses	Cotation	Commentaires, conseils et coaching
QROC 1	• Carcinome • A • Cellules • Rénales	4 3 3	Les carcinomes à cellules rénales représentent 85 % des cancers du rein de l'adulte. Le carcinome à cellules claires est le sous-type le plus fréquent de carcinome à cellules rénales.
QROC 2	• Maladie • De • Von • Hippel-Lindau	2 4 4	La maladie de von Hippel-Lindau prédispose à des carcinomes rénaux à cellules claires, multiples, précoces et récidivants.
QROC 3	• Autosomique • Dominant	5 5	La maladie de von Hippel-Lindau est une maladie génétique autosomique dominante à pénétrance élevée.
QROC 4	• Carcinome • Tubulo-papillaire	5 5	Le carcinome tubulo-papillaire se développe à partir des cellules du tube contourné distal.
QROC 5	• Classification • De • Bosniak	10	Les kystes de types I et II sont considérés comme bénins et ne nécessitent pas de traitement ni de surveillance. Les kystes de types III et IV sont à haut risque de malignité.
QROC 6	• Créatininémie • NFS / Hémogramme	7 3	Le bilan de la fonction rénale est nécessaire avant injection de produit de contraste pour le scanner et dans le bilan pré-thérapeutique. Le cancer du rein peut parfois s'accompagner d'une anémie ou d'une polyglobulie.
QROC 7	• Varicocèle	10	Une varicocèle à gauche évoque un thrombus de la veine rénale gauche. Une varicocèle à droite évoque un thrombus de la veine cave inférieure.
QROC 8	• Scanner / TDM • Thoracique	4 6	Le scanner thoracique recherche des métastases pulmonaires. Il est souvent couplé au scanner abdominal.
QROC 9	• Anti-angiogéniques	10	Les anti-angiogéniques ciblent la voie du VEGF.
QROC 10	• Oncocytome • Angiomyolipome	5 5	L'oncocytome (ou adénome oncocytaire) est une tumeur bénigne d'origine épithéliale. L'angiomyolipome est une tumeur avec 3 composantes (vasculaire, musculaire et adipeuse).
		100	**Total QROC**

FICHE DE SYNTHESE : POINTS CLES UE POUR MIEUX REPONDRE AUX QUESTIONS ISOLEES ET AUX DOSSIERS CLINIQUES PROGRESSIFS	
Titres	**Eléments à cocher lors des QCM Mots clés des QROC**
ZEROS	Ne pas oublier le bilan rénal avant la chirurgie. Savoir évoquer un cancer du rein devant une hématurie, une masse lombaire, des douleurs lombaires. Consultation d'oncogénétique si cancer du rein bilatéral, cancer du rein chez ≥ 2 apparentés au 1er degré, cancer du rein avant 40 ans. Rechercher un phéochromocytome si maladie de von Hippel-Lindau. Le cancer du rein n'est ni chimiosensible ni radiosensible.
Epidémiologie	Incidence en France métropolitaine ≈ 11 500 cas en 2012 et mortalité ≈ 4000 décès. H > F. Age moyen du diagnostic = 65 ans. Survie à 5 ans tous stades confondus ≈ 60% (90% si stade localisé).
Type histologique principal	Carcinome à cellules rénales (et sous-type majoritaire: carcinome à cellules claires).
Facteurs de risque	Insuffisance rénale chronique traitée par dialyse depuis > 3 ans (dysplasie multikystique acquise favorisant les carcinomes tubulo-papillaires). Obésité. Tabagisme. Hypertension artérielle. Exposition au cadmium, à l'amiante. Formes familiales héréditaires
Clinique	Asymptomatique / découverte fortuite sur un examen d'imagerie: principale circonstance diagnostique. Hématurie macroscopique isolée, totale, indolore, spontanée, récidivante. Douleurs lombaires unilatérales. Palpation d'une masse lombaire avec contact lombaire. Syndromes paranéoplasiques. Métastases révélatrices (poumon, os, foie, cerveau).
Examens complémentaires	Scanner abdominal avec injection (uroscanner): tumeur isodense, rehaussement après injection. Echographie-doppler rénal: peu sensible et peu spécifique, 1er bilan. IRM abdominale parfois utile en complément du scanner si petite tumeur, évaluation de l'extension d'un thrombus veineux à la veine cave inférieure ou si contre-indication au scanner injecté. Biologie: créatininémie avec calcul du DFG, NFS. Pas de biopsie rénale sauf si suspicion de tumeur rénale secondaire ou de lymphome rénal, cancer du rein métastatique, patient à haut risque chirurgical, fonction rénale à préserver. Confirmation diagnostique = examen anatomopathologique de la pièce opératoire.
Traitement	RCP, PPS, consultation d'annonce. **Cancer du rein localisé et localement avancé: traitement curatif.** • Néphrectomie partielle ou totale. • Alternatives: radiofréquence et cryoablation. **Cancer du rein métastatique: traitement palliatif** le plus souvent. • Chirurgie: néphrectomie possible. • Immunothérapie. • Thérapie ciblée: anti-angiogéniques, inhibiteurs de tyrosine kinase, inhibiteurs de mTOR. • Radiothérapie externe palliative parfois sur métastases osseuses, cérébrales.
Maladie de von Hippel-Lindau	Maladie génétique de transmission autosomique dominante à pénétrance élevée (mutation du gène suppresseur de tumeur *VHL*). • Hémangioblastomes rétiniens, cérébelleux, de la moelle épinière. • Carcinome à cellules rénales. • Phéochromocytome.

☑ J'inscris mes notes personnelles pour mieux progresser

UE questions isolées Item 309

1 Enoncé

QCM 1	Quelle est approximativement l'incidence du cancer du sein en France métropolitaine en 2012 ? (1 réponse)

A - 6500 cas
B - 11 000 cas
C - 14 000 cas
D - 19 000 cas
E - 26 000 cas
F - 30 000 cas
G - 38 000 cas
H - 49 000 cas
I - 57 000 cas
J - 71 000 cas

QCM 2	Quelle est approximativement la mortalité liée au cancer du sein en France métropolitaine en 2012 ? (1 réponse)

A - 1500 décès
B - 3000 décès
C - 6500décès
D - 12 000 décès
E - 19 000 décès
F - 26 500 décès
G - 30 000 décès
H - 39 500 décès
I - 44 500 décès
J - 48 000 décès

QCM 3	En quelle position se situe le cancer du sein en termes l'incidence parmi l'ensemble des cancers chez la femme en France métropolitaine en 2012 ? (1 réponse)

A - 1ère
B - 2ème
C - 3ème
D - 4ème
E - 5ème
F - 6ème
G - 7ème
H - 8ème
I - 9ème
J - 10ème

QCM 4	En quelle position se situe le cancer du sein en termes de mortalité parmi l'ensemble des cancers chez la femme en France métropolitaine en 2012 ? (1 réponse)

A - 1ère
B - 2ème
C - 3ème
D - 4ème
E - 5ème
F - 6ème
G - 7ème
H - 8ème
I - 9ème
J - 10ème

QCM 5	Quelle(s) information(s) sur l'épidémiologie du cancer du sein en France métropolitaine est (sont) exacte(s) ? (Jusqu'à 6 réponses)

A - La survie moyenne à 5 ans tous stades confondus est autour de 85%.
B - L'âge médian au diagnostic est autour de 50 ans.
C - La mortalité liée au cancer du sein a eu tendance à diminuer chez la femme au cours de ces dernières années.
D - La mortalité liée au cancer du sein a eu tendance à augmenter chez la femme au cours de ces dernières années.
E - L'âge médian au diagnostic est autour de 60 ans.
F - La survie moyenne à 5 ans tous stades confondus est autour de 60%.
G - L'incidence du cancer du sein a eu tendance à diminuer chez la femme au cours de ces dernières années.
H - L'incidence du cancer du sein eu tendance à augmenter chez la femme au cours de ces dernières années.
I - Le cancer du sein touchera une française sur 9 au cours de son existence.
J - Le cancer du sein touche uniquement la femme.

QCM 6	Quels sont les facteurs de risque de cancer du sein parmi les suivants ? (Jusqu'à 8 réponses)

A - Traitement hormonal substitutif de la ménopause pendant une durée > 10 ans
B - Multiparité
C - Antécédents familiaux de cancer du sein
D - Puberté précoce
E - 1ere grossesse précoce
F - Obésité
G - Allaitement maternel prolongé
H - Ménopause précoce

QCM 7	Dans quelle(s) circonstances est-il recommandé de demander une consultation d'oncogénétique pour rechercher une forme héréditaire de prédisposition aux cancers du sein et de l'ovaire ? (Jusqu'à 10 réponses)

A - ≥ 2 cancers du sein chez des personnes apparentées entre elles au 1er degré (ou au 2eme degré par un homme) dans la même branche parentale, dont un est survenu avant 70 ans
B - Cancer du sein avant 35 ans
C - ≥ 2 cancers de l'ovaire chez des personnes apparentées entre elles au 1er degré (ou au 2eme degré par un homme) dans la même branche parentale
D - ≥ 3 cas de cancers du sein et/ou de l'ovaire chez des personnes apparentées entre elles au 1er degré (ou au 2ème degré par un homme) dans la même branche parentale
E - Cancer de l'ovaire avant 50 ans
F - Cancer du sein chez un homme
G - Cancer du sein avant 50 ans
H - ≥ 2 cancers du sein chez des personnes apparentées entre elles au 1er degré (ou au 2eme degré par un homme) dans la même branche parentale, dont un est survenu avant 40 ans
I - 1 cancer du sein et 1 cancer de l'ovaire chez des personnes apparentées entre elles au 1er degré (ou au 2ème degré par un homme) dans la même branche parentale
J - Cancer de l'ovaire avant 70 ans

QCM 8	Quelle(s) information(s) sur le dépistage du cancer du sein est (sont) exacte(s) ? (Jusqu'à 7 réponses)

A - Il comprend un examen clinique des seins.
B - Il concerne toutes les femmes de 25 à 65 ans.
C - Il concerne toutes les femmes de 45 à 80 ans.
D - Il y a une double lecture des clichés par 2 radiologues différents.
E - Il comprend systématiquement une mammographie avec 3 incidences.
F - Il s'agit d'un dépistage de masse organisé.
G - Il comprend systématiquement une échographie mammaire.
H - Il concerne toutes les femmes de 50 à 74 ans.
I - Le rythme du dépistage est d'une fois tous les 2 ans.
J - Il comprend systématiquement une mammographie avec 2 incidences.

QCM 9	Quels sont les signes qui sont évocateurs d'un cancer du sein ? (Jusqu'à 10 réponses)

A - Palpation d'un nodule mammaire de consistance dure, irrégulier, indolore
B - Rétraction d'un mamelon
C - Palpation d'un nodule mammaire indolore de consistance élastique, mobile par rapport à la glande mammaire et à la peau
D - Placard érythémateux et œdémateux sur un sein
E - Palpation d'un nodule mammaire adhérent à la peau
F - Ecoulement mamelonnaire unipore séro-sanglant
G - Mastodynies en période prémenstruelle
H - Palpation d'une adénopathie dans le territoire de drainage
I - Lésion eczématiforme du mamelon
J - Rétraction cutanée au niveau d'une partie d'un sein

QCM 10	Quel est le 1er site métastatique des cancers du sein ? (1 réponse)

A - Ganglions sus-claviculaires
B - Foie
C - Ganglions axillaires
D - Poumon
E - Ganglions inguinaux
F - Cerveau
G - Ganglions cervicaux
H - Os

QCM 11	Quel est le stade cTNM d'un cancer du sein mesurant 2,5 cm, avec aspect en peau d'orange en regard de la tumeur ? (1 réponse)

A - T1a
B - T1b
C - T1c
D - T2
E - T3
F - T4a
G - T4b
H - T4c
I - T4d

QCM 12	Quel est le stade cTNM d'un cancer du sein mesurant 4 cm, avec 2 adénopathies axillaires homolatérales mobiles, sans signe clinique de métastase à distance ? (1 réponse)

A - T2 N1 M0
B - T2 N2 M0
C - T2 N3 M0
D - T3 N1 M0
E - T3 N2 M0
F - T3 N3 M0
G - T4a N1 M0
H - T4a N2 M0
I - T4a N3 M0

QCM 13	Quelle est la conduite à tenir en cas de découverte d'une lésion classée ACR 3 à la mammographie ? (Jusqu'à 4 réponses)

A - L'obtention d'une preuve histologique est indispensable.
B - Anomalie bénigne ne nécessitant pas de surveillance.
C - Nécessité de réaliser une échographie mammaire.
D - La lésion est probablement bénigne.
E - Anomalie bénigne ne nécessitant pas d'examen complémentaire.
F - Nécessité d'une surveillance à court terme.
G - La lésion est probablement maligne.

QCM 14	Devant une suspicion clinique de cancer du sein, quel(s) examen(s) doit-on réaliser en 1ère intention? (Jusqu'à 5 réponses)

A - Echographie des aires ganglionnaires axillaires
B - IRM mammaire
C - Scanner thoracique sans et avec injection
D - Scintigraphie osseuse
E - TEP-TDM au ^{18}-FDG
F - Echographie mammaire bilatérale
G - Scanner thoraco-abdomino-pelvien sans et avec injection
H - Mammographie bilatérale

QCM 15	Quel est le moyen de 1ère intention pour obtenir la preuve histologique devant un foyer de microcalcifications suspect de cancer du sein ? (1 réponse)

A - Microbiopsies percutanées au mammotome
B - Examen histologique de la pièce opératoire de tumorectomie
C - Cytoponction
D - Biopsie chirurgicale du foyer de microcalcifications
E - Macrobiopsies percutanées au mammotome
F - Examen histologique de la pièce opératoire de mastectomie
G - Microbiopsies percutanées

QCM 16	**Quel(s) grade(s) histopronostique(s) est (sont) utilisé(s) dans le cancer du sein ? (Jusqu'à 3 réponses)**
A -	Ellis-Elston
B -	Führman
C -	Sternberg
D -	Scarff Bloom et Richardson
E -	Poppema et Lennert
F -	Gleason

QCM 17	**Quel(s) est (sont) le(s) facteur(s) de mauvais pronostic du cancer du sein ? (Jusqu'à 10 réponses)**
A -	Tumeur inflammatoire
B -	Grossesse
C -	Surexpression des récepteurs hormonaux
D -	Emboles vasculaires péri-tumoraux
E -	Taille de la composante *in situ*
F -	Grade histopronostique I
G -	Rupture capsulaire des adénopathies
H -	Age < 35 ans
I -	Emboles lymphatiques péri-tumoraux
J -	Ki67 < 20%

QCM 18	**Quel est le traitement généralement recommandé pour un cancer du sein non métastatique unifocal mesurant 1,5 cm, sans adénopathie palpable ? (Jusqu'à 8 réponses)**
A -	Radiothérapie externe adjuvante sur la glande mammaire
B -	Chirurgie non conservatrice: mastectomie totale
C -	Curage ganglionnaire axillaire homolatéral à la tumeur
D -	Chimiothérapie adjuvante si facteurs de mauvais pronostic
E -	Chirurgie mammaire conservatrice
F -	Thérapie ciblée par anti-EGFR si surexpression
G -	Technique du ganglion sentinelle
H -	Radiothérapie externe adjuvante avec surimpression (boost) du lit tumoral
I -	Contraception œstroprogestative pendant le traitement en raison des effets secondaires tératogènes
J -	Hormonothérapie si absence d'expression des récepteurs aux œstrogènes et/ou à la progestérone

QCM 19	**Quel bilan faut-il réaliser avant de prescrire une thérapie ciblée par trastuzumab ? (Jusqu'à 8 réponses)**
A -	Dosage de l'uricémie
B -	ECG
C -	Dosage de la TSH
D -	Glycémie à jeun
E -	Dosage de la calcémie
F -	Estimation de la fraction d'éjection du ventriculaire gauche par échocardiographie ou méthode isotopique
G -	ECBU
H -	Bilirubinémie
I -	Echographie thyroïdienne
J -	Exploration d'une anomalie lipidique

QCM 20	**Quel(s) est (sont) le(s) principal (principaux) effet(s) secondaire(s) des anti-œstrogènes utilisés pour l'hormonothérapie ?(Jusqu'à 8 réponses)**
A -	Augmentation du risque de cancer de la vessie
B -	Augmentation du risque thromboembolique
C -	Augmentation du risque de cancer de l'ovaire
D -	Ostéoporose
E -	Augmentation du risque de cancer de l'endomètre
F -	Toxicité unguéale
G -	Arthralgies
H -	Aménorrhée

QCM	**Visualisez la photo numéro VII. Quel(s) signe(s) évocateur(s) de malignité voyez-vous concernant ce nodule mammaire ? (Jusqu'à 6 réponses)**
A -	Contours irréguliers
B -	Renforcement postérieur des échos
C -	Nodule hypodense
D -	Grand axe du nodule perpendiculaire à la peau
E -	Nodule hypoéchogène
F -	Grand axe du nodule parallèle à la peau
G -	Hypervascularisation
H -	Cône d'ombre postérieur
I -	Nodule mal limité
J -	Ce nodule présente uniquement des critères de bénignité.

QROC 1	En quelle position se situe le cancer du sein en termes d'incidence parmi l'ensemble des cancers dans la population de France métropolitaine en 2012 ? Texte libre (1 mot)
QROC 2	En quelle position se situe le cancer du sein en termes de mortalité parmi l'ensemble des cancers dans la population de France métropolitaine en 2012 ? Texte libre (1 mot)
QROC 3	Quel est le type histologique le plus fréquent des cancers du sein ? Texte libre (3 mots)
QROC 4	Quels sont les 2 principaux gènes mutés dans les formes héréditaires de cancer du sein ? Texte libre (2 mots)
QROC 5	Quel est le type de transmission de ce syndrome de prédisposition génétique (de la QROC 4) ? Texte libre (4 mots)
QROC 6	Quelles sont les incidences de mammographie à faire pour le dépistage du cancer du sein ? Texte libre (3 mots)
QROC 7	Quelle manœuvre permet d'étudier l'adhérence d'un nodule mammaire au muscle grand pectoral ? Texte libre (3 mots)
QROC 8	Quelle classification est utilisée pour les cancers du sein inflammatoires ? Texte libre (2 mots)
QROC 9	Quel est le stade cTNM d'un cancer du sein mesurant 6 cm, avec une adénopathie sous-claviculaire homolatérale suspecte, sans signe clinique de métastase à distance ? Texte libre (3 mots)
QROC 10	Que signifie l'abréviation ACR sur un compte-rendu de mammographie ? Texte libre (4 mots)
QROC 11	De quelle protéine faut-il rechercher la surexpression en immunohistochimie pour envisager la prescription d'une thérapie ciblée dans le cancer du sein ? Texte libre (1 mot)
QROC 12	Quelle hormonothérapie est utilisée chez la femme non ménopausée ? Texte libre (1 mot)
QROC 13	Quelle classe d'hormonothérapie est recommandée chez la femme ménopausée ? Texte libre (1 mot)
QROC 14	Quelles sont les 2 classes de chimiothérapie les plus utilisées en situation adjuvante dans le cancer du sein ? Texte libre (2 mots)
QROC 15	Quelle est la durée recommandée de l'hormonothérapie adjuvante dans le cancer du sein non métastatique ? Texte libre (1 mot)
QROC 16	Quelle est la tumeur bénigne solide du sein la plus fréquente chez la femme jeune ? Texte libre (1 mot)
QROC 17	Quelle lésion mammaire se présente en échographie sous forme d'une lacune anéchogène, bien limitée, avec renforcement postérieur des échos ? Texte libre (2 mots)
QROC 18	Quelle lésion mammaire survenant surtout en période péri-ménopausique, est source de mastodynies cycliques ? Texte libre (2 mots)
QROC 19	Quelle tumeur mammaire se présente sous la forme d'une opacité ronde avec macrocalcifications ? Texte libre (2 mots)
QROC 20	Quelle tumeur mammaire bénigne fibro-épithéliale à prédominance conjonctive, survenant chez la femme vers 45 ans, peut avoir une taille parfois importante avec certaines zones molles par nécrose tumorale ? Texte libre (2 mots)

2 Corrigé

		V F	Cotation	Commentaires, conseils et coaching
QCM 1	A -	F	1	ZERO à la question si plus d'une réponse donnée. Incidence des cancers du sein en France ≈ 49 000 cas en 2012 (INCa).
	B -	F	1	
	C -	F	1	
	D -	F	1	
	E -	F	1	
	F -	F	1	
	G -	F	1	
	H -	V	1	
	I -	F	1	
	J -	F	1	
QCM 2	A -	F	1	ZERO à la question si plus d'une réponse donnée. Mortalité liée aux cancers du sein en France ≈ 12 000 décès en 2012 (INCa).
	B -	F	1	
	C -	F	1	
	D -	V	1	
	E -	F	1	
	F -	F	1	
	G -	F	1	
	H -	F	1	
	I -	F	1	
	J -	F	1	
QCM 3	A -	V	1	ZERO à la question si plus d'une réponse donnée. Le cancer du sein est le cancer le plus fréquent chez la femme en 2012 en France. Il représente plus de 30% des cancers de la femme.
	B -	F	1	
	C -	F	1	
	D -	F	1	
	E -	F	1	
	F -	F	1	
	G -	F	1	
	H -	F	1	
	I -	F	1	
	J -	F	1	
QCM 4	A -	V	1	ZERO à la question si plus d'une réponse donnée. Le cancer du sein est responsable du plus grand nombre de décès par cancer chez la femme en 2012 en France. Il représente environ 19% des décès par cancer chez la femme.
	B -	F	1	
	C -	F	1	
	D -	F	1	
	E -	F	1	
	F -	F	1	
	G -	F	1	
	H -	F	1	
	I -	F	1	
	J -	F	1	
QCM 5	A -	V	1	L'incidence du cancer du sein a tendance à augmenter chez la femme au cours de ces dernières années alors que sa mortalité a tendance à diminuer. Le cancer du sein touchera une française sur 9 au cours de son existence. L'âge médian au diagnostic est autour de 60 ans. La survie moyenne à 5 ans tous stades confondus est autour de 85% → cancer de pronostic favorable. Le cancer du sein existe aussi chez l'homme mais il est très rare.
	B -	F	1	
	C -	V	1	
	D -	F	1	
	E -	V	1	
	F -	F	1	
	G -	F	1	
	H -	V	1	
	I -	V	1	
	J -	F	1	
QCM 6	A -	V	2	Facteurs de risque de cancer du sein: • Hormonaux (hyperœstrogénie absolue ou relative): puberté précoce, $1^{\text{ère}}$ grossesse tardive (> 35 ans), absence d'allaitement maternel, nulliparité, ménopause tardive, traitement hormonal substitutif de la ménopause prolongé (> 10 ans), obésité, contraception œstroprogestative (surrisque faible). • Familiaux: antécédents familiaux de cancer du sein, prédisposition génétique. • Environnementaux: niveau socio-économique élevé. • Histologiques: hyperplasie canalaire atypique.
	B -	F	1	
	C -	V	1	
	D -	V	1	
	E -	F	1	
	F -	V	2	
	G -	F	1	
	H -	F	1	

QCM	Item	Réponse	Points	Commentaire
QCM 7	A -	F	1	Consultation d'oncogénétique recommandée si: • ≥ 3 cas de cancers du sein et/ou de l'ovaire chez des personnes apparentées entre elles au 1er degré (ou au 2ème degré par un homme) dans la même branche parentale. • ≥ 2 cas de cancers chez des personnes apparentées entre elles au 1er degré (ou au 2ème degré par un homme) dans la même branche parentale: - 2 cancers du sein dont un est survenu avant 40 ans ou 2 avant 50 ans. - 1 cancer du sein et 1 cancer de l'ovaire. - 2 cancers de l'ovaire. • Présence d'un seul cancer si: cancer du sein ≤ 35 ans, cancer de l'ovaire < 70 ans, cancer du sein chez un homme, cancer du sein bilatéral.
	B -	V	1	
	C -	V	1	
	D -	V	1	
	E -	V	1	
	F -	V	1	
	G -	F	1	
	H -	V	1	
	I -	V	1	
	J -	V	1	
QCM 8	A -	V	1	Dépistage du cancer du sein: • Dépistage de masse organisé (programme national de dépistage). • Pour toutes les femmes entre 50 et 74 ans. • Examen clinique et mammographie avec 2 incidences avec double lecture des clichés par 2 radiologues différents. • 1 fois tous les 2 ans. • Dépistage de masse pris en charge à 100% par la sécurité sociale. • Il existe aussi un dépistage individuel du cancer du sein chez les femmes ayant des facteurs de risque de cancer du sein.
	B -	F	1	
	C -	F	1	
	D -	V	1	
	E -	F	1	
	F -	V	1	
	G -	F	1	
	H -	V	1	
	I -	V	1	
	J -	V	1	
QCM 9	A -	V	1	Signes évocateurs d'un cancer du sein: • Tuméfaction mammaire: nodule mammaire de consistance dure, irrégulier, indolore (rechercher une adhérence cutanée et au muscle grand pectoral). • Ride, méplat, capiton, rétraction cutanée en regard de la tumeur. • Anomalie d'un mamelon: rétraction, écoulement séro-sanglant unipore, lésion eczématiforme (maladie de Paget du mamelon). • Placard érythémateux et œdémateux sur un sein (cancer inflammatoire). • Palpation d'une adénopathie axillaire. NB: La palpation d'un nodule mammaire indolore de consistance élastique, mobile par rapport à la glande mammaire et à la peau évoque plutôt un adénofibrome.
	B -	V	1	
	C -	F	1	
	D -	V	1	
	E -	V	1	
	F -	V	1	
	G -	F	1	
	H -	V	1	
	I -	V	1	
	J -	V	1	
QCM 10	A -	F	1	ZERO à la question si plus d'une réponse donnée. 1er site métastatique des cancers du sein = ganglions axillaires.
	B -	F	1	
	C -	V	3	
	D -	F	1	
	E -	F	1	
	F -	F	1	
	G -	F	1	
	H -	F	1	
QCM 11	A -	F	1	ZERO à la question si plus d'une réponse donnée. T4b: tumeur (quelle que soit sa taille) avec extension directe à la peau: • Œdème, aspect en peau d'orange. • Ulcération de la peau du sein. • Ou nodules de perméation situés sur la peau du même sein.
	B -	F	1	
	C -	F	1	
	D -	F	1	
	E -	F	1	
	F -	F	1	
	G -	V	2	
	H -	F	1	
	I -	F	1	
QCM 12	A -	V	2	ZERO à la question si plus d'une réponse donnée. T2: 2 cm < tumeur ≤ 5 cm dans sa plus grande dimension N1: adénopathie(s) axillaire(s) homolatérale(s) mobile(s).
	B -	F	1	
	C -	F	1	
	D -	F	1	
	E -	F	1	
	F -	F	1	
	G -	F	1	
	H -	F	1	
	I -	F	1	
QCM 13	A -	F	1	Lésion ACR 3: anomalie probablement bénigne pour laquelle une surveillance à court terme est conseillée. • Echographie mammaire dès que anomalie ≥ ACR 3. • Mammographie de contrôle plus rapprochée.
	B -	F	1	
	C -	V	2	
	D -	V	2	
	E -	F	1	
	F -	V	2	
	G -	F	1	

QCM 14	A -	V	2	Bilan de 1ère intention devant une suspicion clinique de cancer du sein: • Mammographie bilatérale. • Echographie mammaire bilatérale et des aires ganglionnaires axillaires.
	B -	F	1	
	C -	F	1	
	D -	F	1	
	E -	F	1	
	F -	V	2	
	G -	F	1	
	H -	V	1	
QCM 15	A -	F	1	ZERO à la question si plus d'une réponse donnée. En cas de foyer de **micro**calcifications (ou de petite tumeur non palpable): **macro**biopsies percutanées au mammotome (système à aspiration). Si nodule mammaire palpable: microbiopsies percutanées.
	B -	F	1	
	C -	F	1	
	D -	F	1	
	E -	V	4	
	F -	F	1	
	G -	F	1	
QCM 16	A -	V	3	Grades histopronostiques utilisés pour le cancer du sein: Scarff Bloom et Richardson et Ellis-Elston. Le score de Gleason est utilisé pour le cancer de la prostate. Le grade de Führman est utilisé pour le cancer du rein.
	B -	F	1	
	C -	F	1	
	D -	V	3	
	E -	F	1	
	F -	F	1	
QCM 17	A -	V	1	Facteurs de mauvais pronostic pour le cancer du sein: • Cliniques: âge jeune (< 35 ans), grossesse, altération de l'état général, stade TNM, forme inflammatoire. • Histologiques: taille de la composante **infiltrante**, envahissement ganglionnaire, rupture capsulaire, **absence** de récepteurs hormonaux, surexpression de HER2, grade histopronostique SBR élevé (**III**), limites de résection non saines, emboles péri-tumoraux vasculaires ou lymphatiques, Ki67 **> 20%** (indice de prolifération élevé).
	B -	V	1	
	C -	F	1	
	D -	V	1	
	E -	F	1	
	F -	F	1	
	G -	V	1	
	H -	V	1	
	I -	V	1	
	J -	F	1	
QCM 18	A -	V	1	Traitement généralement recommandé pour un cancer du sein non métastatique unifocal mesurant 1,5 cm (petite tumeur: T1c), sans adénopathie palpable: • Chirurgie généralement conservatrice (dépend de la situation de la tumeur, de la taille du sein et du souhait de la patiente): mastectomie partielle. • Technique du ganglion sentinelle (évite la morbidité d'un curage axillaire si GS (-)). • Radiothérapie externe adjuvante sur la glande mammaire restante avec surimpression du lit tumoral. • Chimiothérapie adjuvante si facteurs de mauvais pronostic. • Hormonothérapie si **expression** des récepteurs aux œstrogènes et/ou à la progestérone. • Thérapie ciblée par anticorps anti-**HER2** si surexpression de HER2. • **Arrêt** d'une contraception œstroprogestative ou d'un traitement hormonal substitutif.
	B -	F	1	
	C -	F	1	
	D -	V	1	
	E -	V	1	
	F -	F	1	
	G -	V	1	
	H -	V	1	
	I -	F	1	
	J -	F	1	
QCM 19	A -	F	1	Le trastuzumab peut avoir des effets secondaires cardiaques. Bilan pré-thérapeutique: ECG + estimation de la FEVG.
	B -	V	1	
	C -	F	1	
	D -	F	1	
	E -	F	1	
	F -	V	1	
	G -	F	1	
	H -	F	1	
	I -	F	1	
	J -	F	1	
QCM 20	A -	F	1	Principaux effets secondaires de l'hormonothérapie par SERM: • Augmentation du risque thromboembolique. • Augmentation du risque de cancer de l'endomètre. • Aménorrhée (liée à l'effet anti-œstrogène).
	B -	V	2	
	C -	F	1	
	D -	F	1	
	E -	V	2	
	F -	F	1	
	G -	F	1	
	H -	V	1	

<table>
<tr><td rowspan="10">QCM</td><td>A -</td><td>V</td><td>1</td><td rowspan="10">Critères de malignité visibles sur l'échographie de ce nodule:
• Nodule hypoéchogène.
• Contours irréguliers, nodule mal limité.
• Cône d'ombre postérieur.
• Grand axe du nodule perpendiculaire à la peau.
→ Cancer du sein suspecté à l'échographie.</td></tr>
<tr><td>B -</td><td>F</td><td>1</td></tr>
<tr><td>C -</td><td>F</td><td>1</td></tr>
<tr><td>D -</td><td>V</td><td>1</td></tr>
<tr><td>E -</td><td>V</td><td>1</td></tr>
<tr><td>F -</td><td>F</td><td>1</td></tr>
<tr><td>G -</td><td>F</td><td>1</td></tr>
<tr><td>H -</td><td>V</td><td>1</td></tr>
<tr><td>I -</td><td>V</td><td>1</td></tr>
<tr><td>J -</td><td>F</td><td>1</td></tr>
<tr><td></td><td></td><td></td><td>210</td><td>Total QCM</td></tr>
</table>

	Réponses	Cotation	Commentaires, conseils et coaching
QROC 1	• 2ème / Deuxième	10	Le cancer du sein arrive en 2ème position en termes d'incidence en 2012 en France derrière le cancer de la prostate.
QROC 2	• 3ème / Troisième	10	Le cancer du sein arrive en 3ème position en termes de mortalité en 2012 en France derrière les cancers du poumon et colorectal.
QROC 3	• Adénocarcinome • Canalaire • Infiltrant	3 4 3	Le type histologique le plus fréquent de cancer du sein est l'adénocarcinome canalaire infiltrant.
QROC 4	• BRCA1 • BRCA2	5 5	Le syndrome "sein-ovaire" lié à la mutation des gènes BRCA1 ou BRCA2 est le principal syndrome de prédisposition génétique aux cancers du sein. Il y a aussi une prédisposition aux cancers de l'ovaire.
QROC 5	• Autosomique • Dominante • Pénétrance • Variable	3 3 2 2	Le syndrome sein-ovaire BRCA a une transmission autosomique dominante à pénétrance variable.
QROC 6	• Face • Oblique • Externe	4 4 2	La mammographie pour le dépistage du cancer du sein comprend 2 incidences: face et oblique externe.
QROC 7	• Manœuvre • De • Tillaux	1 9	La manœuvre de Tillaux est une manœuvre d'abduction contrariée.
QROC 8	• Classification • PEV	1 9	PEV 0: absence de signes inflammatoires. • PEV 1: doublement du volume tumoral en < 6 mois. • PEV 2: signes inflammatoires en regard de la tumeur affectant < 1/3 de la peau du sein. • PEV 3: signes inflammatoires étendus à tout le sein.
QROC 9	• T3 • N3 • M0	4 4 2	T3: tumeur > 5 cm dans sa plus grande dimension. N3: adénopathie sous-claviculaire ou sus-claviculaire homolatérale suspecte (ou mammaire interne + axillaire). M0: pas de métastase à distance.
QROC 10	• American • College • Of • Radiology	3 3 1 3	La classification ACR est la classification des anomalies mammographiques. Elles sont classées d'ACR 0 à ACR 5.
QROC 11	• HER2	10	La surexpression de HER2 est une indication à une thérapie ciblée par trastuzumab (Herceptin≈).

QROC 12	• Tamoxifène	10	Le tamoxifène est un un inhibiteur compétitif des récepteurs aux œstrogènes (SERM).
QROC 13	• Anti-aromatase	10	Les inhibiteurs de l'aromatase inhibent la synthèse des œstrogènes par blocage de l'enzyme aromatase (qui convertit la testostérone en œstradiol).
QROC 14	• Anthracyclines • Taxanes	5 5	Les 2 classes de chimiothérapie les plus utilisées en situation adjuvante pour le cancer du sein sont les anthracyclines et les taxanes.
QROC 15	• 5 ans	10	La durée recommandée pour l'hormonothérapie adjuvante est de 5 ans.
QROC 16	• Adénofibrome / Fibroadénome	10	L'adénofibrome est la tumeur bénigne solide du sein la plus fréquente chez la femme jeune (20-30 ans). Prolifération mixte épithéliale et conjonctive.
QROC 17	• Kyste • Mammaire	9 1	Le kyste mammaire est une formation liquidienne bénigne à point de départ galactophorique.
QROC 18	• Mastopathie • Fibro-kystique	5 5	La mastopathie fibro-kystique survient surtout chez la femme en période péri-ménopausique, sur un terrain d'hyperœstrogénie.
QROC 19	• Adénofibrome / Fibroadénome • Vieilli / Ancien	7 3	Lésion ACR 2 en mammographie (anomalie bénigne identifiable). Adénofibrome en mammographie: opacité ronde, à bords réguliers, refoulant doucement le tissu mammaire voisin, avec macrocalcifications si adénofibrome vieilli.
QROC 20	• Tumeur • Phyllode	3 7	La tumeur phyllode est de survenue plus tardive que l'adénofibrome, elle a une croissance plus rapide.
		200	**Total QROC**

FICHE DE SYNTHESE : POINTS CLES UE POUR MIEUX REPONDRE AUX QUESTIONS ISOLEES ET AUX DOSSIERS CLINIQUES PROGRESSIFS	
Titres	**Eléments à cocher lors des QCM Mots clés des QROC**
ZEROS	Arrêt d'une contraception œstroprogestative ou d'un traitement hormonal substitutif de la ménopause (contre-indication si cancer du sein). Prise en charge et prévention des complications des traitements. Pas de prise de sang, de mesure de la tension artérielle sur le bras du côté de la tumeur si cancer du sein avec curage ganglionnaire axillaire. Si blessure, coupure sur ce bras: désinfection immédiate. Ne pas oublier la consultation d'oncogénétique si plusieurs cas familiaux ou âge jeune ou cancer du sein bilatéral,...
Epidémiologie	Incidence du cancer du sein en France métropolitaine en 2012 ≈ 49 000 cas. Mortalité ≈ 12 000 décès. 1er cancer en fréquence chez la femme et 2ème dans la population française. 1ère cause de mortalité par cancer chez la femme. Survie moyenne à 5 ans tous stades confondus ≈ 85%.
Type histologique principal	Adénocarcinome canalaire infiltrant.
Facteurs de risque	**Hormonaux (hyperœstrogénie)**: puberté précoce, 1ere grossesse tardive (> 35 ans), absence d'allaitement maternel, nulliparité, ménopause tardive, traitement hormonal substitutif de la ménopause prolongé, obésité, contraception œstroprogestative. **Familiaux**: antécédents familiaux de cancer du sein, prédisposition génétique. **Environnementaux**: niveau socio-économique élevé. **Histologiques**: hyperplasie canalaire atypique.
Clinique	Examen bilatéral et comparatif, schéma daté. Tuméfaction mammaire, nodule (dur, fixé, adhérent, indolore, ne variant pas avec le cycle menstruel), rétraction cutanée, méplat, capiton, signes inflammatoires. Ecoulement mamelonnaire séro-sanglant unipore, rétraction du mamelon. Rechercher adhérence à la peau et au muscle grand pectoral (manœuvre d'abduction contrariée de Tillaux). Palpation de toutes les aires ganglionnaires (axillaires et sus-claviculaires ++). Recherche de métastases à distance (foie, os, système nerveux central, poumon).
Examens complémentaires	Mammographie bilatérale. Echographie mammaire et des aires ganglionnaires axillaires. Biopsie tumorale pour examen histologique (microbiopsie si nodule palpable, macrobiopsie au mammotome si foyer de microcalcifications). Bilan d'extension (si T3-T4 ou N+): scintigraphie osseuse, calcémie, TDM thoraco-abdomino-pelvienne (ou radio de thorax + écho abdominale ou TEP-TDM au ^{18}-FDG). Marqueurs tumoraux: CA 15-3, ACE. Bilan pré-thérapeutique: préopératoire, estimation de la FEVG si anthracycline ou Herceptin®, pré-chimiothérapie/radiothérapie, ostéodensitométrie si anti-aromatase.
Traitement	Cancer du sein non métastatique: • **Chirurgie**: conservatrice ou non conservatrice (mastectomie totale) + technique du ganglion sentinelle ou curage ganglionnaire axillaire (si N+ clinique ou GS positif). • **Radiothérapie externe**: sur glande mammaire si tt conservateur, sur paroi thoracique si mastectomie totale, irradiation de la chaine mammaire interne à discuter. • **Chimiothérapie** adjuvante si facteurs de mauvais pronostic ou N+ (parfois chimio néo-adjuvante pour réduction du volume tumoral si tt conservateur). • **Hormonothérapie** si expression des récepteurs hormonaux (5 ans): tamoxifène (SERM) si non ménopausée, anti-aromatase si ménopausée. • **Thérapie ciblée** par anticorps anti-HER2 si surexpression de HER2. Cancer du sein métastatique: hormonothérapie (si présence de récepteurs hormonaux) et/ou chimiothérapie, +/- thérapie ciblée.
Complications	De la chirurgie: séquelles esthétiques, algodystrophie, lymphœdème, douleur,... De la radiothérapie: fibrose cutanée, télangiectasies, douleur, pneumopathie radique, toxicité cardiaque. De la chimiothérapie: effets secondaires communs et spécifiques. De l'hormonothérapie: cancer de l'endomètre et risque thromboembolique avec tamoxifène, ostéoporose et arthralgies avec anti-aromatase. Des anticorps anti-HER2: toxicité cardiaque.
Dépistage	Population: femmes de 50 à 74 ans. Examen clinique + mammographie (face + oblique externe) tous les 2 ans, avec double lecture par 2 radiologues différents, prise en charge à 100%.
Prédisposition génétique	Mutation du gène BRCA1 ou BRCA2. Consultation d'oncogénétique et dépistage des apparenté(e)s.

UE questions isolées — Item 310

1 Enoncé

QCM 1	**Quelle(s) information(s) sur l'épidémiologie du cancer du testicule en France métropolitaine est (sont) exacte(s) ? (Jusqu'à 5 réponses)**

A - L'incidence des cancers du testicule est d'environ 2300 cas en 2012.
B - La mortalité liée aux cancers du testicule est de 8500 décès en 2012.
C - L'incidence des cancers du testicule est d'environ 8500 cas en 2012.
D - La mortalité liée aux cancers du testicule est de 85 décès en 2012.
E - La survie à 5 ans pour les formes localisées de cancer du testicule est autour de 70%.
F - La mortalité liée aux cancers du testicule est de 400 décès en 2012.
G - Le pic d'incidence des cancers testiculaires est entre 40 et 50 ans.
H - La mortalité liée aux cancers du testicule est de 850 décès en 2012.
I - La survie à 5 ans pour les formes métastatiques de cancer du testicule est autour de 25%.
J - L'incidence des cancers du testicule est d'environ 1100 cas en 2012.

QCM 2	**Quels sont les 2 métastatiques à distance les plus fréquents dans les cancers du testicule ? (2 réponses)**

A - Cerveau
B - Foie
C - Surrénale
D - Os
E - Poumon
F - Méninges

QCM 3	**Quels sont les points essentiels de votre examen clinique d'un patient chez qui vous suspectez un cancer du testicule ? (Jusqu'à 8 réponses)**

A - Recherche d'adénopathies sus-claviculaires droites
B - Examen des seins
C - Examen testiculaire bilatéral et comparatif
D - Palpation hépatique
E - Recherche d'une hydrocèle vaginale
F - Toucher rectal
G - Recherche d'une masse scrotale avec disparition du sillon épididymo-testiculaire
H - Recherche d'une masse abdominale

QCM 4	**Quel est l'examen d'imagerie à visée diagnostique à réaliser en 1ère intention devant une suspicion clinique de tumeur du testicule ? (1 réponse)**

A - Scanner pelvien sans et avec injection
B - TEP-TDM au 18-fluorodeoxyglucose
C - Echographie-doppler testiculaire bilatérale
D - Scanner thoraco-abdomino-pelvien sans et avec injection
E - IRM pelvienne sans et avec injection
F - Aucun examen n'est systématique avant de débuter le traitement.

QCM 5	**Dans quel type de cancer du testicule peut-on retrouver une gynécomastie ? (1 réponse)**

A - Choriocarcinome
B - Séminome
C - Léiomyosarcome
D - Carcinome embryonnaire
E - Lymphome
F - Tumeur du sac vitellin
G - Tératome

QCM 6	Comment est obtenue la confirmation du diagnostic de cancer du testicule ? (1 réponse)
A -	Biopsie testiculaire sous guidage échographique
B -	Orchidectomie unilatérale par voie scrotale avec examen anatomopathologique de la pièce opératoire
C -	Orchidectomie bilatérale par voie scrotale avec examen anatomopathologique des pièces opératoires
D -	L'imagerie est suffisante pour confirmer le diagnostic.
E -	Biopsie testiculaire sous guidage scannographique
F -	Orchidectomie bilatérale par voie inguinale avec examen anatomopathologique des pièces opératoires
G -	Orchidectomie unilatérale par voie inguinale avec examen anatomopathologique de la pièce opératoire
H -	Elévation d'un marqueur tumoral

QCM 7	Quel est l'examen de référence du bilan d'extension d'un cancer du testicule sans signe clinique de métastase à distance ? (1 réponse)
A -	Echographie testiculaire + échographie abdominale
B -	TEP-TDM au ^{18}-fluorodeoxyglucose
C -	IRM abdomino-pelvienne sans et avec injection
D -	Scanner abdomino-pelvien sans et avec injection
E -	Scanner cérébral sans et avec injection
F -	Scintigraphie osseuse
G -	IRM thoraco-abdomino-pelvienne sans et avec injection
H -	IRM cérébrale sans et avec injection
I -	Scanner thoraco-abdomino-pelvien sans et avec injection

QCM 8	Quelle(s) est (sont) la (les) option(s) thérapeutique(s) pour la prise en charge des séminomes localisés (N0 M0), après la chirurgie ? (Jusqu'à 8 réponses)
A -	Thérapie ciblée par anti-VEGF
B -	Chimiothérapie adjuvante
C -	Curiethérapie
D -	Hormonothérapie par antagoniste de la LHRH
E -	Radiothérapie externe adjuvante de la région lombo-aortique
F -	Surveillance active
G -	Hormonothérapie par anti-androgènes
H -	Immunothérapie adjuvante

QCM 9	Quelle(s) est (sont) la (les) option(s) thérapeutique(s) pour la prise en charge d'un carcinome embryonnaire métastatique, après la chirurgie ? (Jusqu'à 7 réponses)
A -	Thérapie ciblée par anti-VEGF
B -	Chimiothérapie
C -	Curiethérapie
D -	Hormonothérapie par antagoniste de la LHRH
E -	Radiothérapie externe de la région lombo-aortique
F -	Immunothérapie
G -	Hormonothérapie par anti-androgènes

QCM 10	Vous décidez, après avis de la réunion de concertation pluridisciplinaire d'une chimiothérapie par bléomycine, étoposide, cisplatine. Quelles sont les classes et/ou sous-classes de ces molécules ? (Jusqu'à 6 réponses)
A -	Radiomimétique
B -	Taxane
C -	Stabilisateur du fuseau
D -	Oxazaphosphorine
E -	Alkylant
F -	Alcaloïde
G -	Anti-métabolite
H -	Sel de platine
I -	Poison du fuseau
J -	Inhibiteur de la topo-isomérase

QROC 1	**Quel est le facteur de risque le plus important de cancer du testicule ?** **Texte libre (1 mot)**
QROC 2	**Quelle est la forme histologique de 90 à 95% des tumeurs du testicule ?** **Texte libre (2 mots)**
QROC 3	**Quel est le précurseur des cancers du testicule ?** **Texte libre (3 mots)**
QROC 4	**Quels sont les ganglions le plus souvent envahis dans les cancers du testicule ?** **Texte libre (2 mots)**
QROC 5	**Quels sont les 3 marqueurs tumoraux à doser de façon systématique dans les cancers du testicule ?** **Texte libre (4 mots)**
QROC 6	**Quelle mesure doit être systématiquement proposée avant la prise en charge d'un cancer du testicule ?** **Texte libre (3 mots)**
QROC 7	**Quel examen complémentaire est indispensable avant la prescription de bléomycine ?** **Texte libre (3 mots)**
QROC 8	**Quel est le principal effet secondaire spécifique de la bléomycine ?** **Texte libre (2 mots)**
QROC 9	**Quel marqueur tumoral est élevé dans les carcinomes embryonnaires et les tumeurs du sac vitellin ?** **Texte libre (1 mot)**
QROC 10	**Quel marqueur tumoral est élevé dans les choriocarcinomes ?** **Texte libre (1 mot)**

2 Corrigé

		V F	Cotation	Commentaires, conseils et coaching
QCM 1	A -	V	1	Le cancer du testicule est un cancer peu fréquent dans la population générale en France mais il représente le cancer solide le plus fréquent chez l'**homme jeune** (15-35 ans). Incidence ≈ 2300 cas en France métropolitaine en 2012 (INCa). Mortalité = 85 décès en France métropolitaine en 2012 (INCa). Pic d'incidence = 25 à 35 ans. Le cancer du testicule est un cancer de très bon pronostic: 98-99% de survie à 5 ans pour les formes localisées, > 70% pour les formes métastatiques.
	B -	F	1	
	C -	F	1	
	D -	V	1	
	E -	F	1	
	F -	F	1	
	G -	F	1	
	H -	F	1	
	I -	F	1	
	J -	F	1	
QCM 2	A -	F	1	ZERO à la question si plus de 2 réponses données. Les cancers du testicule donnent le plus fréquemment des métastases viscérales au niveau du poumon. Le foie est le 2ème site de métastases viscérales.
	B -	V	3	
	C -	F	1	
	D -	F	1	
	E -	V	3	
	F -	F	1	
QCM 3	A -	F	2	Examen physique d'un patient avec suspicion de cancer du testicule: • Examen testiculaire bilatéral et comparatif: recherche d'un nodule dur, pierreux intra-testiculaire (avec **conservation** du sillon épididymo-testiculaire) ou d'une augmentation globale du volume testiculaire, recherche d'une hydrocèle. • Examen des seins (recherche gynécomastie). • Recherche d'adénopathies sus-claviculaires **gauches** (Troisier). • Recherche d'une masse abdominale (adénopathie rétro-péritonéale volumineuse), d'une hépatomégalie.
	B -	V	1	
	C -	V	1	
	D -	V	1	
	E -	V	1	
	F -	F	1	
	G -	F	2	
	H -	V	1	
QCM 4	A -	F	1	ZERO à la question si plus d'une réponse donnée. L'échographie testiculaire bilatérale est systématique et est réalisée en 1ère intention devant une suspicion de cancer du testicule.
	B -	F	1	
	C -	V	5	
	D -	F	1	
	E -	F	1	
	F -	F	1	
QCM 5	A -	V	4	ZERO à la question si plus d'une réponse donnée. Le choriocarcinome peut donner une gynécomastie (sécrétion de hCG par la tumeur).
	B -	F	1	
	C -	F	1	
	D -	F	1	
	E -	F	1	
	F -	F	1	
	G -	F	1	
QCM 6	A -	F	1	ZERO à la question si plus d'une réponse donnée. La confirmation du diagnostic repose sur l'examen anatomopathologique de la pièce opératoire d'orchidectomie (unilatérale) réalisée par voie inguinale. **Pas de biopsie dans les cancers du testicule !** La voie d'abord inguinale est nécessaire pour permettre le clampage du cordon spermatique avant l'orchidectomie et éviter la dissémination.
	B -	F	1	
	C -	F	1	
	D -	F	1	
	E -	F	1	
	F -	F	1	
	G -	V	3	
	H -	F	1	
QCM 7	A -	F	1	ZERO à la question si plus d'une réponse donnée. L'examen de référence du bilan d'extension des cancers du testicule est le scanner thoraco-abdomino-pelvien sans et avec injection. Il permet l'évaluation des ganglions rétro-péritonéaux et la recherche de métastases à distance (foie, poumon, ganglions médiastinaux).
	B -	F	1	
	C -	F	1	
	D -	F	1	
	E -	F	1	
	F -	F	1	
	G -	F	1	
	H -	F	1	
	I -	V	2	

QCM 8	A -	F	1	Options thérapeutiques pour la prise en charge des séminomes localisés (stade I) après l'orchidectomie: • Surveillance active. • Radiothérapie lombo-aortique adjuvante. • Chimiothérapie adjuvante: 1 cure unique de carboplatine.
	B -	V	2	
	C -	F	1	
	D -	F	1	
	E -	V	2	
	F -	V	1	
	G -	F	1	
	H -	F	1	
QCM 9	A -	F	1	Prise en charge des tumeurs germinales non séminomateuses métastatiques après l'orchidectomie: • Chimiothérapie: 3 ou 4 cures de BEP.
	B -	V	3	
	C -	F	1	
	D -	F	1	
	E -	F	1	
	F -	F	1	
	G -	F	1	
QCM 10	A -	V	1	La bléomycine est un agent scindant et appartient à la sous-classe des radiomimétiques. L'étoposide est un inhibiteur de la topo-isomérase II. Le cisplatine est un alkylant, il appartient à la sous-classe des sels de platine.
	B -	F	1	
	C -	F	1	
	D -	F	1	
	E -	V	1	
	F -	F	1	
	G -	F	1	
	H -	V	1	
	I -	F	1	
	J -	V	1	
			100	**Total QCM**

	Réponses	Cotation	Commentaires, conseils et coaching
QROC 1	• Cryptorchidie	10	Un antécédent de cryptorchidie, même traitée, est associé à un risque relatif de cancer du testicule de 5 à 10.
QROC 2	• Tumeurs • Germinales	2 8	Les tumeurs germinales représentent la très grande majorité des tumeurs testiculaires. Elles comprennent 2 types histologiques: • Tumeurs germinales séminomateuses "pures". • Tumeurs germinales non séminomateuses.
QROC 3	• Néoplasie • Germinale • Intratubulaire		Plus de la moitié des hommes porteurs d'une néoplasie germinale intratubulaire non traitée développeront un cancer du testicule dans les 5 ans.
QROC 4	• Ganglions • Lombo-aortiques	1 9	Les sites les plus fréquents de métastases ganglionnaire des cancers testiculaires sont les ganglions lombo-aortiques.
QROC 5	• α-fœtoprotéine • HCG • Totales • LDH	4 2 2 2	Marqueurs tumoraux à doser dans les cancers du testicule: α-fœtoprotéine, hCG totales, LDH.
QROC 6	• Conservation / Congélation • Du • Sperme	4 2 4	La conservation du sperme au CECOS doit être systématiquement proposée avant toute prise en charge thérapeutique. C'est une obligation médico-légale.
QROC 7	• Explorations / Epreuves • Fonctionnelles • Respiratoires	4 3 3	Toxicité pulmonaire avec la bléomycine. → EFR indispensables avant le début du traitement.
QROC 8	• Fibrose • Pulmonaire	5 5	La bléomycine peut donner des fibroses pulmonaires comme effets indésirables. Prévention: surveillance des EFR + calcul de la dose cumulée.
QROC 9	• α-fœtoprotéine	10	L' α-fœtoprotéine est élevée dans les carcinomes embryonnaires et les tumeurs du sac vitellin.
QROC 10	• HCG	10	L'hCG totale est élevée dans les choriocarcinomes.
		100	**Total QROC**

FICHE DE SYNTHESE : POINTS CLES UE POUR MIEUX REPONDRE AUX QUESTIONS ISOLEES ET AUX DOSSIERS CLINIQUES PROGRESSIFS	
Titres	**Eléments à cocher lors des QCM** **Mots clés des QROC**
ZEROS	**Jamais de biopsie** pour la confirmation des cancers du testicule. "Toute tumeur testiculaire est un cancer jusqu'à preuve du contraire." **Conservation du sperme au CECOS** avant la prise en charge thérapeutique. Devant une suspicion de tumeur testiculaire: échographie testiculaire bilatérale. L'examen clinique doit être **bilatéral et comparatif**.
Définition	**Tumeurs germinales**: séminomateuses et non séminomateuses. Tumeurs non germinales (5-10% des tumeurs testiculaires): tumeurs à cellules de Leydig, de Sertoli, tumeurs du rete testis,... Tumeurs testiculaires secondaires: lymphome, leucémie aiguë lymphoblastique, métastase de cancer solide.
Epidémiologie	Cancer du testicule ≈ 1% des cancers de l'homme. Mais cancer solide le plus fréquent chez l'**homme jeune** (pic d'incidence = 25-35 ans). Incidence ≈ 2300 cas en France en 2012 et mortalité = 85 décès. Cancer de **très bon pronostic**: survie à 5 ans = 98-99% pour les formes localisées et 70% pour les formes métastatiques.
Types histologiques principaux	Séminome. Tumeurs germinales non séminomateuses: • Carcinome embryonnaire. • Choriocarcinome. • Tératome. • Tumeur du sac vitellin.
Facteurs de risque	Antécédent de cryptorchidie, même opérée. Antécédent de cancer testiculaire controlatéral.
Clinique	Découverte d'une masse testiculaire (par autopalpation ou par le médecin), gêne testiculaire, douleur testiculaire. Découverte lors d'une échographie pour bilan d'infertilité. Gynécomastie. Métastases: adénopathie sus-claviculaire gauche, masse abdominale, dyspnée,... Altération de l'état général.
Examens complémentaires	Echographie testiculaire bilatérale en 1ère intention. Dosage des marqueurs tumoraux avant et après la chirurgie: α-fœtoprotéine (carcinome embryonnaire, tumeur du sac vitellin), hCG totales (choriocarcinome) et LDH (non spécifique, élévation corrélée au volume tumoral et au degré de nécrose tumorale). Examen anatomopathologique de la pièce opératoire d'orchidectomie. Scanner thoraco-abdomino-pelvien sans et avec injection. TEP au 18-FDG pour le suivi des séminomes métastatiques (évaluation des masses résiduelles après la chimiothérapie). EFR avant bléomycine.
Traitement	Information du patient, consultation d'annonce, RCP, PPS. Cryopréservation du sperme avant orchidectomie: obligation médico-légale de la proposer. Orchidectomie: par voie inguinale, ligature première du cordon spermatique et envoi en histologie. 1er temps du traitement (faite à tous les stades). • **Séminome localisé**: surveillance active, radiothérapie lombo-aortique ou chimiothérapie. • **Tumeurs germinales non séminomateuses localisées:** surveillance active, chimiothérapie ou lymphadénectomie rétro-péritonéale. • **Cancers avancés / métastatiques**: chimiothérapie (radiothérapie possible pour séminomes avancés).
Suivi	Examen clinique. Echographie scrotale bilatérale. TDM thoraco-abdomino-pelvienne. Dosage des marqueurs tumoraux.

☑ <u>J'inscris mes notes personnelles pour mieux progresser</u>

UE questions isolées — Item 311

1 Enoncé

QCM 1 — **Quelle(s) information(s) sur l'épidémiologie du cancer de la vessie en France métropolitaine est (sont) exacte(s) ? (Jusqu'à 5 réponses)**

A - L'incidence des cancers de la vessie est d'environ 12 000 cas en 2012.
B - L'âge moyen au diagnostic est d'environ 70 ans.
C - La mortalité liée aux cancers de la vessie est d'environ 9800 décès en 2012.
D - L'incidence des cancers de la vessie est d'environ 2000 cas en 2012.
E - La mortalité liée aux cancers de la vessie est d'environ 4800 décès en 2012.
F - Le cancer de la vessie représente 10% des cancers chez l'homme.
G - Le sex ratio homme / femme est d'environ 4/1.
H - L'incidence des cancers de la vessie est d'environ 7000 cas en 2012.
I - L'âge moyen au diagnostic est d'environ 55 ans.
J - La mortalité liée aux cancers de la vessie est d'environ 800 décès en 2012.

QCM 2 — **Quel(s) est (sont) le(s) principal (principaux) facteur(s) de risque de cancer de la vessie ? (Jusqu'à 9 réponses)**

A - Alcool
B - Infection par les HPV
C - Exposition professionnelle aux goudrons de houille
D - Tabac
E - Obésité
F - Exposition professionnelle aux poussières de bois
G - Antécédent d'irradiation pelvienne
H - Hypertension artérielle
I - Exposition professionnelle aux amines aromatiques

QCM 3 — **Comment est typiquement l'hématurie dans les cancers de la vessie ? (Jusqu'à 7 réponses)**

A - Associée à une insuffisance rénale
B - Indolore
C - Terminale
D - Présence de cylindres hématiques à l'examen cytologique des urines
E - Initiale
F - Macroscopique
G - Présence d'hématies déformées à l'examen cytologique des urines
H - Microscopique
I - Associée à une protéinurie > 0,5g/24h
J - Totale

QCM 4 — **Quels sont les signes cliniques pouvant amener à suspecter un cancer de la vessie ? (Jusqu'à 6 réponses)**

A - Pollakiurie
B - Incontinence urinaire à l'effort
C - Dysurie
D - Hématurie
E - Impériosités mictionnelles
F - Rétention aiguë d'urine
G - Brûlures mictionnelles
H - Hypertension artérielle résistante
I - Douleurs lombaires

QCM 5	Quel(s) est (sont) l'examen (les examens) de référence à visée diagnostique à réaliser devant une suspicion clinique de cancer de la vessie pour le bilan initial ? (Jusqu'à 5 réponses)

A - Echographie de l'appareil urinaire par voie sus-pubienne réalisée à vessie pleine
B - Urographie intraveineuse
C - TEP-TDM
D - Cystoscopie sous anesthésie générale
E - Scanner pelvien sans et avec injection
F - Cytologie urinaire
G - Echographie de l'appareil urinaire par voie sus-pubienne réalisée à vessie vide
H - IRM pelvienne sans et avec injection
I - Scanner thoraco-abdomino-pelvien sans et avec injection
J - Cystoscopie sous anesthésie locale

QCM 6	Jusqu'à quelle couche doit aller le prélèvement nécessaire au diagnostic anatomopathologique des cancers de la vessie ? (1 réponse)

A - Epithélium
B - Chorion
C - Musculaire muqueuse
D - Sous-muqueuse
E - Musculeuse
F - Adventice

QCM 7	Quels sont les 2 examens systématiques du bilan d'extension des tumeurs de vessie de stade ≥ pT2 (en l'absence de contre-indication) ? (2 réponses)

A - Cystoscopie sous anesthésie locale
B - Scanner pelvien sans et avec injection
C - Uroscanner
D - Cytologie urinaire
E - IRM abdominale
F - Urographie intraveineuse
G - Scanner thoraco-abdomino-pelvien sans et avec injection
H - TEP-TDM
I - Cystoscopie sous anesthésie générale
J - Echographie de l'appareil urinaire par voie sus-pubienne réalisée à vessie pleine

QCM 8	Quel est le stade TNM correspondant aux tumeurs papillaires non invasives ? (1 réponse)

A - Tis
B - Ta
C - T1
D - T2a
E - T2b
F - T3a
G - T3b
H - T4a
I - T4b

QCM 9	Quels traitements peuvent être proposés dans les cancers de vessie non infiltrant le muscle suite à la prise en charge initiale en fonction des facteurs pronostiques ? (Jusqu'à 4 réponses)

A - Instillations endovésicales de chimiothérapie
B - Radiothérapie externe
C - Hormonothérapie
D - Chimiothérapie systémique
E - Instillations endovésicales de BCG
F - Thérapie ciblée
G - Immunothérapie

QCM 10	Vous décidez, après avis de la réunion de concertation pluridisciplinaire, de traiter votre patient ayant un cancer de la vessie infiltrant le muscle non métastatique par traitement chirurgical. En quoi peut-il consister ? (Jusqu'à 4 réponses)

A - Exérèse de la tumeur simple sous cystoscopie
B - Cystoprostatectomie totale
C - Curage ganglionnaire ilio-obturateur bilatéral
D - Réalisation d'une stomie urinaire
E - Cystectomie partielle
F - Réalisation d'une néo-vessie à partir d'un segment digestif
G - Ablation totale de la vessie et du rectum

QROC 1	**Quel médicament antinéoplasique et immunomodulateur peut causer des cancers de la vessie dans ses effets indésirables ?** **Texte libre (1 mot)**
QROC 2	**Quelle maladie infectieuse est un facteur de risque de cancer de la vessie ?** **Texte libre (2 mots)**
QROC 3	**Quel est le type histologique de cancer vésical provoqué par cette infection (de la QROC 2) ?** **Texte libre (2 mots)**
QROC 4	**Quel est le type histologique de la majorité des cancers de la vessie ?** **Texte libre (2 mots)**
QROC 5	**Quel est le geste qui permet la confirmation du diagnostic de cancer de la vessie ?** **Texte libre (4 mots)**
QROC 6	**Quel est l'examen indispensable à contrôler avant de réaliser une cystoscopie ?** **Texte libre (1 mot)**
QROC 7	**Quels sont les 2 premiers sites métastatiques des cancers de la vessie ?** **Texte libre (2 mots)**
QROC 8	**Vous décidez d'une chimiothérapie par le protocole M-VAC: méthotrexate, vinblastine, doxorubicine, cisplatine. A quelle sous-classe de chimiothérapie appartient la doxorubicine ?** **Texte libre (1 mot)**
QROC 9	**A quelle classe de chimiothérapie appartient la vinblastine ?** **Texte libre (3 mots)**
QROC 10	**Que recherche-t-on lors du toucher rectal chez un patient qui présente une suspicion de cancer de la vessie ?** **Texte libre (2 mots)**

2 Corrigé

		V F	Cotation	Commentaires, conseils et coaching
QCM 1	A -	V	1	L'incidence des cancers de la vessie est d'environ 12 000 cas en France métropolitaine en 2012 (INCa). La mortalité liée aux cancers de la vessie est d'environ 4800 décès en France en 2012 (INCa). Le sex ratio homme / femme est d'environ 4/1 (80% des patients atteints de cancer de la vessie sont des hommes). Le cancer de la vessie représente 4,8% des cancers chez l'homme. L'âge moyen au diagnostic est d'environ 70 ans.
	B -	V	1	
	C -	F	1	
	D -	F	1	
	E -	V	1	
	F -	F	1	
	G -	V	1	
	H -	F	1	
	I -	F	1	
	J -	F	1	
QCM 2	A -	F	1	Principaux facteurs de risque de cancer de la vessie: • Tabac. • Exposition professionnelle à certains carcinogènes chimiques: amines aromatiques, goudrons de houille. • Antécédent d'irradiation pelvienne. • Bilharziose urinaire.
	B -	F	1	
	C -	V	1	
	D -	V	1	
	E -	F	1	
	F -	F	1	
	G -	V	1	
	H -	F	1	
	I -	V	2	
QCM 3	A -	F	1	L'hématurie des cancers de la vessie est une hématurie d'origine urologique. Elle est typiquement macroscopique, terminale, indolore.
	B -	V	1	
	C -	V	1	
	D -	F	1	
	E -	F	1	
	F -	V	1	
	G -	F	1	
	H -	F	1	
	I -	F	1	
	J -	F	1	
QCM 4	A -	V	2	Signes cliniques pouvant être révélateurs d'un cancer de la vessie: • Hématurie. • Symptômes urinaires **irritatifs** (pollakiurie, impériosités, brûlures mictionnelles). • Douleurs lombaires (si obstruction du méat urétéral par une tumeur loco-régionalement avancée, avec distension des voies urinaires d'amont).
	B -	F	1	
	C -	F	1	
	D -	V	1	
	E -	V	1	
	F -	F	1	
	G -	V	1	
	H -	F	1	
	I -	V	1	
QCM 5	A -	V	1	Le bilan initial (pour le diagnostic positif et pas pour le bilan d'extension) devant une suspicion clinique de cancer de la vessie comprend 3 examens: • Echographie de l'appareil urinaire par voie sus-pubienne réalisée à vessie pleine. • Cytologie urinaire. • Cystoscopie sous anesthésie locale.
	B -	F	1	
	C -	F	1	
	D -	F	1	
	E -	F	1	
	F -	V	1	
	G -	F	1	
	H -	F	1	
	I -	F	1	
	J -	V	1	
QCM 6	A -	F	1	ZERO à la question si plus d'une réponse donnée. Il faut que la musculeuse soit visible sur les prélèvements pour classer la tumeur en tumeur de vessie non infiltrant le muscle ou en tumeur de vessie infiltrant le muscle.
	B -	F	1	
	C -	F	1	
	D -	F	1	
	E -	V	5	
	F -	F	1	

QCM 7	A -	F	1	ZERO à la question si plus de 2 réponses données. Examens systématiques du bilan d'extension des tumeurs de vessie infiltrant le muscle: • **Uroscanner** (recherche de localisation tumorale concomitante sur le haut appareil urinaire). • **TDM thoraco-abdomino-pelvienne sans et avec injection** (en l'absence d'insuffisance rénale): recherche une extension à la graisse péri-vésicale et aux organes de voisinage, des adénopathies régionales, des métastases.
	B -	F	1	
	C -	V	1	
	D -	F	1	
	E -	F	1	
	F -	F	1	
	G -	V	1	
	H -	F	1	
	I -	F	1	
	J -	F	1	
QCM 8	A -	F	1	ZERO à la question si plus d'une réponse donnée. Le stade Ta correspond aux tumeurs vésicales papillaires non invasives. La classification TNM des cancers de la vessie n'est pas à retenir dans son intégralité pour les iECN. Retenir simplement: • Tumeurs de vessie non infiltrant le muscle: Ta (tumeur papillaire), Tis (cancer *in situ*) et T1 (tumeur envahissant le chorion). • Tumeurs de vessie infiltrant le muscle: ≥ T2.
	B -	V	2	
	C -	F	1	
	D -	F	1	
	E -	F	1	
	F -	F	1	
	G -	F	1	
	H -	F	1	
	I -	F	1	
QCM 9	A -	V	2	Traitements complémentaires (non systématiques, selon les facteurs pronostiques) après la résection endoscopique pour les cancers de vessie non infiltrant le muscle: • Instillations endovésicales: - De chimiothérapie (mitomycine C). - D'immunothérapie (de BCG).
	B -	F	1	
	C -	F	1	
	D -	F	1	
	E -	V	2	
	F -	F	1	
	G -	V	2	
QCM 10	A -	F	1	Traitement chirurgical des cancers de la vessie infiltrant le muscle: • Cystoprostatectomie totale (chez les hommes). • Curage ganglionnaire ilio-obturateur bilatéral. • Dérivation urinaire: par voie cutanée avec une stomie urinaire ou création d'une néo-vessie à partir d'un segment digestif (entérocystoplastie).
	B -	V	2	
	C -	V	2	
	D -	V	1	
	E -	F	1	
	F -	V	2	
	G -	F	1	
			100	**Total QCM**

	Réponses	Cotation	Commentaires, conseils et coaching
QROC 1	• Cyclophosphamide	10	Le cyclophosphamide a une toxicité vésicale (cystite hémorragique) et il est un facteur de risque de cancer de la vessie.
QROC 2	• Bilharziose • Urinaire	7 3	La bilharziose urinaire est une infection parasitaire liée à *Schistosoma haematobium*.
QROC 3	• Carcinome • Epidermoïde	4 6	Les cancers vésicaux apparaissant suite à une bilharziose urinaire sont des carcinomes épidermoïdes.
QROC 4	• Carcinome • Urothélial	3 7	90% des cancers vésicaux sont des carcinomes urothéliaux.
QROC 5	• Résection • Transurétrale • De • Vessie	3 3 1 3	La résection transurétrale de tumeur de vessie est effectuée au bloc opératoire, sous anesthésie générale ou locorégionale, lors d'une cystoscopie. Il s'agit d'un geste diagnostique (permet d'obtenir l'anapath) et thérapeutique (lorsque la tumeur n'infiltre pas le muscle).
QROC 6	• ECBU	10	La stérilité des urines est contrôlée par un ECBU avant de réaliser une cystoscopie.
QROC 7	• Ganglions • Poumon	5 5	Les 2 premiers sites métastatiques des cancers de la vessie sont les ganglions et le poumon.
QROC 8	• Anthracycline	10	La doxorubicine est une anthracycline.
QROC 9	• Poisons • Du • Fuseau	4 1 5	Si réponse "Alcaloïde" à la place de poisons du fuseau: 8 points. La vinblastine est un poison du fuseau.
QROC 10	• Blindage • Pelvien	5 5	Les touchers pelviens (toucher rectal +/- toucher vaginal chez la femme) sont systématiques lors de l'examen clinique d'un patient chez qui on suspecte un cancer vésical. Ils recherchent un blindage pelvien (traduisant une extension locorégionale importante).
		100	**Total QROC**

FICHE DE SYNTHESE : POINTS CLES UE POUR MIEUX REPONDRE AUX QUESTIONS ISOLEES ET AUX DOSSIERS CLINIQUES PROGRESSIFS	
Titres	**Eléments à cocher lors des QCM Mots clés des QROC**
ZEROS	"Toute hématurie macroscopique doit faire rechercher une tumeur de la vessie." Rechercher une origine professionnelle. Déclaration en maladie professionnelle indemnisable. Ne pas oublier la surveillance médicale post-professionnelle des salariés exposés à des carcinogènes. Ne pas oublier l'arrêt du tabac dans le traitement.
Epidémiologie	Incidence ≈ 12 000 cas en France en 2012 et mortalité ≈ 4800 décès. Cancer de vessie plus fréquent chez l'homme que chez la femme (4/1). Age moyen ≈ 70 ans.
Type histologique principal	Le carcinome urothélial est le type histologique le plus fréquent en France. Le carcinome épidermoïde est le type histologique le plus fréquent dans le monde (lié à la bilharziose urinaire).
Facteurs de risque	Tabac. Exposition professionnelle aux **amines aromatiques** et aux goudrons de houille, huiles de houille,.... Cyclophosphamide. Bilharziose urinaire. Antécédent d'irradiation pelvienne.
Clinique	Hématurie macroscopique terminale, indolore +++. Symptômes urinaires irritatifs. Signes liés à l'extension locorégionale: douleurs pelviennes, douleurs lombaires. Altération de l'état général Signes liés à des métastases à distance (douleurs osseuses ++).
Examens complémentaires	Bilan initial: échographie des voies urinaires, cytologie urinaire, cystoscopie sous anesthésie locale (+ ECBU pour éliminer une infection urinaire). Confirmation du diagnostic: résection transurétrale de tumeur de vessie (RTUV) avec envoi des copeaux en anatomie pathologique. Bilan d'extension: uroscanner, TDM thoraco-abdomino-pelvienne sans et avec injection +/- scintigraphie osseuse. Bilan préopératoire, évaluation des comorbidités,...
Traitement	RCP, remise du PPS, consultation d'annonce. • **Tumeurs de vessie non infiltrant le muscle**: RTUV +/- instillations endovésicales de chimiothérapie ou de BCG. • **Tumeurs de vessie infiltrant le muscle**: traitement chirurgical (cystoprostatectomie totale + dérivation urinaire) si M0 +/- traitement (néo)-adjuvant, chimiothérapie si métastatique.